中华传世名方

实用手册

◎ 路军章 薛 瑾 主编

華齡出版社

责任编辑：李成志 陈 磊

装帧设计：李建军

责任印制：李未圻

图书在版编目（CIP）数据

中华传世名方实用手册 / 路军章，薛瑾主编. — 北京：华龄出版社，2011.12

ISBN 978-7-80178-888-7

Ⅰ.①中… Ⅱ.①路… Ⅲ.①方剂-汇编 Ⅳ.①R289.2

中国版本图书馆CIP数据核字（2011）第222633号

书　　名：中华传世名方实用手册

作　　者：路军章　薛　瑾　主编

图片摄影：谢　宇　周重建

美术设计：天宇工作室（xywenhua@yahoo.cn）

图文制作：张亚萍　李　翔

出版发行：华龄出版社

印　　刷：北京画中画印刷有限公司

版　　次：2012年1月第1版　2012年1月第1次印刷

开　　本：880×1230毫米　1/32　　**印　　张：**8

字　　数：365千字

定　　价：48.00元

地址：北京西城区鼓楼西大街41号　　**邮编：**100009

电话：84044445（发行部）　　**传真：**84039173

编委会名单

主　　编　路军章　薛　瑾

副 主 编　谢　宇　魏献波　裴　华

编　　委　董　萍　李　翠　朱　进　章　华　刘　燕
张凤涛　刘迎春　王　俊　王丽梅　徐　艳
许　倩　彭佳锐　于承良　于亚南　张利红
张　诚　郑立言　邹德江　陈　红　刘超英
戴利峰　刘鸿涛　卢立东　黄静华　吕　芳
刘亚辉　袁　涛　董　剑　向　蓉　刘　琳

阅读指南

方剂名称

书名

中华传世名方实用手册

名方组成药物的饮片图（部分毒性较大或国家已经列入保护名录的未收载）

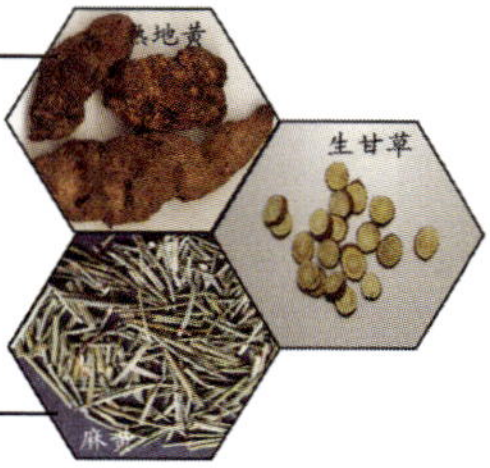

阳和汤

《外科证治全生集》

【组成】熟地黄30克，鹿角胶9克，白芥子6克，肉桂粉、生甘草各3克，姜炭、麻黄各2克。

【用法】除肉桂粉、鹿角胶外，余药水煎，汤成去渣，加入肉桂粉，鹿角胶烊化混匀，分2～3次服。

【功效】温阳补血，散寒通滞。

【主治】阴疽。患处漫肿无头，皮色不变，酸痛无热，口中不渴，舌淡、苔白，脉沉细或迟细；或贴骨疽、脱疽、流注、痰核、鹤膝风等属阴寒证者。

名方主治的疾病类别

【运用】

1.辨证要点　本方为治疗阴证疮疡的著名方剂，以患处漫肿无头、皮色不变、酸痛无热、脉沉细或迟细为辨证要点。

2.加减变化　阴寒甚者，酌加附子以助其温阳散寒；兼气虚者，宜加黄芪、党参以益气补血。

3.现代运用　本方常用于骨结核、腹膜结核、慢性骨髓炎、深部脓肿、慢性淋巴结炎、类风湿性关节炎、血栓闭塞性脉管炎等属血虚寒凝者。

4.使用注意　本方药多温燥，凡痈疽阳证、阴虚有热或阴疽久溃者，均不宜使用。方中麻黄只起发越阳气之用，用量宜轻，熟地黄补血固本，用量宜重，应用时应注意两者比例。

融合古今智慧的名方的临床应用技巧及注意事项

【临床报道】

蔺氏将137例慢性乳腺炎患者随机分为两组，治疗组68例，年龄23～27岁，病程1～4年；对照组69例，年龄23～28岁，病程1～5年。所有病人均经红外线乳腺检查仪等检查，排除乳腺其他疾病而确诊。治疗组用阳和汤随证加味治疗，每日1剂，水煎分2次服；对照组用美迪克乳腺治疗仪治疗，均以14天为一个疗程。结果：对照组痊愈7例，有效26例，无效36例，总有效率为47.8%。治疗组痊愈21例，有效39例，无效8例，总有效率为88.2%。两组相比，治疗组疗效明显优于对照组（P＜0.05）。［蔺璐.加味阳和汤治疗慢性乳腺炎68例.国医论坛，2000，6（15）：34］

名方在正文中的页码位置

98

第七章 补益剂

第一节 补气

名方所具有的功效分类

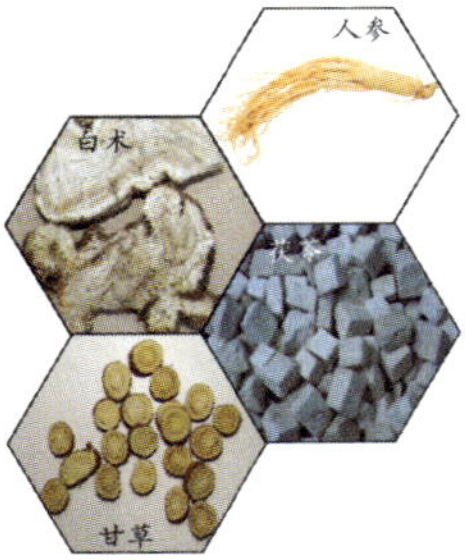

四君子汤

《太平惠民和剂局方》

名方出处

【组成】人参（去芦）、白术、茯苓（去皮）各9克，甘草（炙）6克。

名方的药物组成

【用法】上为细末。每服二钱（15克），水一盏，煎至七分，通口服，不拘时候；入盐少许，白汤点亦得。现代用法：水煎服。

名方的用法

【功效】益气健脾。

名方的功效

【主治】脾胃气虚证。面色萎白，语声低微，气短乏力，食少便溏，舌淡、苔白，脉虚弱。

【运用】

1.辨证要点 本方为治疗脾胃气虚证的基础方，后世众多补脾益气方剂多从此方衍化而来。临床应用以面白食少、气短乏力 、舌淡苔白、脉虚弱为辨证要点。

2.加减变化 胸膈痞满者，加陈皮、枳壳以行气宽胸；呕吐者，加半夏以降逆止呕；兼畏寒肢冷、脘腹疼痛者，加附子、干姜以温中祛寒；心悸失眠者，加酸枣仁以宁心安神。

3.现代运用 本方常用于慢性胃炎、胃及十二指肠溃疡等属脾气虚者。

【临床报道】

胡氏等为观察加味四君子汤治疗功能性消化不良的临床疗效，将65例消化不良患者随机分为治疗组39例和对照组26例。治疗组用加味四君子汤，对照组用吗丁啉治疗。结果显示：治疗组显效率64.1%，总有效率97.4%；对照组显效率38.5%，总有效率73.1%。两组比较有极显著性差异（P＜0.01），两组治疗后胃排空均有显著改善。说明加味四君子汤治疗消化不良具有较理想而可靠的疗效。[胡建芳等. 加味四君子汤治疗功能性消化不良39例观察. 实用中医药杂志，2000，16（11）：3]

众多临床医生将此方用于治疗相关疾病的效果报道

前言

方剂的起源十分遥远，与药物的产生是同步的。方剂是古代著名的医家，通过学习得到的知识加上临床实践所制定出的有可靠疗效的药方。随着一代一代的传承和发展，药方的数量已经不计其数，而现在大多数中医大夫在开药的时候也都是在原方上灵活加减的。所以，中医学认为，方剂是连接基础研究和临床实践的桥梁。

在中医药文化和临床诊疗实践中，名方是重要的实体，可以说名方是方剂海洋中的明珠。名方因其独特的文献价值、理论价值、应用价值、开发价值而成为临床、实验、科研的重要内容之一。

随着时代的变迁和疾病的变化，医学理论和实践经验日益丰富，大量的名方在应用中产生，也有一些名方在散佚消亡：有些名方丧失名方地位，有些普通方剂一跃而成为名方。为了让更多的读者能够了解、学习应用名方，我们经过精心的调研和策划，聘请相关专业人士编辑了《中华传世名方实用手册》一书。

本书集历代各类名方260余首，以功用主治为纲，方剂为目，每方单独成篇，下设方名、来源、组成、用法、功效、主治、运用、临床报道等项，条理清楚，文字通俗易懂。其中运用是本书的重点，涵盖了千百年来众多医家的临证经验与现代研究进展。其次，书中所配大量高品质的彩色饮片照片，属同类书中首次出现，便于人们在日常生活中快速识别和正确应用中药，这是本书最大的特色。

为保持名方原有特色，我们对名方的组成、剂量（已经结合当代临床经验换算成当代剂量）、用法都保持不变，少数名方的剂量偏大，药性过猛，读者使用时一定要有专业医生的指导，以免耽误治疗。此外，在本书所收录的名方中，尤其是古方，方剂成分中涉及虎骨、犀角等药材，因属国家明令禁止的保护动物部分，现临床或已不用，或用其他药物替代，如用水牛角替代犀牛角等，此类药方未作删除处理者，旨在保留药方的历史原貌，这点用药者当明辨。

全书文字简练、通俗易懂、内容丰富、图片清晰、版式新颖、印刷精美，具有很强的普及性和实用性。适合中医药院校的师生、临床医生、科研人员、药业界专业人士以及广大中医文化爱好者学习时参考使用，更可作为广大家庭的保健、治疗指导用书。

需要特别提醒的是：广大读者朋友在阅读和应用本书时，如果需要应用书中所列的方剂，必须要在专业医师的指导下使用！

希望本书的出版能够起到抛砖引玉的作用，希望有更多的有识之士加入我们的行列，为我国中医药文化的传承和传播、为保障人类的健康出谋献策。另外，由于编者知识水平所限，其中的错误之处希望读者批评指正。

读者交流邮箱：xywenhua@yahoo.cn.谢谢！

本书编委会

2011年7月

目录 contents

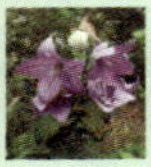
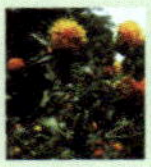
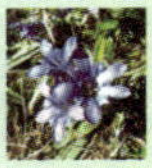

第一章 解表剂

第二章 泻下剂

第三章 和解剂

第四章　清热剂

第五章　祛暑剂

第六章　温里剂

第七章　补益剂

第八章　固涩剂

第九章　安神剂

第十章　开窍剂

第十一章　理气剂

第十二章 理血剂

第十三章 治风剂

第十四章 治燥剂

第十五章 祛湿剂

第十六章　祛痰剂

第十七章　消食剂

第十八章　驱虫剂

第十九章　涌吐剂

第一章　解表剂

第一节　辛温解表

麻黄汤

《伤寒论》

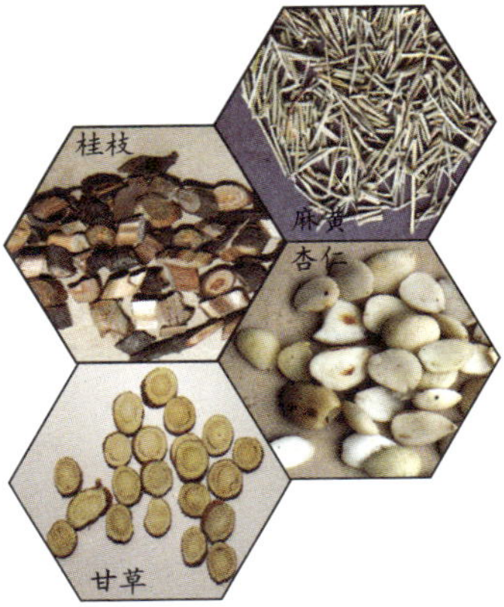

【组成】麻黄（去节）9克，桂枝（去皮）6克，杏仁（去皮尖）6克，甘草（炙）3克。

【用法】上四味，以水九升，先煮麻黄，减二升，去上沫，内诸药，煮取二升半，去滓，温服八合。覆取微似汗，不须啜粥，余如桂枝法将息（见后“桂枝汤”）。现代用法：水煎服，温覆取微汗。

【功效】发汗解表，宣肺平喘。

【主治】外感风寒表实证。恶寒发热，头身疼痛，无汗而喘，舌苔薄白，脉浮紧。

【运用】

1.辨证要点　本方是治疗外感风寒表实证的基础方。临床应用以恶寒发热、无汗而喘、脉浮紧为辨证要点。

2.加减变化　鼻塞流涕重者，加辛夷、苍耳子以宣通鼻窍；喘急胸闷、咳嗽痰多、表证不甚者，去桂枝，加苏子、半夏以化痰止咳平喘；兼里热之烦躁、口干，酌加石膏、黄芩以清泻郁热；夹湿邪而兼见骨节酸痛，加薏苡仁、苍术以祛风除湿。

3.现代运用　本方常用于感冒、流行性感冒、急性支气管炎、支气管哮喘等属风寒表实证者。

4.使用注意　本方为辛温发汗之峻剂，故《伤寒论》对“疮家”、“淋家”、“衄家”、“亡血家”，以及外感表虚自汗、血虚而脉兼“尺中迟”、误下而见“身重心悸”等，虽有表寒证，亦皆禁用。麻黄汤药味虽少，但发汗力强，不可过服，否则，汗出过多必伤人正气。

正如柯琴指出："此乃纯阳之剂，过于发散，如单刀直入之将，投之恰当，一战成功。不当则不戢而召祸。故用之发表，可一而不可再。"（《伤寒来苏集·伤寒附翼》卷上）

【临床报道】

麻黄汤虽为发汗之峻剂，对外感发热只要辨证准确，确可收汗出病愈之效。李风林等以本方水煎服，1～3岁，麻、桂、杏、草各6克，水煎2次，共100毫升；4～7岁，各药8克，水煎2次，共140毫升；8岁以上，各药10克，水煎2次，共200毫升；每日分3次温服，服后加衣被令其微汗，热退即停药。治疗小儿发热167例，体温均在38℃以上。其中上感者123例，兼乳蛾者44例，兼痄腮者4例，其咳者9例，衄者4例。结果：2天内体温降至正常，主症消失而痊愈者153例；服药2天，体温仍在38℃以上，主症未消失者11例，治愈率为91.61%。[李风林等.麻黄汤治小儿发热167例疗效观察.新中医，1985，17（9）：28]

大青龙汤

《伤寒论》

【组成】麻黄（去节）12克，桂枝（去皮）、甘草（炙）各6克，杏仁（去皮尖）6克，生姜（切）9克，大枣（擘）4枚，石膏（碎）18克。

【用法】上七味，以水九升，先煮麻黄，减二升，去上沫，内诸药，煮取三升，去滓。温服一升，取微似汗。汗出多者，温粉扑之。一服汗者，停后服。若复服，汗多亡阳，遂虚，恶风烦躁不得眠也。现代用法：水煎服。

【功效】发汗解表，兼清里热。

【主治】外感风寒，内有郁热证。恶寒发热，头身疼痛，不汗出而烦躁，脉浮紧。溢饮。身体疼重，或四肢浮肿，恶寒身热，无汗，烦躁，脉浮紧。

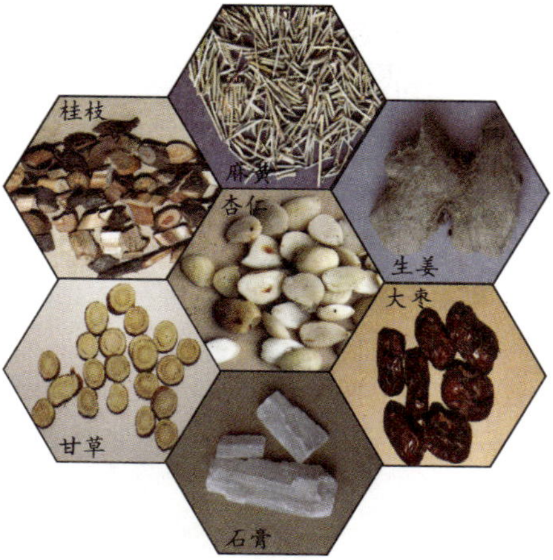

【运用】

1.辨证要点 本方为治疗风寒表实兼有里热证的常用方。以恶寒发热、无汗烦躁、脉浮紧为辨证要点。

2.加减变化 兼咳喘痰多者，加紫苏子、半夏以化痰止咳平喘；兼小便不利、浮肿者，加葶苈子、茯苓以泻肺利水。

3.现代运用 本方常用于感冒、流行性感冒、过敏性鼻炎、支气管炎、支气管哮喘、急性肾炎水肿、急性风湿性关节炎等证属外寒里热者。

4.使用注意 本方发汗之力极强，故一服得汗者，应停后服，以防过剂，“汗出多者，温粉扑之”。脉微弱而汗出恶风者禁用；高血压、心脏病患者慎用。

【临床报道】

大青龙汤在一派辛温开泄中，独加一味石膏，以透热除烦，虽寒温并用，然重在发表散寒。且其发表之力峻猛，用之不慎，每易导致变证，因之临床大样本观察报道鲜见，其应用多以个案形式见诸报刊。据已有资料可知，本方多用治呼吸系统疾患，如感冒、支气管炎、哮喘等，亦有用治鼻衄、汗腺闭塞症、风湿性关节炎者。

81例医案统计结果表明，本方麻黄用量最大者18克，最小0.5克，常用量9～12克；桂枝最大用量15克，最小1克，常用量9～12克；甘草最大用量15克，最小1克，常用量6～9克；杏仁最大用量15克，最小3克，常用量6～9克；生姜最大用量10克，最小0.5克，常用量3～9克；大枣最大用量12克，最小3克，常用量3～9克；石膏最大用量75克，最小3克，常用量20～30克。在现代医学领域中，本方主要适用于流感及呼吸系统疾病，并广泛用于内、外、妇、儿、五官、皮肤各科疾病的治疗，如支气管炎、肺炎、风湿症、浮肿、湿疱、产后浮肿、荨麻疹、鼻衄、乙脑等多种疾病，但以主治外感疾病为多。凡具有发热、恶寒、无汗、烦躁、头身痛、舌红或淡红、苔薄白或黄、脉浮紧或数者，皆可应用。（《伤寒论方证证治准绳》）

葛根汤

《伤寒论》

【组成】葛根12克，麻黄、生姜各9克，桂枝、炙甘草、芍药各6克，大枣十二枚（擘）。

【用法】上七味，以水一并，先煮麻黄、葛根。减二升，去上沫，内诸药，煮取三升，去滓，温服。覆取微似汗，不须啜粥，余如桂枝法将息及禁忌。

【功效】发汗解表，升津舒经。

【主治】外感风寒表实，恶寒发热，头痛，无汗身痛，项背拘急疼痛，或下利，或呕吐，舌苔薄白，脉浮紧；刚痉，无汗而小便反少，气上冲胸，口噤不得语，恶寒发热，身体强。

【运用】

1.辨证要点 本方以恶寒发热无汗、项背拘急不舒为辨证要点。

2.加减变化 身热烦渴，加石膏；表邪犯胃呕逆者，加半夏；咽痛痰黏，加桔梗；头痛剧者，加藁本、蔓荆子；口眼歪斜，加地龙、川芎、木瓜；伴风疹者，加

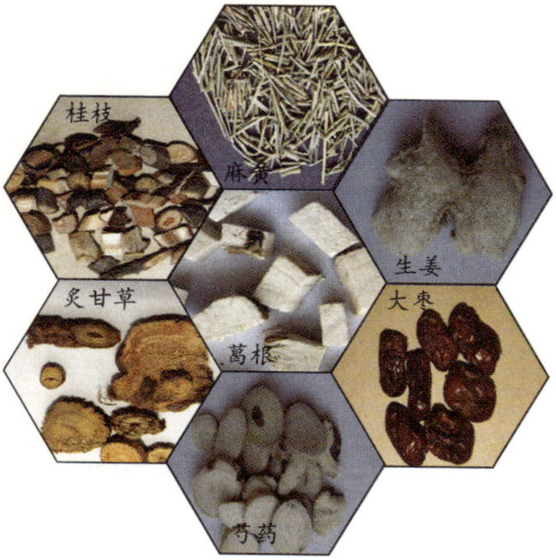

防风、川芎、蝉蜕。

3.现代运用 本方常用于治疗感冒、流感，急性肠炎、菌痢早期，流脑、乙脑初起，内耳眩晕症，小儿秋季腹泻及发热，三叉神经痛，腓总神经痛，面神经瘫痪，重症肌无力，肩颈肌痉挛，肩凝症，荨麻疹，麦粒肿，过敏性鼻炎，眼睑脓肿等。

【临床报道】

葛根汤由桂枝汤减桂枝、芍药用量加麻黄、葛根而成。其方在发散风寒基础上，兼有调和气血、解痉缓急、升清止利之功。古代医家常用以治疗刚痉、痘疮或麻疹初起等证属风寒者。现代临床在辨证符合其病机的基础上，每多用于呼吸系统，如流行性感冒、急性支气管炎、肺炎、过敏性鼻炎、慢性副鼻窦炎等，以及神经系统病症，如周围面神经麻痹、各类神经性疼痛的治疗，同时亦可用于其他系统病症的治疗。

统计163例古今医案，有中医诊断者60例，涉及39个病名，主要有感冒、头痛、痉证、下痢、泄泻、痿症、鼻渊等；有现代医学诊断者65例，包括48个病种，主要有颈椎病、破伤风、流感、脑炎后遗症、脑血管意外后遗症、面神经麻痹、鼻炎等病。此外日本医案61例，主要用治外伤及神经系统病变引起的颈、四肢肌肉筋腱的痉挛、疼痛、功能障碍、鼻炎、鼻窦炎等。（《伤寒论方证证治准绳》）

葛根加半夏汤

《伤寒论》

【组成】 葛根12克，麻黄（去节）9克，甘草（炙）、芍药、桂枝（去皮）、生姜（切）各6克，半夏（洗）12克，大枣（擘）十二枚。

【用法】 上八味，以水一斗，先煮葛根、麻黄，减二升，去白沫。内诸药，煮取三升，去滓。温服一升。覆取微似汗。

【功效】 解表散邪，和胃降逆。

【主治】 发热，恶风寒，无汗，头痛，胃脘疼痛绵绵不止或拘急疼痛，呕吐或吐清水，舌淡、苔薄白，脉紧或浮。

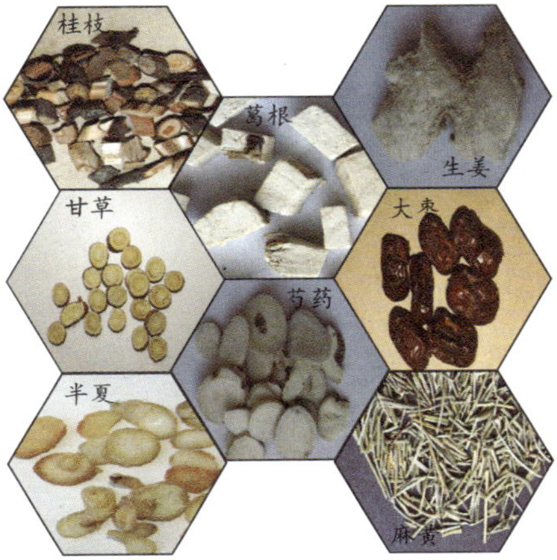

【运用】

1.辨证要点 本方以发热、恶风寒、头痛、无汗、呕吐、胃脘疼痛、苔薄白、舌淡、脉紧或浮为辨证要点。

2.加减变化 大便溏者，加茯苓、白术以健脾渗湿止泻等；呕吐明显者，加吴茱萸、陈皮以温胃降逆止呕。

3.现代运用 本方可用于治疗西医临床中的急、慢性肠胃炎，肠胃型感冒，慢性非特异性溃疡性结肠炎等。只要符合其主治病变证机，也可加减运用，辅助治疗慢性支气管炎等。

4.使用注意 太阳中风证与胃寒证相兼慎用本方。

【临床报道】

本方由葛根汤加半夏而成。在发汗解表的基础上，复具和胃降逆止呕之功效。有关其临床运用，可参阅葛根汤条。在此仅列医案1则，以供参考。医案：某女，18岁。因恣食瓜果，当风乘凉，夜间身发冷热，头痛，自汗，身疼痛，同时恶心，大便水泻，腹部胀满隐痛，脉象浮大而软，舌质淡而苔白腻。根据脉象的体现，本为葛根加半夏汤证，因以加味葛根加半夏汤与之。处方：鲜佩兰、苏藿香、葛根、厚朴、半夏、茯苓、泽泻、陈皮各10克，甘草6克，生姜3克。1剂后汗出而冷热解，腹部轻松，恶心不作。连服3剂，恢复正常。（《伤寒论临床实验录》）

桂枝汤

《伤寒论》

【组成】桂枝、芍药、生姜各9克，炙甘草6克，大枣四枚。

【用法】上五味，㕮三味，以水七升，微火煮取三升，去滓适寒温，服一升。服已须臾，啜热稀粥一升余，以助药力温覆令一时许，遍身漐漐，微似有汗者益佳，不可令如水流漓，病必不除。若一服汗出病差，停后服，不必尽剂，若不汗，更服依前法；又不汗，后服小促其间，半日许，令三服尽；若病重者，一日一夜服，周是观之。服一剂尽，病症犹在者，更作服；若三干不出，乃服至二三剂。禁生冷、粘滑、肉面、五辛、酒酪、恶臭等物。

【功效】解肌发表，调和营卫。

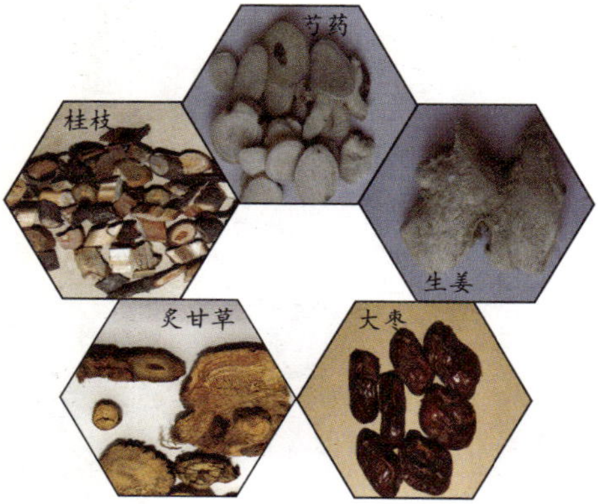

【主治】外感风寒表虚证。发热头痛，汗出恶风，鼻鸣干呕，舌苔薄白，脉浮缓或浮弱。

【运用】

1.辨证要点　本方为治疗外感风寒表虚证的常用方剂。以发热、恶风、汗出、脉浮缓为辨证要点。

2.加减变化　冻疮、冬季皮炎，加丹参、当归、细辛、鸡血藤；风寒湿痹痛，可加重桂枝用量或再加细辛、姜黄、威灵仙。

3.现代运用　本方常用于加减治疗感冒、流行性感冒、原因不明的低热或多型红斑、荨麻疹、湿疹、皮肤瘙痒等见上述症状者。

4.使用注意　本方适用于外感风寒表虚证。凡表实无汗或发热不恶寒、汗多而烦渴或内有湿热者，皆不宜使用。

【临床报道】

桂枝汤对一些过敏性疾病见有风寒表虚证候者，疗效颇佳，应用亦广。陈氏以本方为主方，水煎分2次温服，治疗过敏性鼻炎60例，主要症状为鼻塞、喷嚏、鼻痒、流清水样涕、鼻粘膜苍白、畏冷、水肿，严重者头疼、咽疼或吞咽有异物感等。结果：显效48例，好转12例，总有效率100%。随访半年无复发者52例，有复发但症状减轻者7例，发作如初者1例，复发率为13.3%，重复治疗仍然有效。[陈敬坚.桂枝汤加减治疗过敏性鼻炎60例.实用中医药杂志，2000，16（4）：18]

桂枝二麻黄一汤

《伤寒论》

【组成】桂枝（去皮）5.4克，芍药、生姜（切）各3.7克，麻黄（去节）2.1克，杏仁（去皮尖）2.5克，甘草（炙）3.2克，大枣（擘）五枚。

【用法】上七味，以水五升，先煮麻黄一二沸，去上沫，内诸药，煮取二升，去滓。温服一升，日再。本云：桂枝汤二分，麻黄汤一分，合为二升，分再服。今合为一方，将息如前法。

【功效】解肌散邪，小和营卫。

【主治】发热，恶风寒，形似疟状，一日再发，汗出，头痛，舌淡，苔薄，

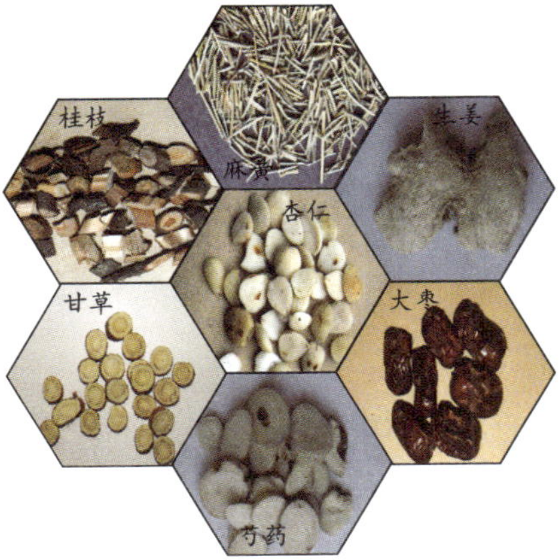

脉浮。

【运用】

1.辨证要点 本方以发热、头痛、汗出、恶寒、苔薄白、脉浮为辨证要点。

2.加减变化 咳嗽者，加款冬花、紫菀以宣降肺气；咽痛者，加牛蒡子、桔梗以利咽止痛；项强者，加羌活、葛根以舒筋活络；胸闷者，加枳实、柴胡以行气宽胸解郁。

3.现代运用 本方可用于治疗西医临床中的感冒、流行性感冒、支气管肺炎、支气管炎、皮肤病、过敏性疾病等。只要符合其主治病变证机，加减运用，辅助治疗如风湿性关节炎、类骨质增生、风湿关节炎、慢性支气管哮喘、过敏性鼻炎等。

4.使用注意 太阳伤寒证、太阳温病证慎用本方。

【临床报道】

本方用桂枝汤原方剂量5/12与麻黄汤原方剂量2/9组成。其发散之力更微，而调和之力略强。现代临床应用范围，与桂麻各半汤相似，可参阅。《伤寒论方古今临床》认为：有汗者宜桂枝二麻黄一汤，无汗者宜桂枝麻黄各半汤。

桂枝二越婢一汤

《伤寒论》

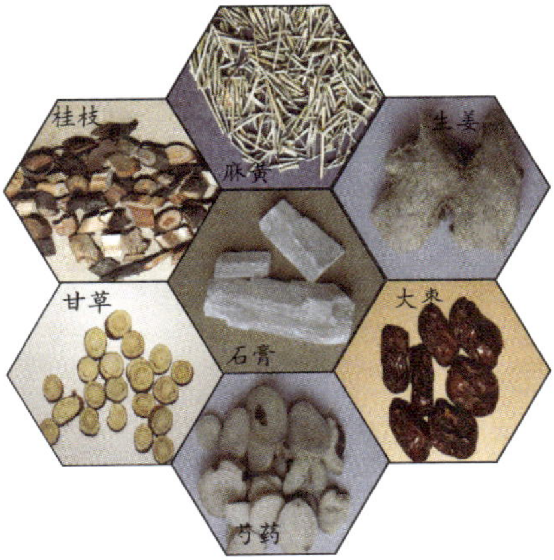

【组成】桂枝（去皮）、芍药、麻黄、甘草（炙）各2.3克，大枣（擘）四枚，生姜（切）3.3克，石膏（碎，绵裹）3克。

【用法】上七味，以水五升，煮麻黄一二沸，去上沫，内诸药，煮取二升，去滓。温服一升。本云：当裁为越婢汤，桂枝汤合之，饮一升。今合为一方，桂枝汤二分，越婢汤一分。

【功效】解表散邪，燮理营卫。

【主治】发热，恶风寒，头痛，或咽干，或咽痛，口渴，舌质偏红、苔薄黄，脉浮数。

【运用】

1.辨证要点 本方以恶寒、发热、口渴、头痛、舌红、舌苔薄黄、脉浮或数为辨证要点。

2.加减变化 项肿咽痛者，加玄参、马勃以清热解毒利咽；渴甚者，加生地黄、天花粉以清热生津止渴；咳者，加紫菀、杏仁以宣降肺气；衄者，加侧柏叶、白茅根、栀子以清热凉血止血；麻疹透发不畅，加蝉蜕、牛蒡子、薄荷以清热透疹；胸膈闷者，加郁金、藿香以理气化湿解郁；麻疹初起，加赤芍、生地黄、升麻以凉血解毒透疹；疮疡者，加大青叶、蒲公英、紫花地丁以清热解毒消痈。

3.现代运用 本方可用于治疗西医临床中的感冒、流行性感冒。只要符合其主治病变证机，也可加减运用，辅助治疗如肌肉及关节疼痛、神经性疼痛等。

4.使用注意 太阳伤寒证、太阳中风证慎用本方。

【临床报道】

本方用桂枝汤原方剂量1/4、越婢汤原方1/8组成。其方解肌祛风之力略强于清宣郁热之较，类于大青龙汤，然绝对剂量极其轻微，其效力自然不可与之相提并论。

据9例临床病愈统计分析，本方可用于伤寒挟燥、慢性风湿性关节炎及慢性肾炎的治疗，主要功效为外散风寒、内清里热。主要应用指征为：发热恶寒、汗出、头痛、关节肿痛、口渴。（《伤寒论方证证治准绳》）

桂枝新加汤

《伤寒论》

【组成】桂枝（去皮）、人参各9克，芍药、生姜（切）各12克，甘草（炙）6克，大枣（擘）十二枚。

【用法】上六味，以水一斗二升，煮取三升，去滓。温服一升。本云：桂枝汤，今加芍药、生姜、人参。

【功效】益气生血，调和营卫。

【主治】发热，头痛，身疼痛，恶风寒，汗出，或关节活动不利，或肌肉空痛，舌淡，苔薄，脉沉迟。

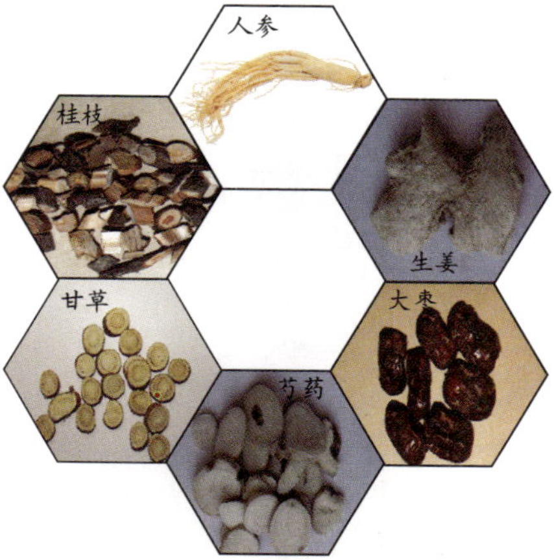

【运用】

1.辨证要点 本方以发热、恶寒、汗出、身疼痛、舌质淡、苔薄白、脉浮或弱为辨证要点。

2.加减变化 气虚明显者，加山药、黄芪以益气荣脉；血虚身痛者，加川芎、当归以补血行血，调理经脉；汗出多者，加牡蛎、五味子以益阴敛阴止汗。

3.现代运用 本方可用于治疗西医临床中的感冒、流行性感冒、风湿性关节炎、肌肉风湿等。只要符合其主治病变证机，也可加减运用，辅助治疗如梅尼埃病、末梢神经炎、更年期综合征等。

4.使用注意 湿热内蕴证慎用本方。

【临床报道】

本方是由桂枝汤增生姜、芍药用量，加人参组成。其意重在益气养营，滋阴和阳，兼以发散风寒，调理气血。是以虚人感冒，或气血不足而以身痛为主要见症者，用之多效。

据27例医案统计结果，凡中医诊断为伤寒坏病、漏汗、虚热、身痛、腰痛、便秘、感冒、妊娠恶阻、妊娠汗后身痛或产后身痛，西医诊断为慢性肠炎等而见身痛、疲乏、汗出、畏寒、头晕、舌淡苔白、脉沉细无力等，均可用本方化裁治疗。（《伤寒论方证证治准绳》）

瓜蒌桂枝汤

《金匮要略》

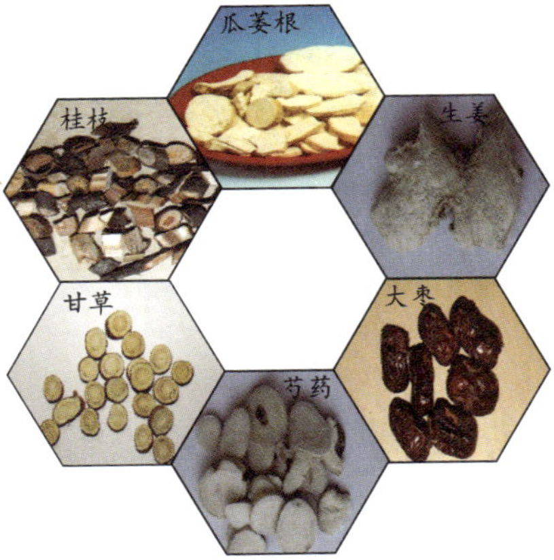

【组成】瓜蒌根、甘草各6克，桂枝、芍药、生姜各9克，大枣十二枚。

【用法】上六味，以水九升，煮取三升，分温三服，取微汗。汗不出，食顷，啜热粥发之。

【功效】解肌散邪，育阴生津。

【主治】发热，汗出，恶风寒，身体强，拘急不舒，肌肤不荣，舌淡少津，舌苔薄而干，脉沉迟。

【运用】

1.辨证要点 本方以发热、恶寒、汗出、口淡不渴、筋脉拘急、舌淡、少津苔薄、脉浮或弱为辨证要点。

2.加减变化 气虚者，加黄芪、白术以益气健脾；血虚者，加当归、阿胶以滋补阴血；项背强者，加葛根、羌活以舒筋和络通脉。

3.现代运用 本方可用于治疗西医临床中的流行性感冒、腰肌劳损、落枕、颈椎骨质增生等。只要符合其主治病变证机，也可加减运用，辅助治疗如神经性耳鸣、慢性肾炎、肾病综合征等。

4.使用注意 瘀血证慎用本方。

【临床报道】

小儿抽搐症《陕西中医》（1985，7：304）：以栝楼桂枝汤治疗小儿抽搐症60例，其中男38例，女22例，年龄1～6岁，病程1月～2年，属于热性病后遗症25例，不明原因者35例。处方：瓜蒌根15克，白芍12克，桂枝8克，炙甘草、生姜各6克，大枣五枚；气虚加党参，脾虚加白术，血虚加当归，阴虚加石斛，每日1剂，水煎服，服药忌食生冷油腻。结果，40例15天内治愈。18例1个月内治愈，2例无效，总有效率达96%。

桂枝甘草汤

《伤寒论》

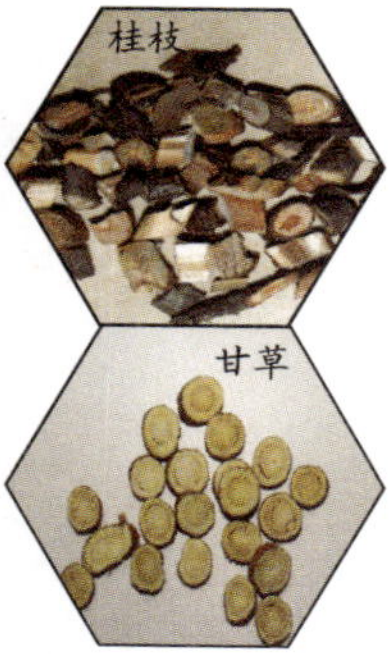

【组成】桂枝（去皮）12克，甘草（炙）6克。

【用法】上二味，以水三升，温服一升，去滓。顿服。

【功效】补心阳，益心气。

【主治】心悸欲得按，按之则舒，胸闷，汗出，面色萎白，形寒，舌淡、苔薄，脉虚无力。

【运用】

1.辨证要点 本方以心悸或胸闷、汗出、或胃中悸动、舌质淡、舌苔薄白、脉虚无力为辨证要点。

2.加减变化 气虚短气者，加人参或西洋参、黄芪以益气补虚；阳虚恶寒者，加干姜、附子以温阳散寒；血虚头晕目眩者，加龙眼肉、当归以滋补阴血；怔忡者，加远志、酸枣仁以安神定志；夹郁热心烦者，加茯苓、知母以清心除烦安神。

3.现代运用 本方可用于治疗西医临床中的心律失常、心动过缓、心肌缺血、风湿性心脏病、肺源性心脏病、冠心病等。只要符合其主治病变证机，也可加减运用，辅助治疗如慢性胃炎、结肠炎、胃及十二指肠溃疡等。

4.使用注意 心阴虚证、胃阴虚证慎用本方。

【临床报道】

本方常用于治疗心血管疾病，故有研究者认为，仲景桂甘同用的方剂，都与治疗心血管病有关，都以维护心气为主。《伤寒论方证证治准绳》认为，本方用于治疗神经官能症、窦性心动过缓、冠心病、癔病、心肌梗塞等出现心悸怔忡、胸闷气短等心阳虚者。

九味羌活汤

《此事难知》引张元素方

【组成】羌活、防风、苍术各6克，细辛2克，川芎、白芷、生地黄、黄芩、甘草各3克。

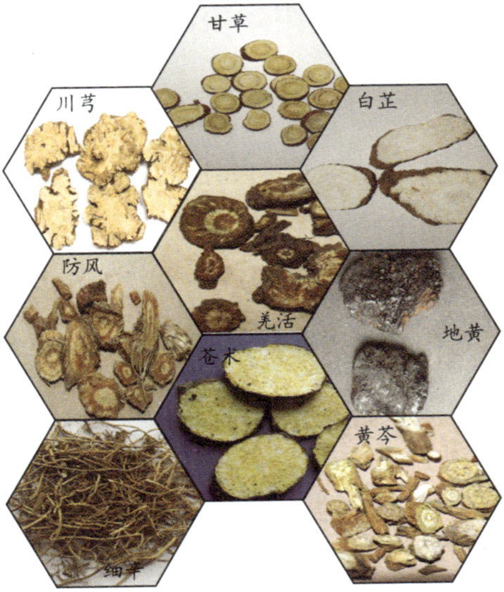

【用法】水煎服。

【功效】发汗祛湿，兼清里热。

【主治】外感风寒湿邪，兼有里热证。恶寒发热，无汗头痛，肢体酸楚疼痛，口苦微渴，舌苔白，脉浮。

【运用】

1.辨证要点　本方为治疗四时感冒风寒湿邪的常用方剂。以恶寒发热、头痛无汗、肢体酸楚疼痛、口苦微渴为辨证要点。

2.加减变化　肢体酸楚疼痛剧者，则可倍用羌活以加强通痹止痛的功效；无口苦微渴，黄芩、生地黄又当裁减；湿邪较轻、肢体疼痛不甚者，可去细辛、苍术以减温燥之性；湿重胸满，则可去滋腻之生地黄，加厚朴、枳壳以行气化湿宽胸。

3.现代运用　本方常用于加减治疗感冒、偏头痛、急性肌炎、风湿性关节炎等病属风寒湿邪在表而里有蕴热者。

4.使用注意　本方虽有黄芩、生地黄之寒，但总属辛温燥烈之剂，故风热表证及阴虚内热者不宜使用。

【临床报道】

尹氏等用九味羌活汤加味治疗带状疱疹后遗神经痛36例。结果：痊愈（临床疼痛消失，停药1月以上无复发者）25例，占69%；好转（患者疼痛次数较治疗前明显减少且疼痛程度明显减轻者）4例，占11%；无效（治疗后患者疼痛次数及程度与治疗前无明显改变者）7例，占20%；总有效率为80.55%。通过对三例无效病例的检查，发现患有老年Ⅱ型糖尿病，经降糖治疗后症状有一定缓解。[尹旺旭等.九味羌活汤加味治疗带状疱疹后遗神经痛36例的临床观察.贵阳中医学院学报，2001，23（1）：33]

小青龙汤

《伤寒论》

【组成】麻黄（去节）、芍药、桂枝（去皮）各9克，细辛、干姜、甘草（炙）各6克，五味子6克，半夏（洗）9克。

【用法】上八味，以水一斗，先煮麻黄，减二升，去上沫，内诸药，煮取三升，去滓，温服一升。现代用法：水煎温服。

【功效】解表散寒，温肺化饮。

【主治】外寒里饮证。恶寒发热，头身疼痛，无汗，喘咳，痰涎清稀而量多，胸痞，或干呕，或痰饮喘咳，不得平卧，或身体疼重，头面四肢浮肿，舌苔白滑，脉浮。

【运用】

1.辨证要点 本方是治疗外感风寒、寒饮内停喘咳的常用方。临床应用以恶寒发热、无汗、喘咳、痰多而稀、舌苔白滑、脉浮为辨证要点。因本方辛散温化之力较强，应以确属水寒相搏于肺者，方宜使用，且视病人体质强弱酌定剂量。

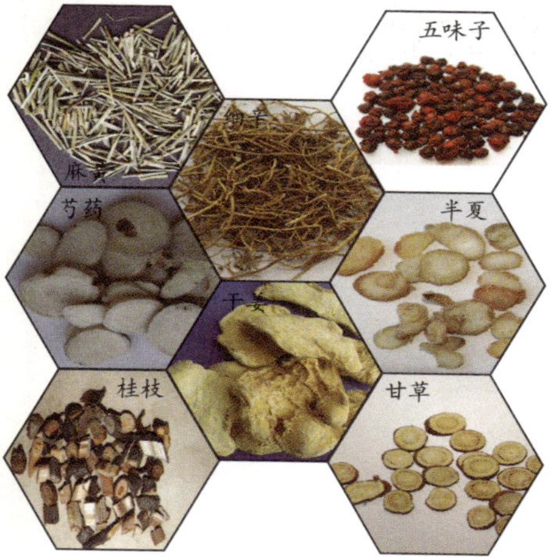

2.加减变化 兼有热象而出现烦躁者，加黄芩、生石膏以清郁热；外寒证轻者，可去桂枝，麻黄改用炙麻黄；鼻塞、清涕多者，加苍耳子、辛夷以宣通鼻窍；兼喉中痰鸣，加射干、杏仁、款冬花以化痰降气平喘；兼水肿者，加猪苓、茯苓以利水消肿。

3.现代运用 本方常用于支气管炎、支气管哮喘、百日咳、肺炎、肺心病、卡他性眼炎、过敏性鼻炎、卡他性中耳炎等属于外寒里饮证者。

4.使用注意 因本方多温燥之品，故阴虚干咳无痰或痰热证者，不宜使用。

【临床报道】

吴氏采用分阶段治疗慢性支气管炎，即发作时以小青龙汤解表宣肺，止咳平喘为主，缓解后以苓桂术甘汤化裁健脾化痰，病愈后以温补肺肾为主（山药、薏米、百合煮粥），观察治疗68例。其中男性48例，女性20例；年龄最大者79岁，最小者42岁；合并肺气肿者40例，合并肺心病者18例。结果：临床治愈（咳嗽缓解，热退，血象正常，肺部湿罗音消失或明显减少者）48例；好转（咳嗽减轻，热退，血象正常，肺部仍有湿罗音，或湿罗音减少者）19例；无效（临床症状减轻，但咳嗽仍存，肺部体征未减者）1例。[吴克华等.小青龙汤治疗慢性支气管炎，湖北中医杂志，1998，20（4）：31]

止嗽散

《医学心悟》

【组成】桔梗（炒）、荆芥、紫菀（蒸）、百部（蒸）、白前（蒸）各1000克，甘草（炒）375克，陈皮（水洗去白）500克。

【用法】上为末。每服9克，食后、临卧开水调下；初感风寒，生姜汤调下。现代用法：共为末，每服6～9克，温开水或姜汤送下。亦可作汤剂，水煎服，用量按原方比例酌减。

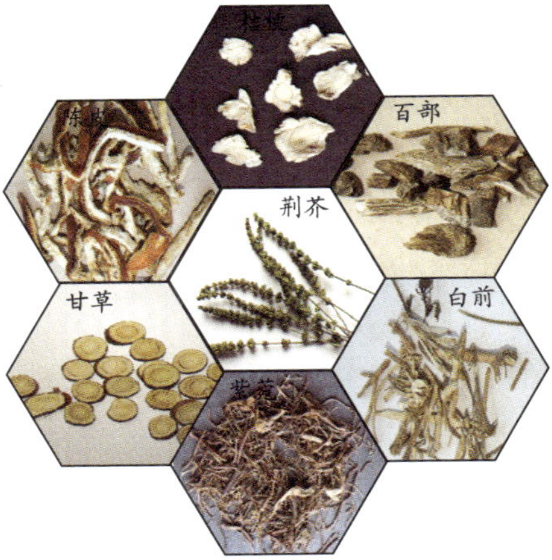

【功效】宣利肺气，疏风止咳。

【主治】风邪犯肺证。咳嗽咽痒，咯痰不爽，或微有恶风发热，舌苔薄白，脉浮缓。

【运用】

1.辨证要点 本方为治疗表邪未尽、肺气失宣而致咳嗽的常用方。临床应用以咳嗽咽痒、微恶风发热、苔薄白为辨证要点。

2.加减变化 湿聚生痰、痰涎稠粘者，加茯苓、半夏、桑白皮以除湿化痰；外感风寒初起、头痛鼻塞、恶寒发热等表证较重者，加紫苏、防风、生姜以解表散邪；燥气焚金、干咳无痰者，加贝母、瓜蒌、知母以润燥化痰。

3.现代运用 本方常用于上呼吸道感染、支气管炎、百日咳等属表邪未尽、肺气失宣者。

4.使用注意 阴虚劳嗽或肺热咳嗽者，不宜使用。

【临床报道】

卢氏用止嗽散加减治疗支原体肺炎40例。临床表现为病初咽痛鼻塞，继而中度发热，呛咳，头痛。实验室采用聚合酶链反应（PCR）检测40例，滴度均为1：32以上；40例均见咽部充血，肺下叶有浸润阴影14例，干罗音4例，湿罗音5例，3例双侧弥漫性网状结节浸润，14例肺部听诊正常。结果：显效17例，有效20例，无效3例。[卢卫红等.止嗽散加减治疗支原体肺炎40例.河北中医，2000，22（11）：828]

正柴胡饮

《景岳全书》

【组成】 柴胡9克，防风、甘草3克，陈皮4.5克，芍药6克，生姜三五片。

【用法】 水一盅半，煎七八分，热服。现代用法：水煎温服。

【功效】 解表散寒。

【主治】 外感风寒轻证。微恶风寒，发热，无汗，头痛身痛，舌苔薄白，脉浮。

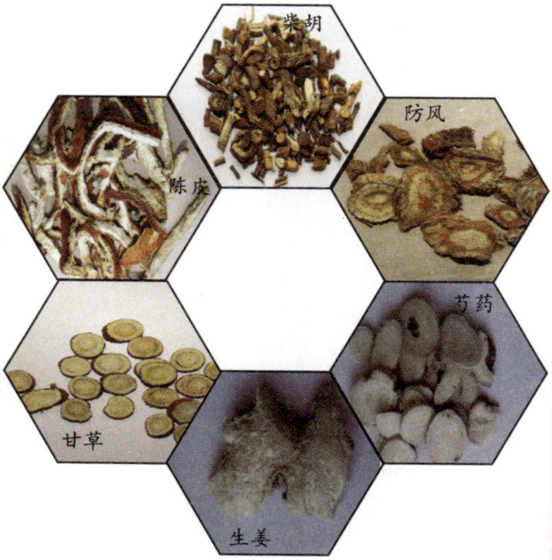

【运用】

1.辨证要点 本方为张介宾所创平散风寒治法的代表方。临床应用以微发热恶寒、头痛身痛、苔白脉浮为辨证要点。

2.加减变化 热而烦渴者，加葛根以透热生津；头痛甚者，加川芎以祛风止痛；呕恶者，加半夏以和胃降逆；寒盛而邪不易解者，加麻黄或苏叶发散风寒；湿盛者，加苍术以化湿运脾。

3.现代运用 本方常用于感冒、流行性感冒、疟疾初起以及妇女经期、妊娠、产后感冒等属外感风寒而气血不虚者。

【临床报道】

泰氏用正柴胡饮治疗恶性肿瘤发热30例。治疗组30例给予正柴胡饮冲剂20克，每日3次，冲服，连服7日为一个疗程，如果一个疗程退热则停用，热不退继服第二个疗程；对照组10例给予吲哚美辛栓剂50毫克，每日2次，肛门塞入。两组病例除给予正柴胡饮冲剂或吲哚美辛栓剂外，均同时给予一般性治疗。结果：治疗组一个疗程内退热22例，两个疗程内退热6例，无效2例，总有效率93.33%；热退时间最短4天，最长11天。对照组一个疗程内退热6例，两个疗程内退热3例，无效1例，总有效率为90%。两组比较无显著性差异（P＞0.05），对照组4例停药后发热又作。[泰志丰等.正柴胡饮治疗恶性肿瘤发热30例疗效观察.山东中医杂志，2000，19（10）：598]

第二节　辛凉解表

银翘散

《温病条辨》

【组成】金银花、连翘各15克，荆芥穗、淡竹叶各4克，淡豆豉、生甘草各5克，牛蒡子、薄荷、桔梗各6克。

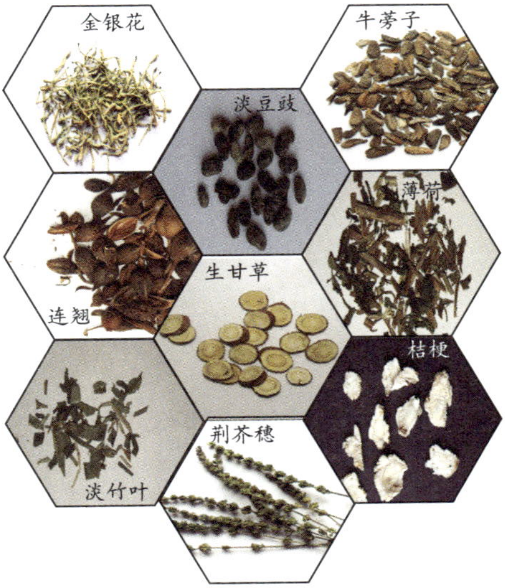

【用法】共为粗末，每服18克，以鲜芦根汤送服。

【功效】辛凉透表，清热解毒。

【主治】温病初起。发热，微恶风寒，无汗或有汗不畅，头痛口渴，咳嗽咽痛，舌尖红、苔薄白或薄黄，脉浮数。

【运用】

1.辨证要点　《温病条辨》称本方为“辛凉平剂”，适用于温病初起的风热表证。以发热、微恶风寒、口渴、咽痛为辨证要点。

2.加减变化 原书方后列有加减法："渴甚者，加天花粉；项肿咽痛者，加马勃、玄参；衄者，去芥穗、豆豉，加白茅根、侧柏炭、栀子炭；咳者，加杏仁，利肺气；二三日病犹在肺，热渐入里，加细生地黄、麦冬保津液；再不解，或小便短赤者，加知母、黄芩、栀子之苦寒，与麦、地之甘寒，合化阴气，而治热淫所胜。"此皆银翘散证常见兼证之治法，临证当领会其精神而灵活运用。本方亦可用于痈疮初起而有风热表证者，其时可酌加大青叶、蒲公英、紫花地丁等以加强清热解毒、散结消痈的作用。

3.现代运用 本方常用于麻疹初起、流行性感冒、急性扁桃体炎以及"乙脑"、"流脑"、腮腺炎等属温病初起、热郁肺卫见上述症状者。

4.使用注意 凡外感风寒及湿热病初起者禁用。因方中药物多为芳香轻宣之品，不宜久煎。

【临床报道】

黄氏用银翘散加减治疗小儿发热30例。以发热，舌质红、苔黄，脉数或指纹青紫为主症。病在卫分者8例，卫气分者12例，气分者10例。结果：服药后退热时间最短为3小时，最长为5天，其中显效19例，有效8例，无效3例，总有效率为90%。[黄舒.银翘散加减治疗小儿发热30例.中国中医急症，2000，9（3）：102]

桑菊饮

《温病条辨》

【组成】桑叶7.5克，菊花3克，杏仁、苦桔梗、苇根各6克，连翘5克，薄荷、生甘草各2.5克。

【用法】水二杯，煮取一杯，日二服。现代用法：水煎温服。

【功效】疏风清热，宣肺止咳。

【主治】风温初起，表热轻证。咳嗽，身热不甚，口微渴，脉浮数。

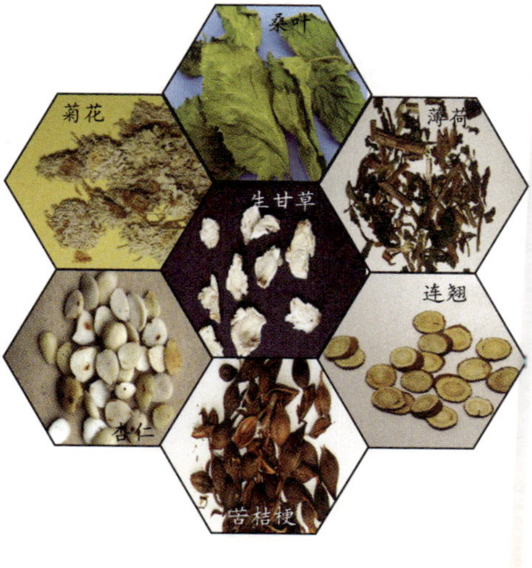

【运用】

1.辨证要点 本方是主治风热犯肺之咳嗽证的常用方剂。临床应用以咳嗽、发热不甚、微渴、脉浮数为辨证要点。

2.加减变化 二三日后，气粗似喘，是气分热势渐盛，加知母、石膏以清解气分之热；咳痰黄稠，咯吐不爽，加黄芩、瓜蒌、桑白皮、贝母以清热化痰；咳嗽较频，是肺热甚，可加黄芩清肺热；咳嗽咯血者，可加茜草根、白茅根、丹皮凉血止血；兼咽喉红肿疼痛，加板蓝根、玄参清热利咽；口渴甚者，加天花粉生津止渴。

3.现代运用 本方常用于感冒、急性支气管炎、上呼吸道感染、急性结膜炎、肺炎、角膜炎等属风热犯肺或肝经风热者。

4.使用注意 本方为“辛凉轻剂”，故肺热甚者，当予加味后运用，否则病重药轻，药不胜病；若系风寒咳嗽，不宜使用。由于方中药物均系轻清之品，故不宜久煎。

【临床报道】

余氏用本方加减组成的止嗽桑菊方治疗54例咽喉源性咳嗽，疗效满意。其基本方是：桑叶、菊花、蝉衣、杏仁各10克，百部、金沸草、牛蒡子、芦根、连翘各9克，桔梗、甘草各6克。水煎服，每日1剂。服药期间忌食肥甘厚腻、温燥炙　之品，并用淡盐水频漱咽口部。结果：痊愈48例，好转4例，无效2例。[余传星等.止嗽桑菊方化裁治疗咽喉源性咳嗽.中医药研究，1998，14（5）：19]

麻黄杏仁甘草石膏汤

《伤寒论》

【组成】麻黄、杏仁各9克，石膏18克，炙甘草6克。

【用法】水煎服。

【功效】辛凉宣肺，清热平喘。

【主治】表邪未解，肺热咳喘证。身热不解，咳逆气急，甚或鼻翕，口渴，有汗或无汗，舌苔薄白或黄，脉滑而数。

【运用】

1.辨证要点 本方清宣肺热，为治疗肺热咳喘的主要方剂。本方以身热喘急、口渴脉数为辨证要点。

2.加减变化 无汗而见恶寒，当酌加解表之品，如薄

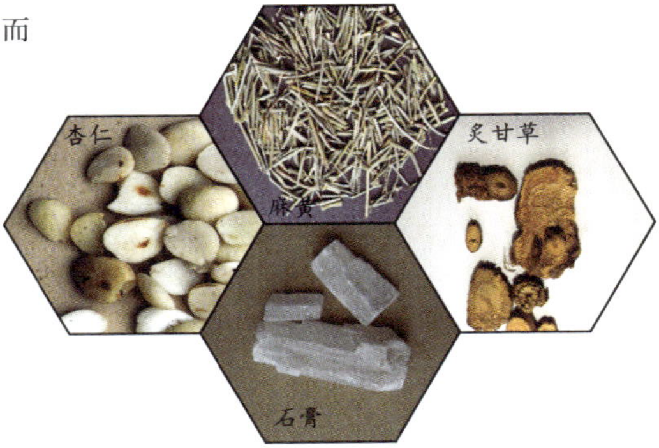

荷、牛蒡子、淡豆豉等以增强解表清肺的功效；肺中热盛，可加重石膏用量或加炙桑皮、芦根、黄芩之属。

3.现代运用 本方常用于加减治疗急性支气管炎、肺炎、支气管哮喘等属外感风邪、肺热壅闭者。

4.使用注意 本方与麻黄汤同治身热而喘，但麻黄汤治风寒实喘，本方治风热实喘，寒温不同，不可混淆。

【临床报道】

麻杏甘石汤加味治疗上呼吸道感染效果满意。王氏等以本方合银翘散为基本方临床观察163例，其中急性扁桃体炎39例、急性咽炎54例、急性喉炎32例、单纯性鼻炎27例、两病合并出现者11例，病程最短1天、最长2个月。结果：痊愈（临床症状消失）156例，有效（临床症状明显好转）7例，平均疗程2.4天。[王平等.麻银合方治疗急性上呼吸道感染.山东中医杂志，1998，17（6）：262]

柴葛解肌汤

《伤寒六书》

【组成】 柴胡、黄芩、芍药各6克，干葛9克，甘草、羌活、白芷、桔梗各3克。

【用法】 水二盅，加生姜三片，大枣二枚，槌法加石膏末一钱（3克），煎之热服。现代用法：加石膏12克，生姜三片，大枣二枚，水煎温服。

【功效】 解肌清热。

【主治】 外感风寒，郁而化热证。恶寒渐轻，身热增盛，无汗头痛，目疼鼻干，心烦不眠，咽干耳聋，眼眶痛，舌苔薄黄，脉浮微洪。

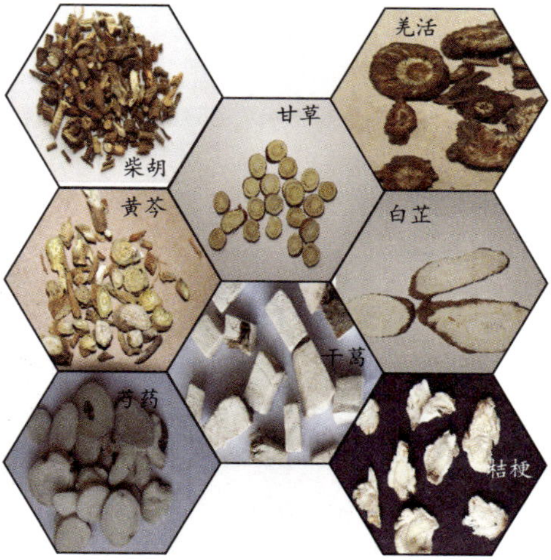

【运用】

1.辨证要点 本方是治疗太阳风寒未解、入里化热、初犯阳明或三阳合病的常用方。临床应用以发热重、恶寒轻、头痛眼眶痛、鼻干、脉浮微洪为辨证要点。

2.加减变化 热邪伤津而见口渴者，宜加知母、天花粉以清热生津；无汗而恶寒甚者，可去黄芩，加麻黄增强发散表寒的功效，值夏秋可以紫苏叶代之；恶寒不明显而里热较甚，见发热重、烦躁、舌质偏红者，宜加连翘、金银花并重用石膏以加强清热的功效。

3.现代运用 本方常用于感冒、流行性感冒、急性结膜炎、牙龈炎等属外感风寒、邪郁化热者。

4.使用注意 若太阳表邪未入里者，不宜使用本方，恐其引邪入里；若里热而见阳明腑实（大便秘结不通）者，亦不宜使用。

【临床报道】

柴葛解肌汤对发热性疾病属二阳合病或三阳合病者，多有佳效。吴氏将84例病毒感染性发热随机分为治疗组（本方去芍药、桔梗，加板蓝根、重楼）和对照组（病毒唑、抗病毒口服液）。治疗组42例，初诊体温38.3℃～40℃；对照组42例，初诊体温38.1℃～40℃。诊断标准为恶寒发热，口苦口渴，眩晕，头身疼痛，项背强痛，胸闷，便秘，舌红、苔黄或腻，脉弦滑或滑数；腋下体温测定≥38℃；排除慢性病的发热。结果：治疗组2天内退热至正常者22例，5天内退热至正常者19例，8天内体温未降至正常者1例，治愈率97.6%。对照组2天内退热至正常者11例，5天内退热至正常者21例，8天内体温未降至正常者10例，治愈率76.2%。经统计学处理（X2检验），两组2天内退热率与治疗率差异均非常显著（P＜0.01）。[吴少英.柴葛解肌汤治疗病毒感染性发热42例.实用中医药杂志，2001，17（5）：21]

第三节　扶正解表

败毒散

《太平惠民和剂局方》

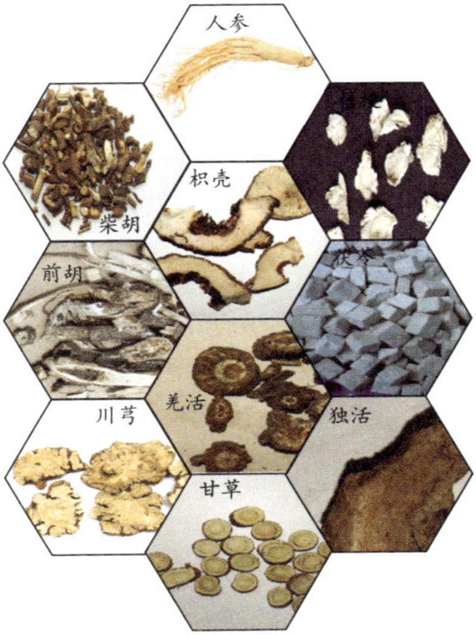

【组成】 柴胡（去苗）、前胡（去苗，洗）、川芎、枳壳（去瓤，麸炒）、羌活（去苗）、独活（去苗）、茯苓（去皮）、桔梗、人参（去芦）、甘草各900克。

【用法】 上为粗末。每服6克，水一盏，加生姜、薄荷各少许，同煎七分，去滓，不拘时服，寒多则热服，热多则温服。现代用法：作汤剂煎服，用量按原方比例酌减。

【功效】散寒祛湿，益气解表。

【主治】气虚，外感风寒湿表证。憎寒壮热，头项强痛，肢体酸痛，无汗，鼻塞声重，咳嗽有痰，胸膈痞满，舌淡、苔白，脉浮而按之无力。

【运用】

1.辨证要点　本方是一首益气解表的常用方。临床应用以恶寒发热、肢体酸痛、无汗、脉浮按之无力为辨证要点。

2.加减变化　气虚明显者，可重用人参或加黄芪以益气补虚；正气未虚而表寒较甚者，去人参，加防风、荆芥以祛风散寒；咳嗽重者，加白前、杏仁止咳化痰；湿滞肌表经络、肢体酸楚疼痛甚者，可酌加桑枝、威灵仙、秦艽、防己等祛风除湿，通络止痛；痢疾之腹痛、便脓血、里急后重甚者，可加木香、白芍以行气和血止痛。

3.现代运用　本方常用于感冒、流行性感冒、风湿性关节炎、支气管炎、痢疾、过敏性皮炎、湿疹等属外感风寒湿邪兼气虚者。

4.使用注意　方中药物多为辛温香燥之品，外感风热及阴虚外感者，均忌用。若时疫、湿温、湿热蕴结肠中而成之痢疾，切不可用。

【临床报道】

常氏以人参败毒散随证加减治疗小儿外感发热136例。结果：3天内热退治愈125例，3天后热未退更方治疗9例，2例无效，总有效率91.9%。[常新华.人参败毒散加减治疗小儿外感发热136例.陕西中医，1994，15（8）：347]

参苏饮

《太平惠民和剂局方》

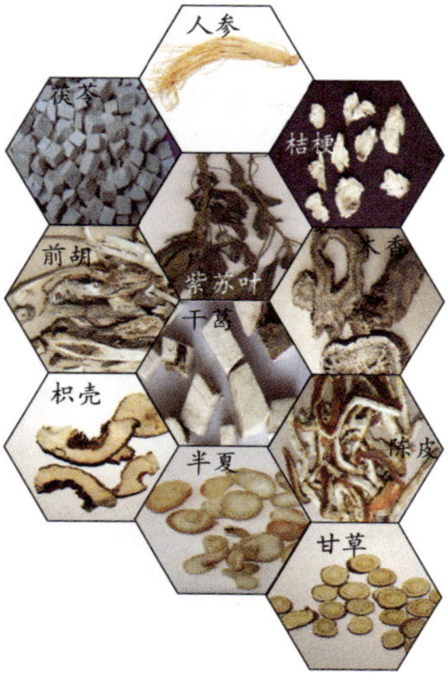

【组成】人参、紫苏叶、干葛（洗）、半夏（汤洗七次，姜汁制炒）、前胡（去苗）、茯苓（去皮）各6克，枳壳（去瓤，麸炒）、桔梗（去芦）、木香、陈皮（去白）、甘草（炙）各4克。

【用法】上咀。每服12克，水一盏半，姜七片，枣一枚，煎六分，去滓，微热服。不拘时候。现代用法：加生姜七片，大枣一枚，水煎温服。

【功效】益气解表，理气化痰。

【主治】气虚外感风寒，内有痰湿证。恶寒发热，无汗，头痛，鼻塞，咳嗽痰白，胸脘满闷，倦怠无力，气短懒言，舌苔白，脉弱。

【运用】

1.辨证要点　本方为治疗气虚外感风寒、内有痰湿证的常用方。临床应用以恶寒发热、无汗头痛、咳痰色白、胸脘满闷、倦怠乏力、舌苔白、脉弱为辨证要点。

2.加减变化　头痛甚者，可加白芷、川芎、藁本以增强解表止痛作用；恶寒发热、无汗等表寒证重者，宜将防风、荆芥易葛根；气滞较轻者，可去木香以减其行气的功效。

3.现代运用　本方常用于感冒、上呼吸道感染等属气虚外感风寒兼有痰湿者。

【临床报道】

陈氏以参苏饮加味，治疗小儿反复呼吸道感染36例。结果：服药后3个月内无发病为痊愈，计10例；服药后发病次数减少或病程缩短为好转，计24例；药后发病次数及病程无变化为无效，计2例。总有效率94.4%。[陈红.参苏饮加味治疗小儿反复呼吸道感染36例.中国实验方剂学杂志，1998，4（6）：57]

桂枝加附子汤

《伤寒论》

【组成】桂枝（去皮）、芍药、生姜（切）各9克，甘草（炙）6克，大枣（擘）十二枚，附子（炮，去皮，破八片）5克。

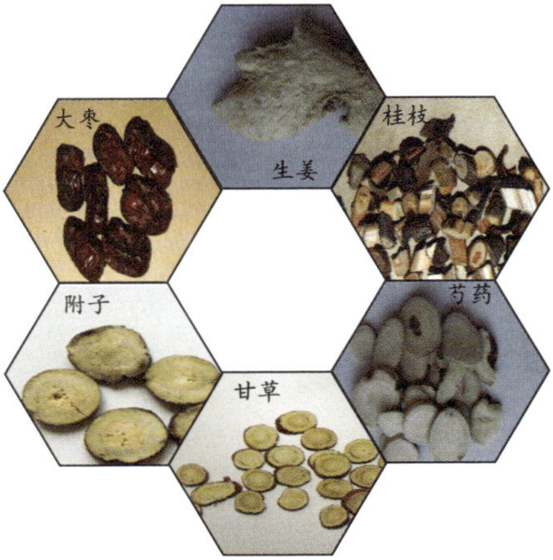

【用法】上六味，以水七升，煮取三升，去滓。温服一升。本云：桂枝汤，今加附子，将息如前法。

【功效】温补心阳。

【主治】心悸，或怔忡，或烦躁，手足不温，汗出，胸闷或胸满，气短，口淡不渴，舌质淡、苔薄白，脉弱。

【运用】

1.辨证要点　本方以心悸、胸闷、手足不温、舌质淡、苔薄白、脉弱或迟为辨证要点。

2.加减变化 胸闷者，加薤白、香附以开胸理气；胸痛者，加川芎、郁金以活血行血；营血虚者，加白芍、当归以和营补血；气虚者，加黄芪、人参以益气温阳。

3.现代运用 本方可用于治疗西医临床中的肠胃型感冒、风湿性心脏病、冠心病、心律失常、心绞痛、心肌梗死、室性早搏等。只要符合其主治病变证机，也可加减运用，辅助治疗如溃疡性结肠炎、神经性皮炎等。

4.使用注意 心阴虚证、心热证慎用本方。

【临床报道】

本方由桂枝汤加炮附子组成。附子炮用，温经固表，与生附子偏于回阳救逆不同。故而本方在桂枝汤解肌祛风基础上，增强了温经扶阳之力，主要适用于太阳中风而兼卫阳不足之证，同时也可用于素体阳虚复感风寒者。

据45例医案的统计结果，辽宁中医学院关庆增氏主编之《伤寒论方证证治准绳》认为，本方的应用指标是：发热、恶风（寒）、汗出不止、手足不温、脉浮缓或沉细无力；或兼见四肢微急，小便难，神疲乏力，面色苍白少华，舌淡、苔薄者。

从传统医学角度而论，本方可治漏汗证、阳虚自汗证、半身多汗症、痹证、痿症、风寒咳喘证、产后乳漏、崩漏等，均以阳气不足、卫阳不固、感受风寒等为其基本病机。

从现代医学角度而言，临床常用以治疗植物神经功能失调、感冒及流行性感冒、风湿性关节炎、类风湿性关节炎等，符合其病机者。

麻黄细辛附子汤

《伤寒论》

【组成】麻黄（去节）6克，附子（炮，去皮，破八片）9克，细辛3克。

【用法】上三味，以水一斗，先煮麻黄，减二升，去上沫，内诸药，煮取三升，去滓。温服一升，日三服。现代用法：水煎温服。

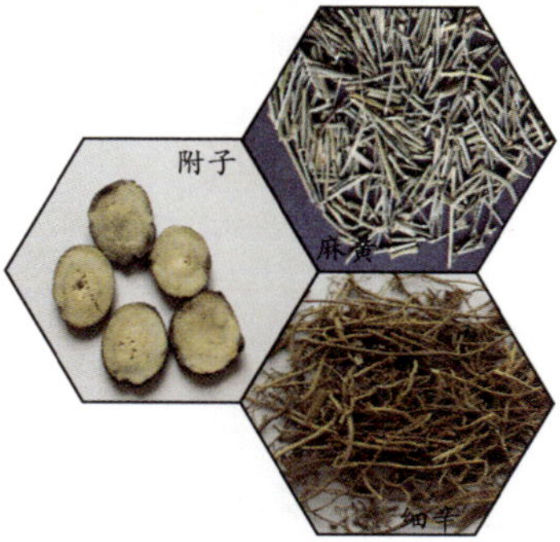

【功效】助阳解表。

【主治】素体阳虚，外感风寒证。发热，恶寒甚剧，虽厚衣重被，其寒不解，神疲欲寐，脉沉微。暴哑。突发声音嘶哑，甚至失音不语，或咽喉疼痛，恶寒发热，神疲欲寐，舌淡苔白，脉沉无力。

【运用】

1.辨证要点 本方既是主治少阴阳虚，外感风寒的代表方、基础方，又是治疗大寒客犯肺肾所致咽痛声哑的常用方。临床应用以恶寒重、发热轻、神疲欲寐、脉沉为辨证要点。

2.加减变化 兼咳喘吐痰者，宜加杏仁、半夏以化痰止咳平喘；兼湿滞经络之肢体酸痛，加独活、苍术以祛湿通络止痛；证为阳气虚弱而见面色苍白、语声低微、肢冷等，宜加黄芪、人参、附子以助阳益气。

3.现代运用 本方常用于感冒、流行性感冒、支气管炎、风湿性关节炎、病窦综合征、过敏性鼻炎、暴哑、暴盲、喉痹、皮肤瘙痒等属阳虚感寒者。

4.使用注意 若少阴阳虚而见下利清谷、四肢厥逆、脉微欲绝等症，则应遵仲景“先温其里，乃攻其表”的原则，否则误发其汗，必致亡阳危候。

【临床报道】

庞氏以麻黄细辛附子汤加干姜、甘草、桂枝为主方，治疗两感证31例。其症以恶寒畏风，形寒肢冷，汗出如雨，汗出发冷，或有寒颤，或有高热，或有低热，头目眩晕，面色苍白，或肢冷，精神恍惚，精液自流，阴囊紧缩，舌质淡红、苔白腻，脉浮大或沉迟细小为特征。结果：30例痊愈，1例未治而亡。其中服药3剂而愈者21例，4～6剂而愈者4例，10剂而愈者5例。[庞存生等.麻黄细辛附子汤治疗两感证31例.甘肃中医学院学报，1988，（4）：48]

第二章 泻下剂

第一节 寒下

大承气汤

《伤寒论》

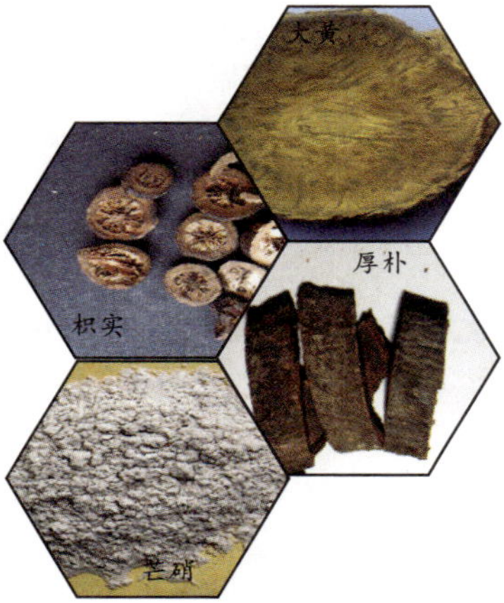

【组成】大黄（酒洗）12克，厚朴（去皮，炙）24克，枳实（炙）12克，芒硝9克。

【用法】上四味，以水一斗，先煮二物，取五升，去滓，内大黄，更煮取二升，去滓，内芒硝，更上微火一二沸，分温再服。得下，余勿服。现代用法：水煎，先煎厚朴、枳实，后下大黄，芒硝溶服。

【功效】峻下热结。

【主治】阳明腑实证。大便不通，频转矢气，脘腹痞满，腹痛拒按，按之则硬，甚或潮热谵语，手足濈然汗出，舌苔黄燥起刺，或焦黑燥裂，脉沉实。热结旁流证。下利清水，色纯青，其气臭秽，脐腹疼痛，按之坚硬有块，口舌干燥，脉滑实。里热实证之热厥、痉病或发狂等。

【运用】

1.辨证要点　本方为治疗阳明腑实证的基础方，又是寒下法的代表方。临床应用以痞、满、燥、实四症，及舌红苔黄、脉沉实为辨证要点。

2.加减变化　兼阴津不足者，宜加生地黄、玄参等以滋阴润燥；兼气虚者，宜加人参以补气，以防泻下气脱。

3.现代运用　本方常用于急性单纯性肠梗阻、蛔虫性肠梗阻、粘连性肠梗阻、急性胰腺炎、急性胆囊炎、幽门梗阻，以及某些热性病过程中出现高热、惊厥、神昏谵语、发狂而见大便不通、苔黄、脉实者。

4.使用注意　本方为泻下峻剂，凡气虚阴亏、燥结不甚者，以及年老、体弱等均应慎用；孕妇禁用；注意中病即止，以免耗损正气。

【临床报道】

大承气汤口服及灌肠治疗急性肠梗阻30例，获得良好疗效。其中机械性肠梗阻18例，麻痹性肠梗阻12例；病程最长5天，最短6小时。其典型的症状是：腹痛，腹胀，呕吐，便秘；查体：腹部轻度压痛，肠型和肠蠕动波，肠鸣音亢进或减弱，金属音及气过水声；X线摄片：小肠积气积液。以生大黄12克，芒硝30克，枳实、厚朴各15克。2剂，分别浓煎，每剂100毫升，口服及保留灌肠。如未奏效，12小时后再煎2剂，药量加倍，同时配合胃肠减压、补液及抗感染。结果：显效16例，有效6例，总有效率73.3%，其中18例麻痹性肠梗阻全部有效，12例机械性肠梗阻也有4例有效。[王紫逸.大承气汤治疗急性肠梗阻30例.实用中医药杂志，1999，15（5）：19]

调胃承气汤

《伤寒论》

【组成】大黄（酒洗）12克，芒硝12克，甘草（炙）6克。

【用法】上三味，以水三升，煮取一升，去滓，内芒硝，更上火微煮，令沸，少少温服之（编者注：此用法是《伤寒论》第29条所言）。温顿服之（此四字是《伤寒论》第207条所言）。

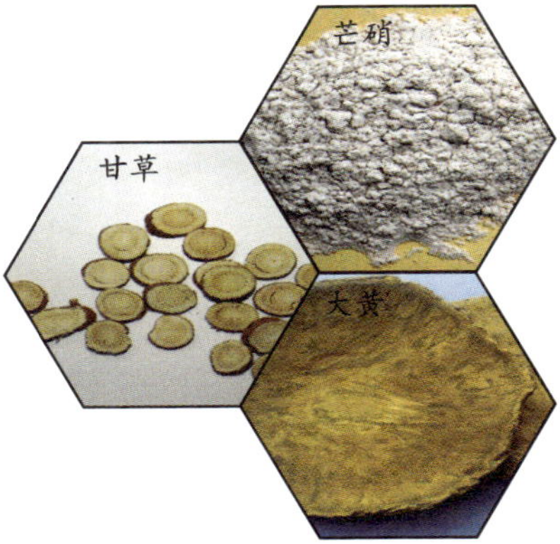

【功效】泻热和胃，顺达气机。

【主治】腹胀满或疼痛，按之则痛，心烦，蒸蒸发热，或呕吐，舌红、苔黄，脉沉。

【运用】

1.辨证要点 本方以大便不调、胃脘灼热、舌质红、苔黄厚或燥、脉实为辨证要点。

2.加减变化 腹胀者，加枳实、厚朴以行气消胀；腹痛者，加郁金、白芍以活血缓急止痛；心烦者，加淡竹叶、黄连以清热除烦。

3.现代运用 本方可用于治疗西医临床中的急性或慢性肠胃炎、急性或慢性胰腺炎、急性或慢性胆囊炎、结肠炎、细菌性痢疾、痔疮等，还可辅助治疗糖尿病、乙型脑炎、荨麻疹等。

4.使用注意 脾胃虚弱证、脾胃阴虚证慎用本方。

【临床报道】

消化系统疾病：调胃承气汤虽为攻下之轻剂，但仍可用于部分急腹症。贵阳医学院以本方加柴胡、龙胆草、败酱草等，非手术治疗急性胰腺炎64例，全部治愈。成氏报道用本方加莱菔子、木香降气通下，治愈一例因“总攻”胆结石下移而形成肠梗阻者。服药两次，得快利3次，排出大型结石（4cm×5cm×5cm）两个，脐周阵痛、腹胀、便秘、呕吐等症状，霍然消失。汪氏[3]等用三承气汤治胆系感染226例，均以痛、吐、热、黄为主症。其中急性胆囊炎35例，慢性胆囊炎急性发作122例，胆管炎21例，急性梗阻性化脓性胆管炎8例，胆囊周围炎4例，胆囊积脓1例，胆囊癌1例，胆道蛔虫34例；合并胆囊结石94例，胆管结石26例，继发性休克5例。以调胃承气汤治疗162例，大承气汤治疗53例，小承气汤治疗11例。结果以治72小时内胁腹满痛缓解者达93.8%，发热消退48.8%，黄疸消退57.1%，便秘解除76.2%，本组病例全部治愈或好转，无死亡。

大黄牡丹汤

《金匮要略》

【组成】大黄12克，桃仁、芒硝各9克，牡丹皮3克，冬瓜子30克。

【用法】水煎服，芒硝溶服。

【功效】泻热破瘀，散结消肿。

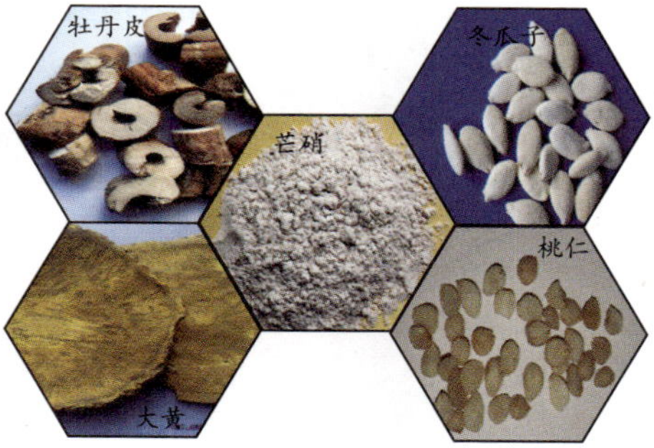

【主治】肠痈初起。右下腹疼痛拒按，或右足屈而不伸，伸则痛甚，甚则局部肿痞，或时时发热，自汗恶寒，舌苔薄腻而黄，脉滑数。

【运用】

1.辨证要点 本方是治疗肠痈初起的常用方剂。临床以右下腹疼痛拒按、右足屈而不伸、舌苔黄腻为辨证要点。

2.加减变化 血瘀较重者，可加没药、乳香、赤芍；热毒重者，可加败酱草、金银花、蒲公英；大便似利不爽，舌质红，脉细数者，为阴伤之象，宜去芒硝以减缓泻下之力，并加生地黄、玄参等养阴清热。

3.现代运用 本方临床多用于急性阑尾炎属实热血瘀者，疗效最佳，也可用于急性盆腔炎、输卵管结扎术后感染等属血分瘀热者。

4.使用注意 原书谓："脉洪数，脓已成，不可下也。"但方后又有"有脓当下，如无脓当下血"之说。临床实践证明，本方对肠痈早期脓未成者，确有消痈散结之功；脓已成者，亦可加减运用。但无论脓未成或脓已成未溃，均应以实证、热证为诊断依据。对于重型急性化脓性或坏疽性阑尾炎、阑尾炎合并腹膜炎、婴儿急性阑尾炎、妊娠阑尾炎合并弥漫性腹膜炎、阑尾寄生虫病，以及老人、孕妇、体质过于虚弱等，均应禁用或慎用。

【临床报道】

杨氏以大黄牡丹汤加减治疗慢性盆腔炎177例，其中附件炎93例、卵巢脓肿28例、慢性结缔组织炎50例、盆腔腹膜炎6例。基本方：大黄、丹皮、桃仁、冬瓜子、黄芪、丹参、香附、菟丝子、黄柏、甘草。水煎服，每日1剂，分3次服。半个月为一个疗程。结果：治愈118例，显效35例，好转16例，无效者8例，总有效率为95.48%。[杨世勤等.大黄牡丹汤加减治疗慢性盆腔炎177例疗效观察.甘肃中医，1998，11（6）：27]

大陷胸汤

《伤寒论》

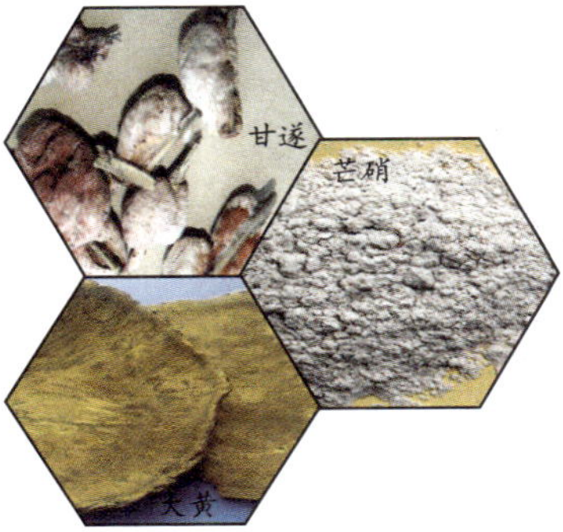

【组成】 大黄（去皮）10克，芒硝10克，甘遂1克。

【用法】 上三味，以水六升，先煮大黄，取二升，去滓，内芒硝，煮一二沸，内甘遂末，温服一升。得快利，止后服。现代用法：水煎，溶芒硝，冲甘遂末服。

【功效】 泻热逐水。

【主治】 水热互结之结胸证。心下疼痛，拒按，按之硬，或从心下至少腹硬满疼痛，手不可近。伴见短气烦躁，大便秘结，舌上燥而渴，日晡小有潮热，舌红、苔黄腻或兼水滑，脉沉紧或沉迟有力。

【运用】

1.辨证要点 本方为治疗大结胸证的常用方。临床应用以心下硬满、疼痛拒按、便秘、舌燥、苔黄、脉沉有力为辨证要点。

2.现代运用 本方常用于急性胰腺炎、急性肠梗阻、渗出性胸膜炎、肝脓疡、胆囊炎、胆石症等属于水热互结者。

3.使用注意 凡平素虚弱，或病后不任攻伐者，禁用本方。因本方为泻热逐水峻剂，既要防止利下过度，伤及正气，又要及时攻下，以防留邪为患。能否继续攻下，应视药后快利与否而定。

【临床报道】

本方古代医家主要用之治疗大结胸证，现代临床运用相对亦较少见，缘其攻逐之性过烈、难于掌握故也。但值得注意的是，在20世纪70年代的中西医结合治疗急腹症研究中，本方得以进行大样本临床实验，取得了宝贵的资料。

有报道用大陷胸汤加减化裁治疗各类急性肠梗阻，如重症肠梗阻、一般性肠梗阻、粘连性肠梗阻、麻痹性肠梗阻、小儿蛔虫阻塞性肠梗阻、高位机械性、完全性、单纯性肠梗阻、肠粘连等，症见腹痛拒按、腹胀痞满、尿黄赤、苔黄或燥、舌红、脉洪数等，辨证属热实证者，疗效较好。

第二节　温下

大黄附子汤

《金匮要略》

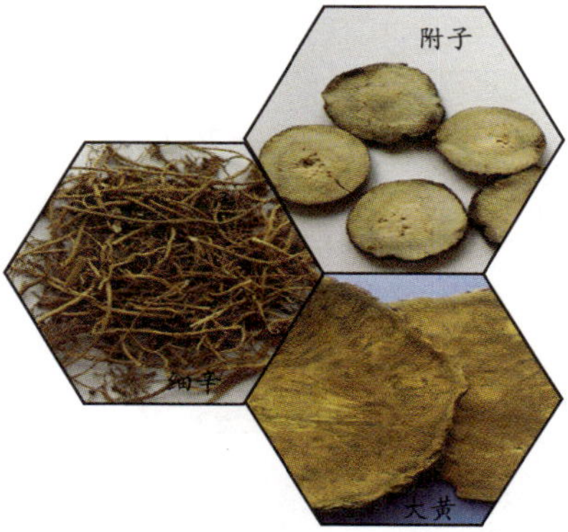

【组成】附子12克，大黄9克，细辛3克。

【用法】水煎服。

【功效】温里散寒，通便止痛。

【主治】寒积腹痛证。便秘腹痛，胁下偏痛，发热，手足不温，舌苔白腻，脉紧弦。

【运用】

1.辨证要点　本方为寒积里实而设。以腹痛、大便不通、舌苔白腻、脉紧弦为辨证要点。

2.加减变化　腹部胀满、舌苔厚腻、积滞较重者，可加木香、厚朴以加强行气导滞的作用；腹痛甚者，可加肉桂以温里止痛；体虚较甚，可加当归、党参以益气养血。

3.现代运用　胆绞痛、慢性痢疾、胆囊术后综合征、尿毒症等属寒积里实者，可予本方加减治之。

4.使用注意　使用时大黄用量一般不超过附子。

【临床报道】

徐氏用大黄附子汤随证加减治疗46例慢性肾功能不全证属肾阳亏虚，气化不行，水湿郁结，弥漫三焦者。结果：显效16例，有效22例，无效8例，总有效率82.6%。[徐俊业.大黄附子汤治疗慢性肾功能不全46例.成都中医药大学学报，1999，22（2）：24]

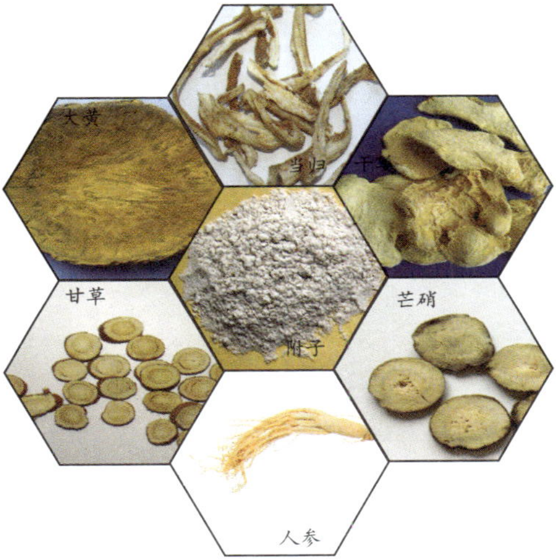

温脾汤

《备急千金要方》

【组成】大黄15克，当归、干姜各9克，附子、人参、芒硝、甘草各6克。

【用法】上七味，㕮咀，以水七升，煮取三升，分服，一日三次。现代用法：水煎服。

【功效】攻下冷积，温补脾阳。

【主治】阳虚寒积证。腹痛便秘，脐下绞结，绕脐不止，手足不温，舌苔白不渴，脉沉弦而迟。

【运用】

1.辨证要点　本方为治疗脾阳不足、寒积中阻的常用方。临床应用以腹痛、便秘、手足不温、舌苔白、脉沉弦为辨证要点。

2.加减变化　腹中冷痛者，加吴茱萸、肉桂以增强温中祛寒的功效；腹中胀痛者，加木香、厚朴以行气止痛。

3.现代运用　本方常用于急性单纯性肠梗阻或不全梗阻等属中阳虚寒、冷积内阻者。

【临床报道】

薛氏用本方为主治疗9例小儿麻痹性肠梗阻，患儿年龄3～16个月，平均9.8个月。病因中毒性消化不良4例，重症肺炎、霉菌性肠炎并Ⅱ度营养不良各2例，急性菌痢并急性肠炎1例，其中病危5例。用药1～3剂后，肠鸣音恢复，排气排便、腹胀基本消失者7例，无效2例。[薛昌森.温脾汤为主治疗小儿麻痹性肠梗阻9例.中医杂志，1993，（1）：24]

第三节 润下

麻子仁丸（脾约丸）

《伤寒论》

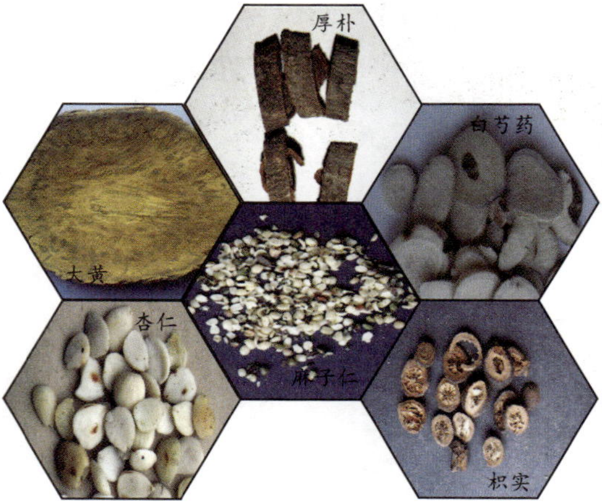

【组成】麻子仁500克，白芍药、枳实（炙）各250克，大黄（去皮）500克，厚朴（炙，去皮）250克，杏仁（去皮尖，熬，别作脂）250克。

【用法】上六味，蜜和丸，如梧桐子大，饮服十丸，日三服，渐加，以知为度。现代用法：上药为末，炼蜜为丸，每次9克，每日1～2次，温开水送服。亦可按原方用量比例酌减，改汤剂煎服。

【功效】润肠泄热，行气通便。

【主治】胃肠燥热，脾约便秘证。大便干结，小便频数。

【运用】

1.辨证要点　本方为治疗胃肠燥热、脾津不足之“脾约”证的常用方，又是润下法的代表方。临床应用以大便秘结、小便频数、舌苔微黄少津为辨证要点。

2.加减变化　痔疮出血属胃肠燥热者，可酌加地榆、槐花以凉血止血；痔疮便秘者，可加当归、桃仁以养血和血，润肠通便；燥热伤津较甚者，可加玄参、生地黄、石斛以增液通便。

3.现代运用　本方常用于虚人及习惯性便秘、产后便秘、老人肠燥便秘、痔疮术后便秘等属胃肠燥热者。

4.使用注意　本方虽为润肠缓下之剂，但含有攻下破滞之品，故年老体虚、津亏血少者不宜常服，孕妇慎用。

【临床报道】

茅氏用麻子仁丸加味治疗高脂血症，效果良好。临床治疗50例，并设西药对照组30例。治疗组用麻子仁、制首乌、决明子、生黄芪、绞股兰各30克，生白芍、枳实、厚朴、杏仁、泽泻各10克，参三七、大黄各5克。每日1剂，水煎分2次服。对照组口服烟酸肌醇酯片，每次0.4克，每日3次。结果：治疗组显效28例，有效16例，无效6例，总有效率88.0%；对照组显效12例，有效7例，无效11例，总有效率63.3%。两组总有效率有非常显著性差异（P<0.01）。[茅国荣.麻仁丸加味治疗高脂血症50例.实用中医药杂志，2000，16（2）：19]

济川煎

《景岳全书》

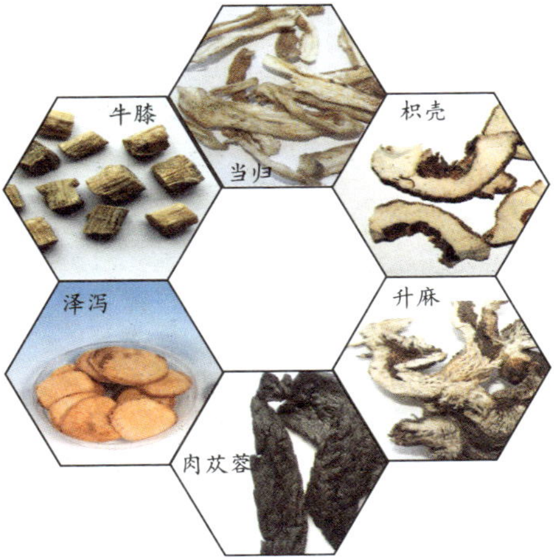

【组成】当归9～15克，肉苁蓉（酒洗去咸）6～9克，牛膝6克，泽泻4.5克，枳壳3克，升麻1.5～3克。

【用法】水一盅半，煎七分，食前服。现代用法：作汤剂，水煎服。

【功效】温肾益精，润肠通便。

【主治】肾阳虚弱，精津不足证。大便秘结，小便清长，腰膝酸软，头目眩晕，舌淡苔白，脉沉迟。

【运用】

1.辨证要点　本方为温润通便、治疗肾虚便秘的常用方。临床应用以大便秘结、小便清长、腰膝酸软、舌淡苔白、脉沉迟为辨证要点。

2.加减变化　《景岳全书》方后加减法提出："如气虚者，但加人参无碍；如有火加黄芩；若肾虚加熟地"；"虚甚者，枳壳不必用"，皆可供临床参考。

3.现代运用　本方常用于老年便秘、习惯性便秘、产后便秘等属于肾虚精亏肠燥者。

4.使用注意　凡热邪伤津及阴虚者忌用。

第四节　逐水

十枣汤

《伤寒论》

【组成】芫花（熬）、甘遂、大戟各等份。

【用法】三味等份，各另捣为散。以水一升半，先煮大枣肥者十枚，取八合去滓，内药末。强人服一钱匕，羸人服半钱，温服之，平旦服。若下后病不除者，明日更服，加半钱，得快下利后，糜粥自养。现代用法：上三味等份为末，或装入胶囊，每服0.5～1克，每日1次，以大枣十枚煎汤送服，清晨空腹服。得快下利后，糜粥自养。

【功效】攻遂水饮。

【主治】悬饮。咳唾胸胁引痛，心下痞硬胀满，干呕短气，头痛目眩，或胸背掣痛不得息，舌苔滑，脉沉弦。水肿。一身悉肿，尤以身半以下为重，腹胀喘满，二便不利。

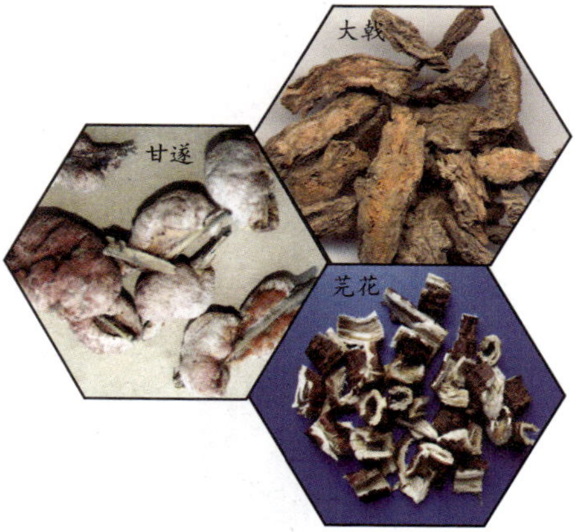

【运用】

1.辨证要点　本方为泻下逐水的代表方，又是治疗悬饮及阳水实证的常用方。临床应用以咳唾胸胁引痛或水肿腹胀、二便不利、脉沉弦为辨证要点。

2.现代运用　本方常用于肝硬化、渗出性胸膜炎、结核性胸膜炎、慢性肾炎所致的胸水、腹水或全身水肿以及晚期血吸虫病所致的腹水等属于水饮内停里实证者。

3.使用注意　本方作用峻猛，只可暂用，不宜久服。若精神胃纳俱好，而水饮未尽去者，可再投本方；若泻后精神疲乏，食欲减退，则宜暂停攻逐；若患者体虚邪实，又非攻不可者，可用本方与健脾补益剂交替使用，或先攻后补，或先补后攻。使用本方应注意四点：一是三药为散，大枣煎汤送服；二是于清晨空腹服用，从小量开始，以免量大下多伤正，若服后下少，次日加量；三是服药得快利后，宜食糜粥以保养脾胃；四是年老体弱者慎用，孕妇忌服。

【临床报道】

十枣汤对各种疾病引起的胸水属水饮壅盛之实证者，常奏奇效。王氏以加味十枣汤（十枣汤加黄芪，各药等份，共研细末装胶囊，每粒为1.0克，每次服1～2粒，每3天服1次，晨起大枣十枚煎汤送服）治疗结核性胸膜炎胸腔积液38例，并设对照组30例。结果：两组差异有显著性意义，治疗组胸腔积液吸收优于对照组。[王彩琴等.加味十枣汤治疗结核性胸膜炎胸腔积液38例.陕西中医，2001，22（4）：193]

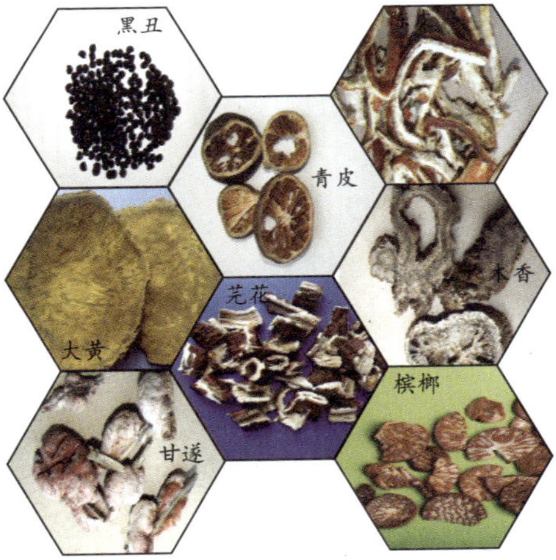

舟车丸

《太平圣惠方》，录自《袖珍方》

【组成】黑丑（头末）12克，大黄6克，甘遂（面裹煮）、芫花、大戟（俱醋炒）各3克，青皮（去白）、陈皮（去白）、木香、槟榔各1.5克，轻粉0.3克。

【用法】上为末，水糊丸，如小豆大，空心，温水下，初服五丸，日三服，以快利为度。现代用法：研末为丸，每服2～3克。每日1次，清晨空腹温开水服下。

【功效】逐水泻热行气。

【主治】水热内壅，气机阻滞证。水肿水胀，口渴，气粗，腹胀而坚，大小便秘，脉沉数有力。

【运用】

1.辨证要点　本方为治疗水热内壅、阳水实证的常用方。以腹胀而坚、口渴气粗、二便不利、脉沉数有力为辨证要点。

2.现代运用　本方适用于肝硬化腹水、肾炎水肿等证属水热壅实者。

3.使用注意　本方适用于水湿壅盛而正气不虚者。若正气虚弱，不宜单独使用本方。不宜与甘草同用。本方含诸多有毒药物，应注意用量用法，不可多服、久服，中病即止。孕妇慎用。

第五节　攻补兼施

黄龙汤

《伤寒六书》

【组成】芒硝12克，大黄、当归各9克，枳实、人参各6克，厚朴、甘草各3克。

【用法】水二盅，姜三片，枣二枚，煎之后，再入桔梗煎沸，热服为度。现代用法：上药加桔梗3克、生姜三片、大枣二枚水煎，芒硝溶服。

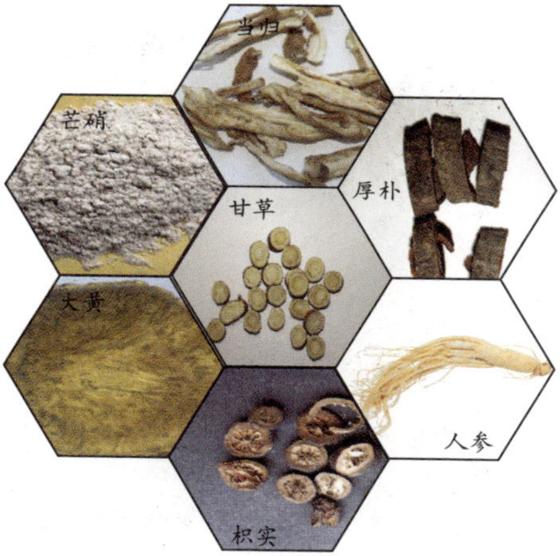

【功效】攻下通便，补气养血。

【主治】阳明腑实，气血不足证。自利清水，色纯青，或大便秘结，脘腹胀满，腹痛拒按，身热口渴，神疲少气，谵语，甚则循衣摸床，撮空理线，神昏肢厥，舌苔焦黄或焦黑，脉虚。

【运用】

1.辨证要点　本方为攻补兼施的代表方，又是治疗阳明腑实兼气血不足证的常用方。临床应用以大便秘结或自利清水、脘腹胀满、身热口渴、神倦少气、舌苔焦黄或黑、脉虚为辨证要点。

2.加减变化　原注云："老年气血虚者，去芒硝"，以减缓泻下之力，示人以保护正气之意。或适当增加参、归用量以加强补虚扶正之力。

3.现代运用　本方常用于伤寒、副伤寒、流行性脑脊髓膜炎、乙型脑炎、老年性肠梗阻等属于阳明腑实而兼气血不足者。

第三章　和解剂

第一节　和解少阳

小柴胡汤

《伤寒论》

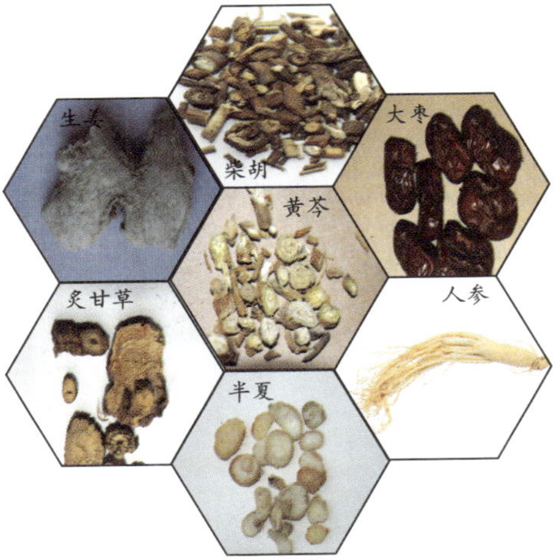

【组成】柴胡12克，黄芩、半夏、生姜各9克，人参6克，炙甘草5克，大枣（擘）四枚。

【用法】水煎服。

【功效】和解少阳。

【主治】伤寒少阳证。往来寒热，胸胁苦满，默默不欲饮食，心烦喜呕，口苦，咽干，目眩，舌苔薄白，脉弦。妇人伤寒，热入血室，以及疟疾、黄疸而见少阳证者。

【运用】

1.辨证要点　本方为和解少阳之主方。临证以往来寒热、胸胁苦满、心烦喜呕、口苦、舌苔白、脉弦为辨证要点；亦用于妇人伤寒、热入血室以及疟疾、黄疸和内伤杂病而见少阳证者。

2.加减变化　口渴者，是热伤津液，去半夏，加天花粉以生津止渴；胸中烦而不呕者，为热聚于胸，去人参、半夏，加瓜蒌以清热理气宽胸；不渴，外有微热者，是表邪仍在，宜去人参，加桂枝以解表；咳者，是素有肺寒留饮，宜去大枣、人参、生姜，加五味子、干姜以温肺止咳；腹中痛者，是肝气乘脾，宜去黄芩，加芍药以柔肝缓急止痛；心下悸，小便不利者，是水气凌心，应去黄芩，加茯苓以淡渗利水。

3.现代运用　本方常用于治疗感冒、流感、慢性肝炎、肝硬化、疟疾、胸膜炎、胆囊炎、胆结石、急性胰腺炎、胸膜炎、睾丸炎、胆汁反流性胃炎、胃溃疡等病见有少阳证者。

4.使用注意 本方柴胡轻清升散，用量较重，半夏、生姜又偏温燥，故对肝火偏盛、阴虚血少、吐衄及上盛下虚、肝胆偏亢等，均不宜使用。

【临床报道】

小柴胡汤对胆汁返流性胃炎有较好的疗效。胆汁返流性胃炎属中医的“胃脘痛”、“呕吐”等范畴，其主要病机为肝失疏泄，胆逆犯胃。孙氏以小柴胡汤为基本方治疗胆汁返流性胃炎72例，30剂为一个疗程。结果：痊愈62例，显效10例。其中痊愈病例中，有40例进行了跟踪随访或信访，时间为2～3年。复发者6例，占15%，未复发者34例，占85%。可见远期疗效较好。[孙书义等.小柴胡汤加减治疗胆汁返流性胃炎72例.河北中医，1994，16（4）：30]

大柴胡汤

《金匮要略》

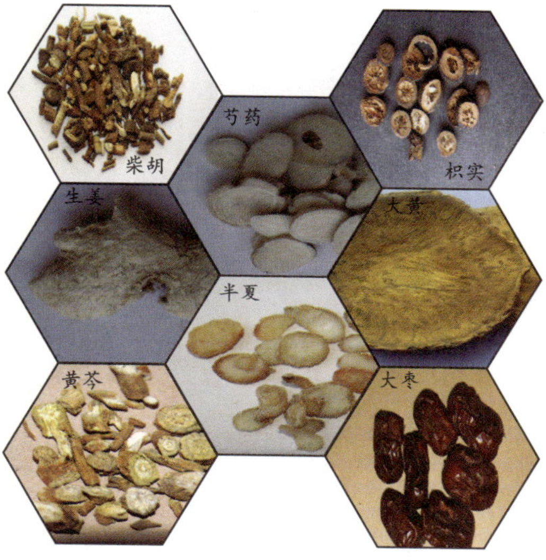

【组成】 柴胡、生姜（切）各15克，黄芩、芍药各9克，半夏（洗）9克，枳实（炙）9克，大黄6克，大枣（擘）4枚。

【用法】 上八味，以水一斗二升，煮取六升，去滓，再煮，温服一升，日三服。现代用法：水煎2次，去滓，再煎，分2次温服。

【功效】 和解少阳，内泻热结。

【主治】 少阳阳明合病。往来寒热，胸胁苦满，呕不止，郁郁微烦，心下痞硬，或心下满痛，大便不解或协热下利，舌苔黄，脉弦数有力。

【运用】

1.辨证要点 本方为治疗少阳阳明合病的常用方。临床应用以往来寒热、胸胁苦满、心下满痛、呕吐、便秘、苔黄、脉弦数有力为辨证要点。

2.加减变化 胁痛剧烈者，可加延胡索、川楝子以行气活血止痛；兼黄疸者，可加栀子、茵陈以清热利湿退黄；胆结石者，可加海金沙、金钱草、鸡内金、郁金以化石。

3.现代运用 本方常用于急性胰腺炎、急性胆囊炎、胆石症、胃及十二指肠溃疡等属少阳阳明合病者。

【临床报道】

大柴胡汤对胆结石有较好的疗效。胆石症属于中医学之“胁痛”、“黄疸”、“胆瘅”等范畴，其主要病机为肝郁气滞，胆失疏泄。古氏通过中医辨证治疗胆结石120例，分为肝胆湿热型68例，肝郁气滞型30例，肝郁脾虚型22例，以大柴胡汤为主方加减治疗。对照组68例，按西医常规治疗，氨苄青霉素6克，或灭滴灵100毫升静滴，口服33.3%硫酸镁10毫升，每日3次。结果：治疗组120例，痊愈25例，显效62例，有效30例，无效3例，总有效率为97.5%；西药对照组68例，痊愈8例，显效34例，好转22例，无效4例，总有效率为94.1%。两组疗效虽无明显差异，但治疗组中痊愈率明显高于对照组。[古伟明等.大柴胡汤加减辨证治疗胆结石120例.陕西中医，2001，22（1）：9]

蒿芩清胆汤

《重订通俗伤寒论》

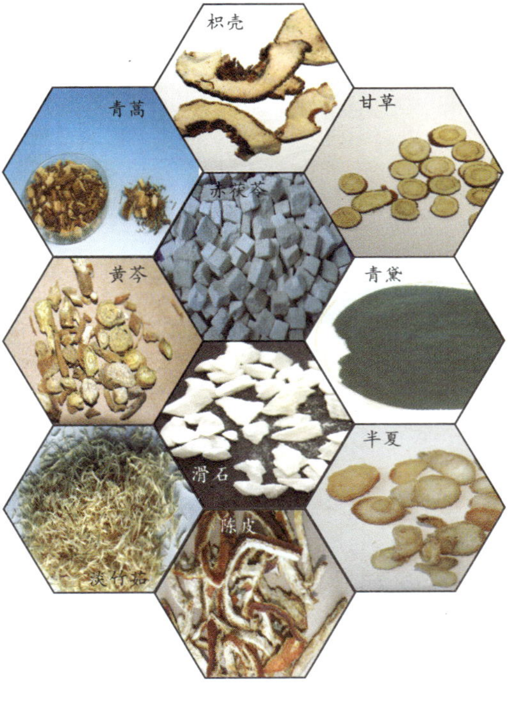

【组成】 青蒿、黄芩各6克，淡竹茹、赤茯苓、碧玉散（滑石、甘草、青黛，包煎）各9克，半夏、枳壳、陈皮各5克。

【用法】 水煎服。

【功效】 清胆利湿，和胃化痰。

【主治】 少阳湿热证。寒热如疟，寒轻热重，口苦胸闷，吐酸苦水，或呕黄涎而黏，甚则干呕呃逆，胸胁胀痛，舌红、苔白腻，脉滑。

【运用】

1.辨证要点 本方为治少阳湿热痰浊证的常用方剂。以寒热如疟、寒轻热重、胸胁胀闷、吐酸苦水、舌红苔白腻、脉弦滑数为辨证要点。

2.加减变化 湿重者，加薏苡

仁、藿香、白蔻仁以化湿浊；呕多者，加紫苏叶、黄连以清热止呕；小便不利者，加泽泻、车前子、通草以利小便。

3.现代运用 肠伤寒、盆腔炎、急性胆囊炎、钩端螺旋体病、胆汁反流性胃炎、急性黄疸型肝炎、肾盂肾炎等属少阳热重、湿热痰浊内阻者，均可以本方加减治疗。

【临床报道】

用蒿芩清胆汤治疗肠伤寒有较好的疗效。肠伤寒是感染伤寒或副伤寒杆菌引起的急性肠道传染病，多因夏秋季节脾胃功能减弱，湿与热互结肠胃，酝酿熏蒸而致病。王氏以加味蒿芩清胆汤治疗肠伤寒50例。处方组成：青蒿、柴胡、知母、茯苓、黄芩各15克，石膏、滑石各30克，大青叶20克，甘草6克，法半夏12克，陈皮、枳实、竹茹各10克。上药每日1剂，每剂3煎，分早、中、晚饭前空腹服。3剂为一个疗程，连服3剂无效者停药。结果：速效（药后24小时内体温恢复正常，并不再回升，主要症状消失者）14例，显效（24小时内热减，48小时内体温恢复正常，并不再回升，主要症状消失者）24例，有效（药后48小时内热减，72小时内体温恢复正常，并不再回升，主要症状消失者）11例，无效（72小时后，体温症状不减者）1例。[王如政.加味蒿芩清胆汤治疗肠伤寒50例。新中医 1996；28（12）：42]

达原饮

《温疫论》

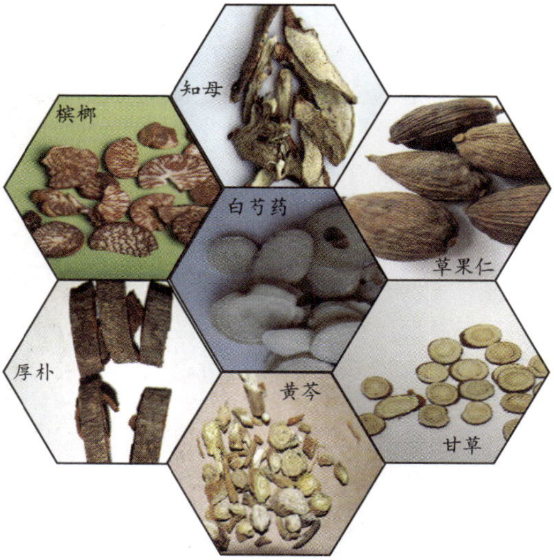

【组成】 槟榔6克，厚朴、知母、白芍药、黄芩各3克，草果仁、甘草各1.5克。

【用法】 上用水二盅，煎八分，午后温服。现代用法：水煎服。

【功效】 开达膜原，辟秽化浊。

【主治】 温疫或疟疾，邪伏膜原证。憎寒壮热，或每日三次，或每日一次，发无定时，胸闷呕恶，头痛烦躁，脉弦数，舌边深红，舌苔垢腻，或苔白厚如积粉。

【运用】

1.辨证要点　本方为治疗温疫初起或疟疾、邪伏膜原的常用方。临床应用以憎寒壮热、舌红苔垢腻如积粉为辨证要点。

2.加减变化　兼腰背项痛者，此邪热溢于太阳经，本方加羌活以引经；兼胁痛、耳聋、寒热、呕而口苦者，此邪热溢于少阳经，本方加柴胡以引经；兼目痛、眉棱骨痛、眼眶痛、鼻干不眠者，此邪热溢于阳明经，本方加干葛以引经。

3.现代运用　本方常用于疟疾、流行性感冒、病毒性脑炎属温热疫毒伏于膜原者。

【临床报道】

达原饮对治疗病毒性脑炎有满意的疗效。陈氏以达原饮治疗21例小儿病毒性脑炎，临床表现为发热、或伴恶寒、头晕头痛、纳差、肢酸倦怠、或伴恶心呕吐、舌苔白厚腻、脉濡数。辨证为湿热蕴蒸，邪阻膜原。治疗以燥湿清热，宣透膜原为法。处方：槟榔、草果、黄芩、知母、白芍药各6克，厚朴、甘草各3克，每日1剂，水煎服。结果：显效15例，有效4例，无效2例，总有效率90.5%。服药时间最短为3天。[陈蓓华.达原饮治疗21例病毒性脑炎的体会.中国中医急症，1999，8（4）：188]

第二节　调和肝脾

四逆散

《伤寒论》

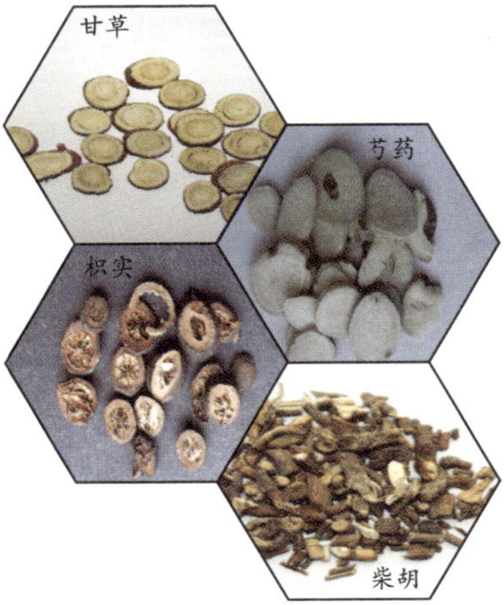

【组成】甘草（炙）、枳实（破，水渍，炙干）、柴胡、芍药各6克。

【用法】上四味，捣筛，白饮和服方寸匕，日三服。现代用法：水煎服。

【功效】透邪解郁，疏肝理脾。

【主治】阳郁厥逆证。手足不温，或腹痛，或泄利下重，脉弦。肝脾气郁证。胁肋胀闷，脘腹疼痛，脉弦。

【运用】

1.辨证要点　本方原治阳郁厥逆证，后世多用作疏肝理脾的基础方。临床应用以手足不温或胁肋、脘腹疼痛、脉弦为辨证要点。

2.加减变化 悸者，加桂枝以温心阳；小便不利者，加茯苓以利小便；咳者，加干姜、五味子以温肺散寒止咳；有热者，加栀子以清内热；腹中痛者，加炮附子以散里寒；泄利下重者，加薤白以通阳散结；气郁甚者，加郁金、香附以理气解郁。

3.现代运用 本方常用于胆囊炎、慢性肝炎、胆石症、胆道蛔虫症、肋间神经痛、胃炎、胃溃疡、胃肠神经官能症、附件炎、输卵管阻塞、急性乳腺炎等属肝胆气郁、肝脾（或胆胃）不和者。

【临床报道】

四逆散对治疗输卵管阻塞有满意的疗效。许氏以四逆散加味治疗输卵管阻塞115例，治疗方剂包括口服、热敷、灌肠三种，门诊单纯用口服方，病房则三者合用。连用至月经来潮为一个疗程。口服方：柴胡10克，枳实、赤芍各12克，生甘草、三七粉（分吞）各3克，丹参30克，穿山甲20克，麦冬、皂刺、路路通各10克，热敷方：透骨草、丹参各30克，川乌、肉桂、红花各10克，威灵仙、乳香、没药、当归各20克，赤芍15克。灌肠方：丹参、赤芍各30克，三棱、莪术、枳实、皂角刺、当归、透骨草各15克，乳香、没药各10克。治疗结果：门诊组52例，治疗后获痊愈25例，有效12例，无效15例，总有效率71%；病房组63例，治疗后获痊愈38例，有效15例，无效10例，总有效率84%。住院病例的疗效较门诊病例好，初步说明本病以内、外合治法的效果较好。[许润三.四逆散加味治疗输卵管阻塞115例总结报告.中医杂志，1987，28（9）：41]

逍遥散

《太平惠民和剂局方》

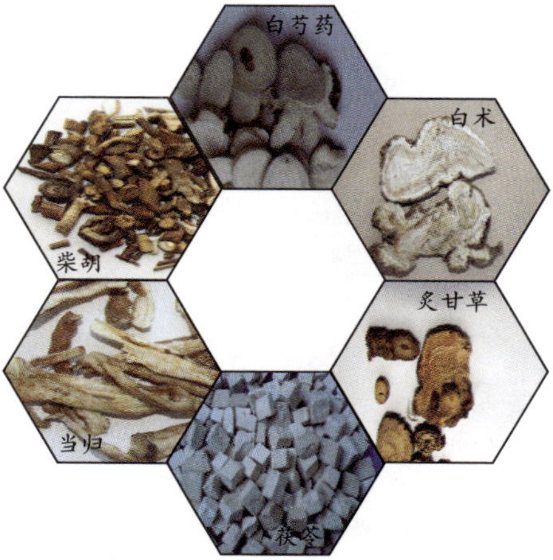

【组成】柴胡（去苗）、当归（去苗，剉，微炒）、白芍药、白术、茯苓去皮白者各9克，炙甘草4.5克。

【用法】上药共为细末，每服6～12克，用生姜、薄荷少许煎汤冲服，每日3次；若作汤剂，用量按原方比例酌减。

【功效】疏肝解郁，养血健脾。

【主治】肝郁血虚脾弱证。两

胁作痛，头痛目眩，口燥咽干，神疲食少，或寒热往来，或月经不调，乳房作胀，脉弦而虚。

【运用】

1.辨证要点 本方为治疗肝郁血虚证的常用方剂。以两胁作痛、神疲食少、舌淡红、脉弦而虚为辨证要点。

2.加减变化 血虚甚者，加熟地黄以养血；肝郁气滞较甚者，加郁金、香附、陈皮以疏肝解郁；肝郁化火者，加栀子、丹皮以清热凉血。

3.现代运用 本方常用于治疗慢性胃炎、慢性肝炎、经前期紧张症、更年期综合征、胃肠神经官能症、盆腔炎等属肝郁血虚、脾失健运者。

【临床报道】

吴氏以逍遥散加减治疗不孕症30例。药物组成：柴胡、当归、白芍、白术、青皮、川芎、云茯苓各10克，香附、丹参各15克，自月经干净后第四天开始服药，连服7日，至下次月经周期如法再服，3个月经周期为1个疗程。治疗结果：本组30例，经服上方1～3个疗程后，20例怀孕，其余10例虽未怀孕，但气郁所致的月经不调症状均有不同程度的改善。[吴介作.逍遥散加减治疗不孕症30例.新中医，1995，27（5）：38]

当归芍药散

《金匮要略》

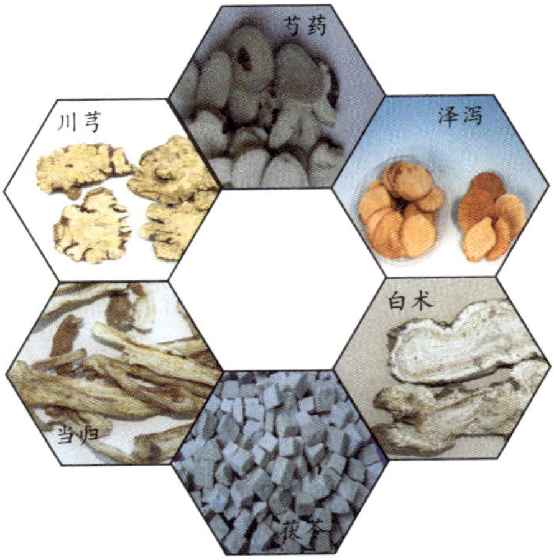

【组成】当归9克，芍药48克，川芎、泽泻各24克，茯苓、白术各12克。

【用法】上六味，杵为散，取方寸匕，酒服。日三服。

【功效】养肝调脾，调理气血。

【主治】脘腹疼痛，或小腹疼痛，或腹中急痛，或绵绵作痛，胁肋胀痛，饮食不佳，大便不调，头目眩晕，情志不畅，四肢困乏，舌淡、苔薄白，脉沉弦。

【运用】

1.辨证要点 本方以胸胁脘腹疼痛或胀满、少气乏力、舌质淡、舌苔薄白、脉细或弦为辨证要点。

2.加减变化 气郁不食者，加麦芽、香附以行气消食；气郁胁胀者，加枳实、柴胡以疏肝理气；气郁发热者，加川芎、栀子以清热行气理血。

3.现代运用 本方可用于治疗西医临床中的慢性胃炎、慢性肝炎、胆结石、慢性胆囊炎等，还可辅助治疗脉管炎、冠心病心绞痛、淋巴结核、痈疽疔毒、习惯性流产、妊娠腹痛等。

4.使用注意 痰热证、湿热蕴结证、瘀血证慎用本方。

【临床报道】

纠正胎位：用当归芍药散纠正妊娠七个月以上胎位不正者100例，复查87例，胎位转正者78例，未转正者9例。对63例（其余尚未分娩）追踪观察结果，分娩时头位56例，足位3例，臀位2例，横位2例。说明对妊娠七个月以上胎位异常者，本方能促进胎位转为正常。但在分娩时，发现少数产妇又转为异常胎位，提示胎位还会反复变动。

麻黄升麻汤

《伤寒论》

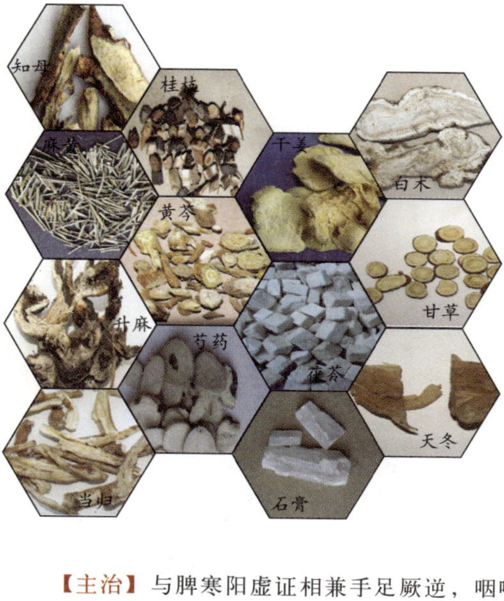

【组成】麻黄（去节）7.5克，升麻、当归各3.7克，知母、黄芩、萎蕤各2.2克，芍药、天冬（去心）、桂枝（去皮）、茯苓、甘草（炙）、石膏（碎，绵裹）、白术、干姜各0.8克。

【用法】上十四味，以水一斗，先煮麻黄一两沸，去上沫，内诸药，煮取三稠去滓。分温三服。相去如炊三斗米顷，令尽，汗出愈。

【功效】发越肝阳，温暖脾阳。

【主治】与脾寒阳虚证相兼手足厥逆，咽喉不利，唾脓血，泄利不止，或口干，口渴，四肢困乏，寸脉沉迟，尺脉不至。

【运用】

1.辨证要点 本方以下利、手足不温、咽干、舌质淡或偏红、舌苔薄白或黄白相兼、脉沉迟为辨证要点。

2.加减变化 唾脓血明显者，加小蓟、白茅根以清热凉血止血；口苦者，加黄柏、黄连以清热泻火。

3.现代运用 本方可用于治疗西医临床中的慢性胃炎、慢性肝炎、慢性结肠溃疡性结肠炎等，还可辅助治疗肺脓疡、支气管炎、绝经期综合征等。

4.使用注意 瘀血证、痰湿证慎用本方。

【临床报道】

本方药味多，剂量小，寒热并用，攻补兼施，而重在宣发郁阳，扶正达邪。现代医家在临床上应用本方报道虽不很多，但仍有典型案例可供参考。

痛泻要方

《丹溪心法》

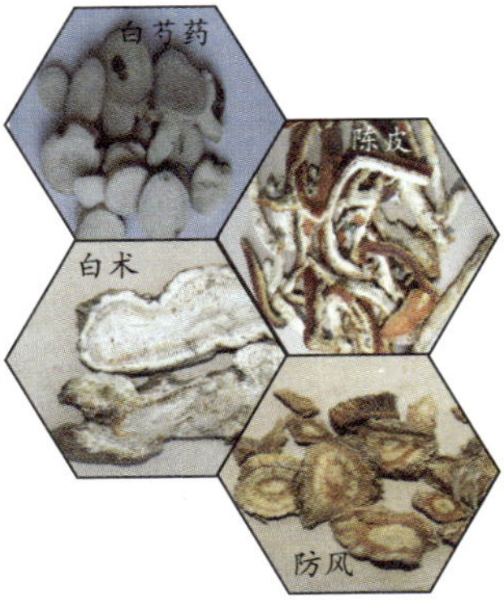

【组成】白术（炒）90克，白芍药（炒）60克，陈皮（炒）45克，防风30克。

【用法】上细切，分作八服，水煎或丸服。现代用法：作汤剂，水煎服，用量按原方比例酌减。

【功效】补脾柔肝，祛湿止泻。

【主治】痛泻证。肠鸣腹痛，大便泄泻，泻必腹痛，泻后痛减，反复发作，舌苔薄白，脉两关不调、弦而缓。

【运用】

1.辨证要点 本方系治疗痛泻的常用方剂。以腹痛泄泻、泻则痛减、反复发作、脉弦而缓为辨证要点。

2.加减变化 舌苔黄腻者，加黄连以清热；久泻者，加升麻，升清阳以止泻。

3.现代运用 本方常用于治疗过敏性结肠炎、急性肠炎、慢性结肠炎、神经性腹泻、小儿消化不良腹泻等病属于肝旺脾虚者。

【临床报道】

痛泻要方对治疗肠道易激综合征有较好的疗效，韩氏以此方加味治疗96例。处方：白术、白扁豆各30克，白芍药18克，防风10克，陈皮、山药、麦芽各15克，枳壳12克，甘草6克。水煎服，每日1剂，15天为一个疗程。结果：治愈67例，好转20例，无效9例，总有效率达90.62%。1年后随访86例，复发3例。[韩志贞等.痛泻要方加味治疗肠道易激综合征96例疗效观察.新中医，1999，31（9）：16]

芍药甘草汤

《伤寒论》

【组成】芍药、甘草（炙）各12克。

【用法】上二味，以水三升，煮取一升五合，去滓，分温再服。

【功效】益气养血舒筋。

【主治】筋脉拘急，肌肉疼痛或跳动，筋脉或关节屈伸不利，或关节活动疼痛，两目干涩，手足心热，或倦怠乏力，舌红，脉细弱。

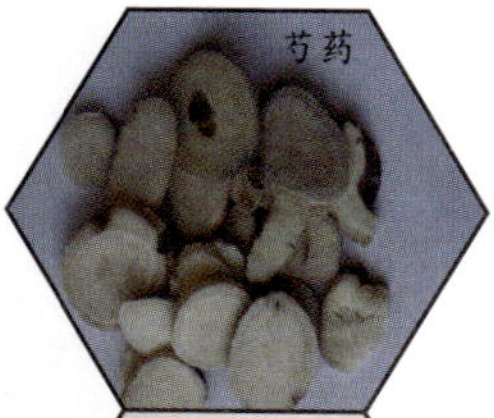

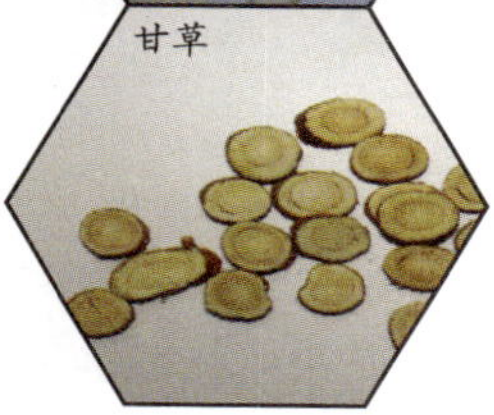

【运用】

1.辨证要点 本方以筋脉拘急或肌肉疼痛、或胃脘隐痛、舌质红、舌苔薄、脉细为辨证要点。

2.加减变化 脘腹疼痛者，加延胡索、石斛、川楝子以益阴行气活血；大便干者，加玄参、生地黄以滋阴通便；阴虚者，加石斛、麦冬以滋补阴津。

3.现代运用 本方可用于治疗西医临床中的胃痉挛、胃及十二指肠溃疡、萎缩性胃炎、慢性肝炎、过敏性肠炎、胆石症等。只要符合其主治病变证机，也可加减运用，辅助治疗如腓肠肌痉挛、颜面抽搐痉挛、脑卒中后肢体痉挛、血栓闭塞性脉管炎、腰扭伤、急性乳腺炎、慢性盆腔炎、急性附件炎等。

4.使用注意 湿热肆虐证慎用本方。

【临床报道】

本方在临床实践中运用范围甚广，涉及神经、呼吸、消化、运动、泌尿生殖等各大系统的多种疾病，且疗效确切。据205例古今临床医案统计分析，有中医诊断者82例，含35个病名，有很多以症状代替病名，如痛证中就有足跟痛、胁痛、腰痛、头痛、下肢疼痛、上肢痛、牙痛、腹痛、胃脘痛、痛经、妊娠腹痛等11个病名。有西医诊断者108例，含58个病名，涉及内、外、妇、儿、皮肤、五官等各科疾病。多见疾病为：腓肠肌痉挛、不安腿综合征、坐骨神经痛、流行性出血热后期下肢痉挛、急性胃痉挛、贲门痉挛、膈肌痉挛、胆绞痛、肾绞痛、尿道痉挛、消化性溃疡、乙状结肠痉挛、神经性血管痉挛、风湿性舞蹈病、癔病性抽搐等。这些疾病的共同特点为骨骼肌、平滑肌抽搐或痉挛。从统计分析看，凡临床见有疼痛、痉挛，舌象为舌红或淡、苔薄白，脉弦、细、数或三脉相兼者，均可用本方治疗。

芍药甘草附子汤

《伤寒论》

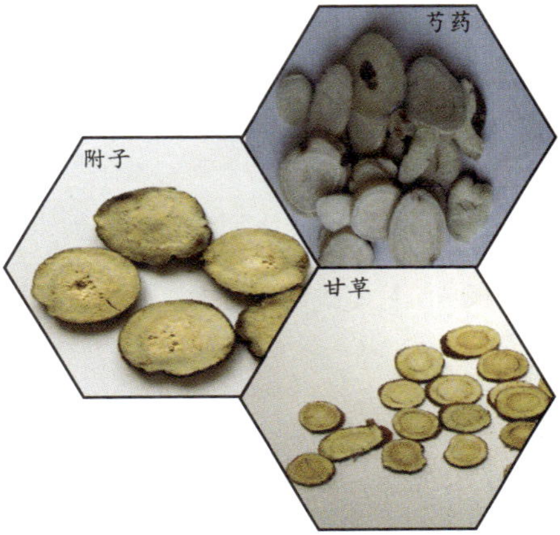

【组成】芍药、甘草（炙）各9克，附子（炮，去皮，破八片）5克。

【用法】上三味，以水五升，煮取一升五合，去滓。分温三服。

【功效】扶阳益阴。

【主治】两胫拘急，或四肢关节筋脉僵硬，或手足麻木胀痛，指甲不荣，或胁痛，或目涩，恶寒，舌红，舌苔薄，脉细。

【运用】

1.辨证要点 本方以两胫拘急、手足麻木或疼痛、指甲不荣、舌质红、舌苔薄、脉细为辨证要点。

2.加减变化 脘腹疼痛者，加川楝子、延胡索、桂枝以温阳行气活血；大便干者，加玄参、生地黄以滋阴通便等；阴血虚者，加石斛、麦冬、当归以滋补阴津。

3.现代运用 本方可用于治疗西医临床中的胃及十二指肠溃疡、萎缩性胃炎、胃扭转、胃痉挛、慢性肝炎、过敏性肠炎、肠粘连、急性水肿性胰腺炎、胆石症等。只要符合其主治病变证机，也可加减运用，辅助治疗如不宁腿综合征、颜面抽搐痉挛、腓肠肌痉挛、脑卒中后肢体痉挛、血小板减少性或过敏性紫癜关节损伤、骨质增生、急性乳腺炎、慢性盆腔炎、急性附件炎、荨麻疹、类风湿关节炎等。

4.使用注意 瘀血证慎用本方。

【临床报道】

本方阴阳双补，实际是治疗芍药甘草汤证而兼阳虚证象者的首选方。有关本方的现代临床运用，报道甚少。

在医案统计分析基础上，结合《伤寒论》原文，有研究者认为本方主要适用于阴阳两虚证。以阴液不足又兼表阳虚、微恶风寒为特点。由于本汤证往往是其它病证或兼有之证，或误治之证，或病证后期的表现，所以，单方运用本方的病案极少。仅有的几份病案记载，有中医病名记载的，如风湿痹证、感冒；有西医病名记载的，如肩关节周围炎、腓肠肌痉挛、哮喘病等。

第三节　调和肠胃

半夏泻心汤

《伤寒论》

【组成】半夏（洗）12克，黄芩、干姜、人参、甘草（炙）各9克，黄连3克，大枣（擘）4枚。

【用法】上七味，以水一斗，煮取六升，去滓，再煎，取三升，温服一升，日三服。现代用法：水煎服。

【功效】寒热平调，消痞散结。

【主治】寒热错杂之痞证。心下痞，但满而不痛，或呕吐，肠鸣下利，舌苔腻而微黄。

【运用】

1.辨证要点　本方为治疗中气虚弱、寒热错杂、升降失常而致肠胃不和的常用方，又是体现调和寒热、辛开苦降治法的代表方。临床应用以心下痞满、呕吐泻利、舌苔腻微黄为辨证要点。

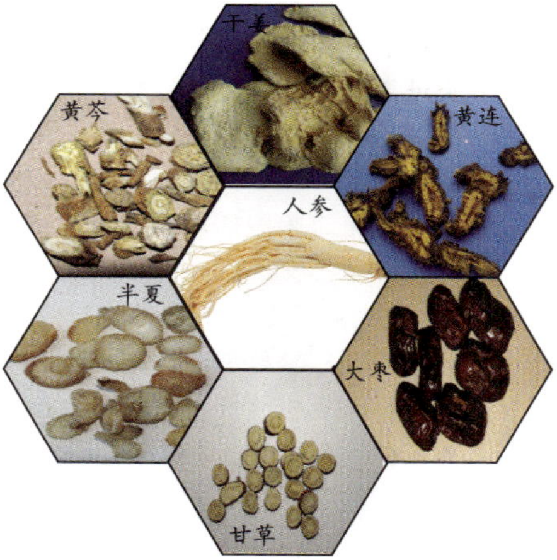

2.加减变化　湿热蕴积中焦、呕甚而痞、中气不虚或舌苔厚腻者，可去人参、大枣、甘草、干姜，加生姜、枳实以下气消痞止呕。

3.现代运用　本方常用于急慢性胃肠炎、慢性结肠炎、慢性肝炎、早期肝硬化等属中气虚弱、寒热互结者。

4.使用注意　本方主治虚实互见之证，若因气滞或食积所致的心下痞满，不宜使用。

【临床报道】

罗氏等以半夏泻心汤为主辨证治疗慢性胃炎45例，其中男23例，女22例，水煎服，每日1剂，早晚分服，10～15天为一个疗程。结果：痊愈30例，好转13例，无效2例。治愈率66.7%，总有效率95.6%。其中1周内见效者13例，疗程最短者10天，最长者34天。[罗强等.半夏泻心汤治疗慢性胃炎45例.陕西中医学院学报，2001，24（2）：23]

大黄黄连泻心汤

《伤寒论》

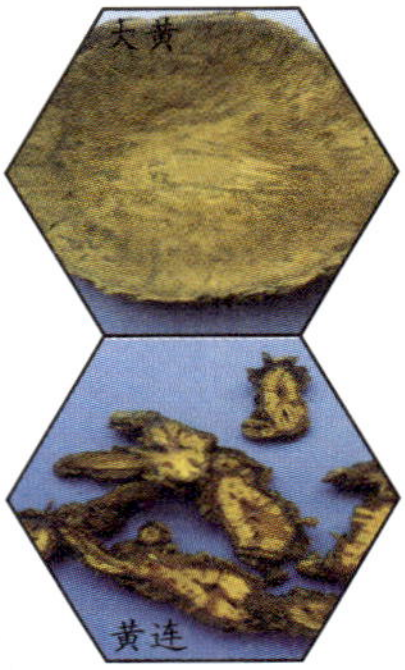

【组成】大黄6克，黄连3克。

【用法】上二味，以麻沸汤二升，渍之，须臾，绞去滓。分温再服。

【功效】泄热，消痞，和胃。

【主治】心下痞满，按之濡软，或胃脘满痛以满为主，或胸脘腹疼痛，舌红、苔黄，脉数。

【运用】

1.辨证要点 本方以心下痞满、按之濡软、口干或口苦、舌质红、舌苔黄、脉数为辨证要点。

2.加减变化 咳嗽者，加石膏、麻黄以清宣肺热；出血者，加棕榈、茜草以收敛止血；胃胀者，加厚朴、枳实以行气消胀；大便干结者，加芒硝、大黄以泻热通下。

3.现代运用 本方可用于治疗西医临床中的急慢性肠胃炎、急性胆囊炎、上消化道出血等。只要符合其主治病变证机，也可加减运用，辅助治疗如高脂血症、肺结核出血、脑血栓形成、血管硬化、精神分裂症、三叉神经痛等。

4.使用注意 脾胃虚寒证、阳虚证慎用本方。

【临床报道】

本方为古今医家所喜用，配伍精当，疗效显著，临床运用相当广泛。古代医家常用之治疗各种血证、三焦积热、噤口痢、痈疽疮疡、诸般痔疾等病证之属于实热者。

现代临床上，本方广泛用于治疗急慢性胃肠炎、上消化道出血、肺出血、结膜炎、巩膜炎、小儿急性口疮、急性扁桃体炎、痢疾、肝性血卟啉病、癫痫、癔病、高血压、脑血管意外、子宫出血、多种皮肤感染性疾病、眼病等。

据临床报道，用本方治疗各类急性肺出血105例，结果服药4天内止血者97例，占93.6%。研究者认为，运用本方治疗肺出血应注意：①药量宜轻(大黄6克，黄芩3克，黄连2克)，盖肺为娇脏，不任攻逐是也；②武火急煎，则气味俱薄，使邪去而正不伤，故体虚者也可酌用。

本方主治因心中阴气不足，阳气独盛，逼血妄行而吐血、衄血者，疗效显著。但必须辨明病机为“气盛火旺”，表现为起病急暴、突然发作、来势凶猛、血出如喷、量多色鲜。如病来缓慢、血出势缓而量少、色不鲜红而暗者，禁用本方。

古今医案91例统计资料显示，有中医诊断者48例，证属心胃火炽，实热内蕴。含中医病名25个：头痛、头汗、白喉、麻疹、狂证、大笑不止、失眠、热痞、痞证、哮喘、腹泻、胃脘痛、失精、口舌生疮、鹅口疮毒、衄血、咯血、吐血、血汗、目衄、淤血贯睛、胬肉、天行赤眼、凝脂翳、湿毒疡。有西医诊断者34例，含24个病种：白喉、高血压、血卟啉病、支气管扩张合并感染、肺结核、急性溃疡性口腔炎、上消化道出血、失血性休克、胆道出血、口腔溃疡、急性胃炎、慢性胃炎、消化性溃疡胃肠炎、动脉硬化、急性咽炎、化脓性腮腺炎、三叉神经痛、面瘫、急性结膜炎、胬肉攀睛、角膜溃疡、眼外伤、外伤性前房积血。

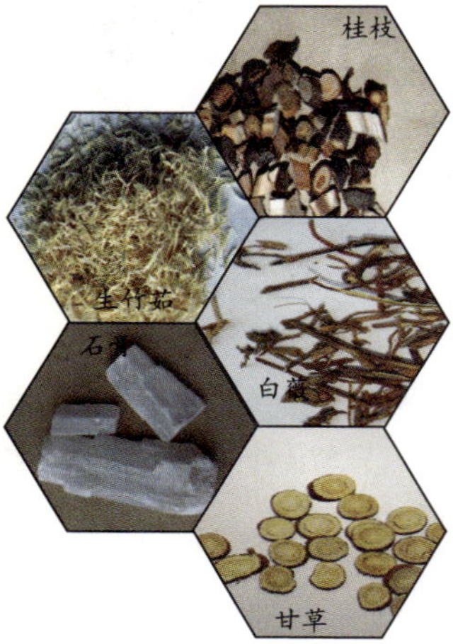

竹皮大丸

《金匮要略》

【组成】生竹茹、石膏各6克，桂枝、白薇各3克，甘草21克。

【用法】上五味，末之，枣肉和丸如弹子大，以饮服一丸，日三夜二服。有热者倍白薇，烦喘者加柏实一分。

【功效】清热和胃，补虚通阳。

【主治】恶心，呕吐，心烦，四肢倦怠，乏力，或口干，或大便干，或小便赤，舌红少津，脉虚数。

【运用】

1.辨证要点 本方以恶心、呕吐或脘腹不适、气短乏力、舌红少津、脉虚数为辨证要点。

2.加减变化 心烦、气喘者，加柏子仁（柏实）以除烦平喘；胃中热盛者，加大白薇用量以清泻胃热；气逆明显者，加半夏、生姜以降逆和胃；气虚者，加人参、白术以补益脾胃。

3.现代运用 本方可用于治疗西医临床中的妊娠中毒症、妊娠呕吐、病毒性肝炎、急性胃炎、反流性食管炎、消化性溃疡等，还可辅助治疗膀胱炎、胰腺炎、肾病综合征、流行性感冒等。

4.使用注意 脾胃寒证慎用本方。

栀子干姜汤

《伤寒论》

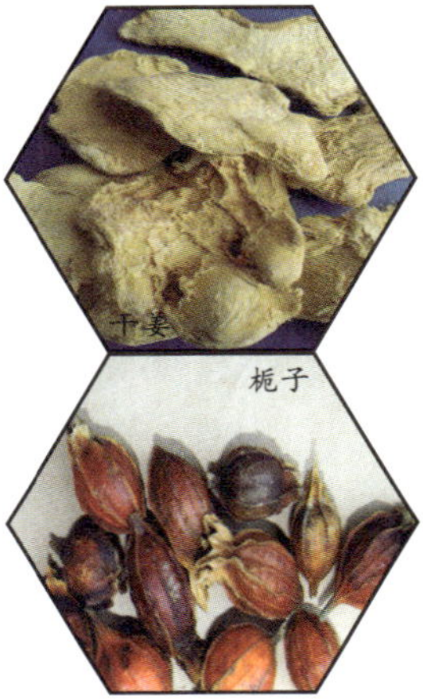

【组成】栀子（擘）14克，干姜6克。

【用法】上二味，以水三升半，煮取一升半，去滓。分二服，温进一服。得吐者，止后服。

【功效】清上温下，调和脾胃。

【主治】胃脘灼热或呕吐，心烦，口干，或身热，腹部畏寒，大便溏，舌淡或红，脉数或沉。

【运用】

1.辨证要点　本方以胃脘灼热、心烦、腹部畏寒、舌质淡或红、脉数或沉为辨证要点。

2.加减变化　胃热明显者，加石膏、黄连以清泻胃热；脾寒明显者，加桂枝、干姜以温脾散寒；呕吐者，加陈皮、半夏、竹茹以降逆止呕。

3.现代运用　本方可用于治疗西医临床中的急、慢性肠胃炎、食管炎、胆囊炎、慢性痢疾、胆石症急性发作、胆道蛔虫病感染等，还可用于治疗肋间神经痛、心肌炎、心肌缺血等。

4.使用注意　脾胃阴虚证肾用本方。

干姜黄连黄芩人参汤

《伤寒论》

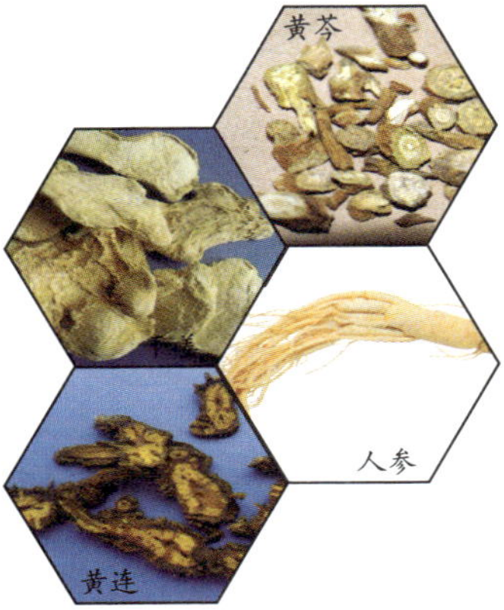

【组成】干姜、黄连、黄芩、人参各9克。

【用法】上四味，以水六升，煮取二升，去滓。分温再服。

【功效】苦寒清热，甘温益阳。

【主治】呕吐，食入口即吐，胃脘灼热，口苦，口干，大便溏或下利或泻下不消化食物，舌红、，苔黄或腻，脉数或紧。

【运用】

1.辨证要点　本方以呕吐或食入口即吐、胃脘灼热、口苦、口干、大便溏或下利、舌质红、苔黄或腻为辨证要点。

2.加减变化 胃热明显者，加黄芩、黄连以清泻胃热；脾寒明显者，加桂枝、附子以温壮阳气散寒；气虚明显者，加山药、白术以益气健脾；呕吐者，加陈皮、半夏、竹茹以降逆止呕。

3.现代运用 本方可用于治疗西医临床中的急慢性胃炎、慢性结肠炎、食管炎、慢性肝炎、慢性胆囊炎等，还可辅助治疗心肌炎、心肌缺血、肋间神经痛、慢性肾炎等。

4.使用注意 脾胃阴虚证慎用本方。

【临床报道】

本方临床应用报道相对较少，主要用于治疗消化系统疾病。加味治疗消化性溃疡56例，效果甚佳。用本方加减治疗急慢性肠炎、痢疾等，多有良效。

升阳散火汤

《内伤外辨》

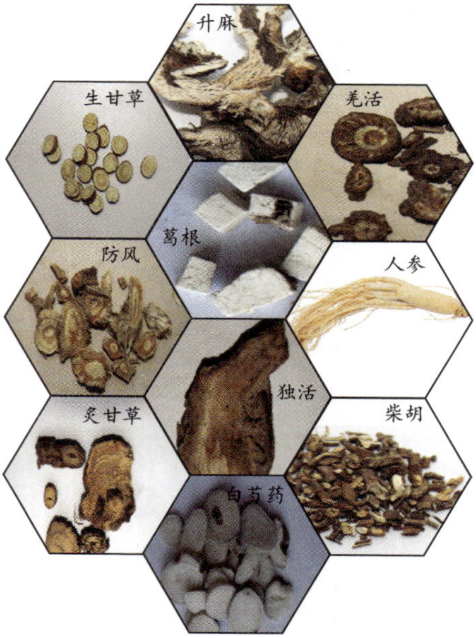

【组成】 生甘草6克，防风7.5克，炙甘草9克，升麻、葛根、独活、白芍药、羌活、人参各15克，柴胡24克。

【用法】 上药研为粗末，每服15克，水煎服。也可作汤剂，水煎服。用量按原方比例酌情增减。

【功效】 升阳散火解郁，益气和中祛风。

【主治】 脾胃虚弱，过食生冷，抑遏阳气，火郁脾土而致发热倦怠，骨蒸劳热，扪之烙手，胁肋胀闷，脘腹疼痛，大便溏泄，中气下陷，内脏下垂，少气懒言，纳食减少，头痛恶寒，肢体酸重疼痛等。

【运用】

1.辨证要点 本方以发热倦怠、胁肋胀闷、脘腹疼痛、泄泻、肢体酸重疼痛为辨证要点。

2.加减变化 胃脘痛者，加木香、延胡索、香附、砂仁；恶心呕吐者，加竹茹、半夏、生姜、陈皮；功能性发热兼有暑湿者，加鲜荷叶、淡竹叶、清水豆卷、藿香；疰夏兼湿阻纳呆者，加厚朴、苍术、谷芽、陈皮、麦芽。

3.现代运用 本方常用于治疗功能性发热、风湿痹痛、上呼吸道感染、慢性腹泻等。

4.使用注意 凡属脾胃阴虚、胃火上炎者，均非本方所宜；脾胃虚寒者，也不可用本方。服药期间，忌寒凉之物及冷水月余。

第四章 清热剂

第一节 清气分热

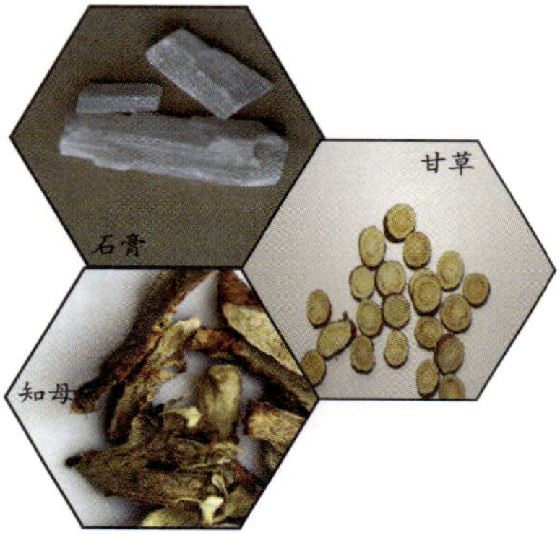

白虎汤

《伤寒论》

【组成】石膏（碎）50克，知母18克，粳米9克，甘草（炙）6克。

【用法】上四味，以水一斗，煮米熟汤成，去滓，温服一升，日三服。

【功效】清热生津。

【主治】气分热盛证。壮热面赤，烦渴引饮，汗出恶热，脉洪大有力。

【运用】

1.辨证要点 本方为治阳明气分热盛证的基础方。临床应用以身大热、汗大出、口大渴、脉洪大为辨证要点。

2.加减变化 兼阳明腑实，见大便秘结、神昏谵语、小便赤涩者，加芒硝、大黄以泻热攻积；气血两燔，引动肝风，见神昏谵语、抽搐者，加水牛角、羚羊角以凉肝熄风；消渴病而见烦渴引饮，属胃热者，可加天花粉、芦根、麦冬等以增强清热生津的功效。

3.现代运用 本方常用于感染性疾病，如大叶性肺炎、流行性乙型脑炎、流行性出血热、牙龈炎以及小儿夏季热、糖尿病、风湿性关节炎等属气分热盛者。

4.使用注意 表证未解的无汗发热，口不渴者；脉见浮细或沉者；血虚发热，脉洪不胜重按者；真寒假热的阴盛格阳证等均不可误用。

【临床报道】

王氏用白虎汤加味治疗小儿夏季热200例。其中男83例，女117例；体温37.5℃～38.9℃者152例，39℃以上者48例；小儿1岁者63例，1～2岁者89例，2～3岁者48例；合并有肠炎、支气管炎等感染者75例，无合并症者125例。方药组成：生石膏50克，知母5克，地骨皮15克，柴胡8克，薄荷、青蒿各10克，甘草6克，鲜荷叶

1片。每日1剂，煎药代茶频服。结果：服药3天内退热者126例，5天后退热者65例，无效9例。[王占魁等.白虎汤加味治疗小儿夏季热200例.新中医，1995，（7）：51]

竹叶石膏汤

《伤寒论》

【组成】淡竹叶6克，石膏50克，半夏（洗）9克，麦冬（去心）20克，人参、甘草（炙）各6克，粳米10克。

【用法】上七味，以水一斗，煮取六升，去滓，内粳米，煮米熟，汤成去米，温服一升，日三服。

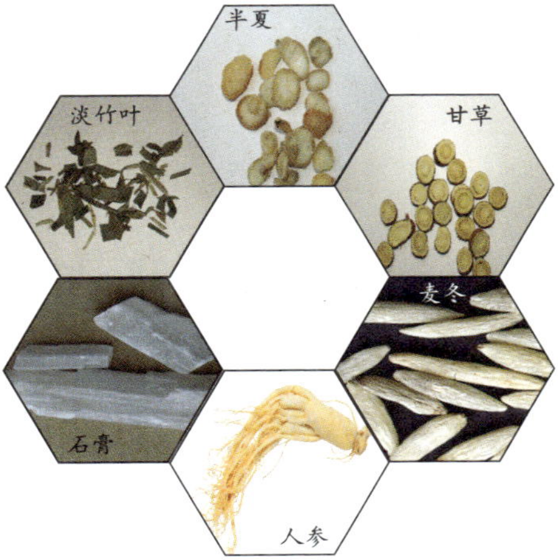

【功效】清热生津，益气和胃。

【主治】伤寒、温病、暑病余热未清，气津两伤证。身热多汗，心胸烦闷，气逆欲呕，口干喜饮，或虚烦不寐，舌红、苔少，脉虚数。

【运用】

1.辨证要点　本方为治疗热病后期、余热未清、气阴耗伤的常用方。临床应用以身热多汗、气逆欲呕、烦渴喜饮、舌红少津、脉虚数为辨证要点。

2.加减变化　胃火炽盛、消谷善饥、舌红脉数者，可加天花粉、知母以增强清热生津的功效；胃阴不足，胃火上逆，口舌糜烂，舌红而干者，可加天花粉、石斛等以清热养阴生津；气分热犹盛者，可加黄连、知母以增强清热的功效。

3.现代运用　本方常用于流脑后期、夏季热、中暑等属余热未清、气津两伤者。糖尿病的干渴多饮属胃热阴伤者，亦可应用。

4.使用注意　本方清凉质润，如内有痰湿或阳虚发热，均应忌用。

【临床报道】

郭氏用竹叶石膏汤治疗小儿传染性单核细胞增多症属气阴两虚型的临床疗效。每日1剂，水煎分2～3次服，幼儿频频喂服或分少量多次喂服，15日为一个疗程。均常规用西药对症、支持处理，发热期用物理降温、药物处理，随证加减。疗效标准：显效：临床症状消失，咽部红肿及肿大的肝、脾、淋巴结均明显缩小，但未完全恢复正常，异型淋巴细胞降至10%以下；有效：临床症状消失，肿大的肝、脾、淋巴结均明显缩小，但未完全恢复正常，异型淋巴细胞较治疗前减少，但未降至10%以下；无效：临床症状、体征及异型淋巴细胞均未见明显好转。结果：本组21例，显效12例，有效9例，总有效率100%。结论：竹叶石膏汤辨证论治本病疗效满意。[郭萍等.中医辨证分型为主治疗小儿传染性单核细胞增多症21例.安徽中医临床杂志，2000，12（2）：143]

栀子豉汤

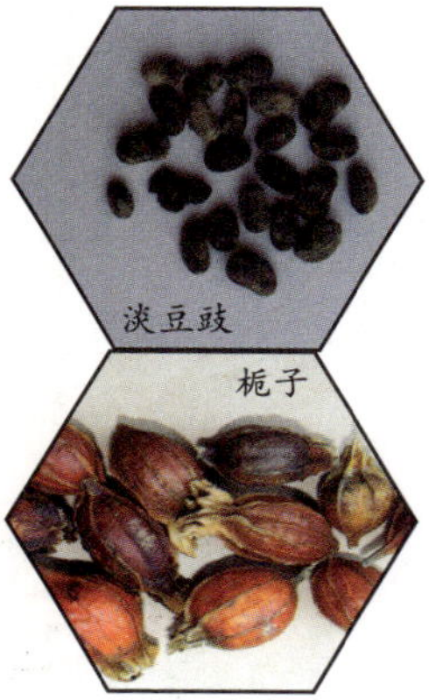

《伤寒论》

【组成】栀子（擘）14克，淡豆豉（绵裹）10克。

【用法】上二味，以水四升，先煮栀子得二升半，内豉，煮取一升半，去滓。分为二服，温进一服。得吐者，止后服。

【功效】清宣郁热。

【主治】心烦，心中懊侬，卧起不安，或胸中窒，侬或胸中结痛、舌红，苔黄，脉数。

【运用】

1.辨证要点 本方以心烦或心中懊侬、口苦、舌质红、舌苔薄黄、脉数为辨证要点。

2.加减变化 口渴者，加知母、石膏以清热生津；热扰胃气上逆者，加生姜以和胃降逆；邪热伤气者，加甘草以益气；心烦者，加淡竹叶、黄连以清热除烦。

3.现代运用 本方可用于治疗西医临床中的急性胃炎、食管炎、胆囊炎等。只要符合其主治病变证机，也可加减运用，辅助治疗如心肌炎、脉管炎、过敏性紫癜等。

4.使用注意 胃寒证、瘀血证、痰湿证慎用本方。

【临床报道】

本方组成精练，后世应用多在此基础上加味变化。如外感热病、表邪未清者，加大力子、薄荷；里热盛者，可加连翘、黄芩等；内热咽痛、鼻衄者，可加银花、茅根等；湿重而伴胸闷呕恶者，可加厚朴、枳壳、茯苓等；秋燥咳嗽可加桑皮、杏仁、北沙参、贝母等。据临床实践，泄热除烦，栀子以生用为妥，炒用反会减低效应。若用于止血，传统上多炒黑用。

据67例古今医案统计分析，本证发病的主要病因为感受外邪、情志所伤和饮食劳倦三方面；病机为热扰胸膈、心神不宁；病变部位主要在胸膈，其次在心肺；主要诊断见症为心烦、失眠、发热、纳呆、尿黄、舌质红、舌苔薄黄或黄腻，脉数、滑、弦、浮。参考指标为胸中痞闷、心中结痛、腹满、呕吐。具体运用辅以健脾开胃、疏肝理气之品，均采用汤剂口服，日1剂，分2次口服，少者1剂，多者达30余剂，一般1～5剂痊愈；服药后有汗出热解、烦止咳平、便畅胀减，甚至呕吐的记载；该病男女老少皆可发，以青壮年为多，四季皆可发，以春季为最。目前多用于治疗神经系统疾病，如神经官能症，植物神经功能紊乱，其次为循环、呼吸、泌尿、消化系统及妇科疾病，如心肌炎、心包炎、肺炎、食道炎、慢性胃炎、慢性肾炎、膀胱炎及功能性子宫出血等合本证病机者。

有研究者认为，本方的功效可用“清宣湿热”概括，除用于治疗虚烦不眠有卓效外，尚可用于湿温、黄疸、出血诸证。

另有研究者分析该方：栀子苦寒而色赤，苦味入心，色赤应心，寒能清热，故为清心之良药；豆豉经黑豆发酵而成，其形似肾，色黑应肾，其味香窜，香能发散，其气升浮，故可鼓动肾水上达以济心阴，使心阳不亢，又能宣散心经郁热，使心火透达于外。总之，该方具有清心散郁，透热外达，交泰天地之功。而许多精神失常疾患，多有心经郁热，水火不济的病理机转，故常以该方为基础，加化痰、安神或通腑导下药物，治疗精神失常，效果颇为满意。

栀子甘草豉汤

《伤寒论》

【组成】栀子（擘）14克，淡豆豉（绵裹）10克，甘草（炙）6克。

【用法】上三味，以水四升，先煮栀子、甘草得二升半，内豉，煮取一升半，去滓。分二服，温进一服。得吐者，止后服。

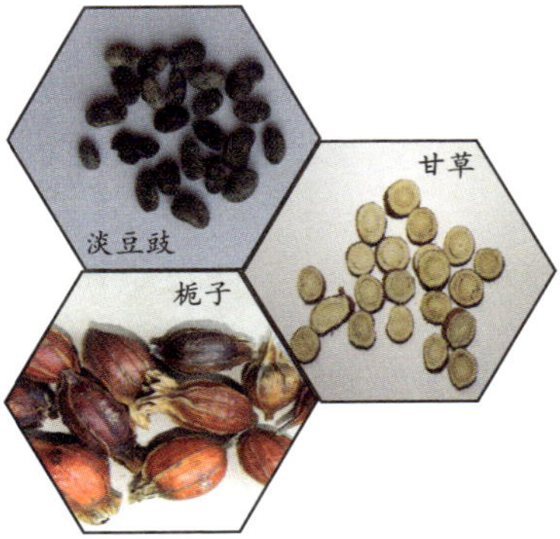

【功效】清宣郁热，和中益气。

【主治】伴有少气乏力者，或阳明热郁证伴有少气乏力者。

【运用】

1.辨证要点　本方以心烦或心中懊恼、少气乏力、口苦、舌质红、舌苔薄黄、脉数为辨证要点。

2.加减变化　咽喉不利者，加牛蒡子、

薄荷以清利咽喉；气虚甚者，加白术、人参以益气补虚；郁热明显者，加黄芩、柴胡以清透郁热。

3.现代运用 本方可用于治疗西医临床中的急性胃炎、食管炎、胆囊炎等。只要符合其主治病变证机，也可加减运用，辅助治疗如咽炎、腮腺炎、扁桃体炎、牙龈出血等。

4.使用注意 胃寒证、瘀血证、痰湿证慎用本方。

【临床报道】

本方为栀子豉汤加甘草而成。具有镇静、解热、消炎、利胆、止血及利尿等效应，可试用黄疸型肝炎、急性胆囊炎、急性菌痢、急性尿路感染、神经衰弱症候群、高血压病、急性胃炎、食道炎面而有虚烦不眠、心中懊憹、少气者。

栀子生姜豉汤

《伤寒论》

【组成】 栀子（擘）14克，淡豆豉（绵裹）10克，生姜15克。

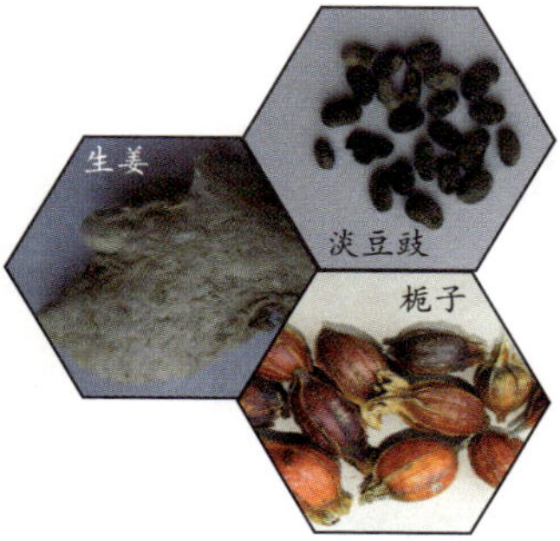

【用法】 上三味，以水四升，先煮栀子、生姜得二升半，内豉，煮取一升半，去滓。分二服，温进一服。得吐者，止后服。

【功效】 清宣郁热，降逆和胃。

【主治】 伴有胃气上逆者或阳明热郁证伴有胃气上逆者。

【运用】

1.辨证要点 本方能心烦或心中懊侬、恶心呕吐、口苦、舌苔薄黄、脉数为辨证要点。

2.加减变化 胃痛者，加白芍、黄连以清热缓急止痛；呕吐甚者，加陈皮、竹茹以降逆止呕；郁热明显者，加黄芩、柴胡以清透郁热。

3.现代运用 本方可用于治疗西医临床中的急性胃炎、食管炎、胆囊炎等。只要符合其主治病变证机，也可加减运用，辅助治疗如咽炎、腮腺炎、扁桃体炎、牙龈出血等。

4.使用注意 胃寒证、瘀血证、痰湿证慎用本方。

【临床报道】

根据4例古今医案的统计分析，有研究者认为该方主要诊断指标为：呕吐、心烦、胸满、不寐、神疲乏力、舌苔黄。本方可用于外感及内伤不同病证的治疗中。

栀子厚朴汤

《伤寒论》

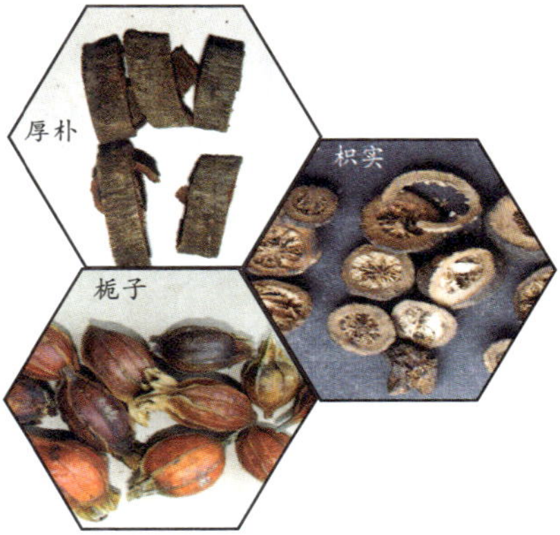

【组成】栀子（擘）14克，厚朴（炙，去皮）12克，枳实（水浸，炙令黄）4克。

【用法】上三味，以水三升半，煮取一升半，去滓。分二服，温进一服。得吐者，止后服。

【功效】清热除烦，宽胸消满。

【主治】心烦，脘腹胀满或胸闷，卧起不安，或食欲缺乏，或呕吐，舌红、苔黄，脉数。

【运用】

1.辨证要点　本方以心烦或脘腹胀满、口渴、舌质红、舌苔薄黄、脉数为辨证要点。

2.加减变化　口苦者，加栀子、黄芩以清泻郁热；大便干者，加枳实、大黄以泻热通便；心烦明显者，加淡竹叶、知母以清心除烦。

3.现代运用　本方可用于治疗西医临床中的食管炎、急性胃炎、慢性胰腺炎、急慢性胆囊炎等。只要符合其主治病变证机者，也可加减运用，辅助治疗如心肌炎、肋间神经炎、心律失常、神经性头痛等。

4.使用注意　脾胃虚寒证、脾胃气虚证慎用本方。

第二节　清营凉血

清营汤

《温病条辨》

【组成】犀角2克，淡竹叶心3克，黄连5克，连翘、丹参各6克，麦冬、玄参、金银花各9克，生地黄15克。

【用法】水煎服，犀角磨汁冲服。

【功效】清营解毒，透热养阴。

【主治】热入营分证。身热夜甚，神烦少寐，时有谵语，目常喜开或喜闭，口渴或不渴，斑疹隐隐，舌绛而干，脉数。

【运用】

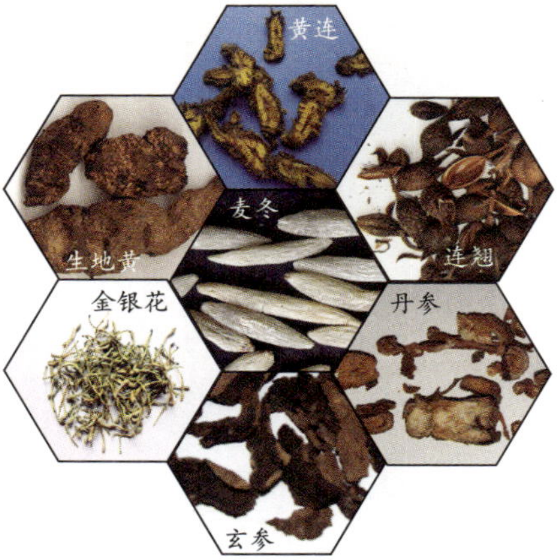

1.辨证要点 本方为治疗温热病邪传入营分的代表方剂。以身热夜甚、时有谵语、斑疹隐隐、舌绛而干、脉数为辨证要点。

2.加减变化 寸脉大、舌干较甚者，可去黄连，以免苦燥伤阴；兼热痰者，可加天竺黄、竹沥、川贝母之属，清热涤痰；热陷心包而窍闭神昏者，可与安宫牛黄丸或至宝丹合用以清心开窍；营热动风而见痉厥抽搐者，可配用紫雪，或酌加钩藤、羚羊角、地龙以熄风止痉；营热多系由气分传入，如气分热邪犹盛者，可重用连翘、金银花、黄连，或更加知母、石膏，及板蓝根、大青叶、贯众之属，增强清热解毒的功效。

3.现代运用 本方常用于乙型脑炎、流行性出血热、流行性脑脊锈膜炎、斑疹伤寒、败血症、肠伤寒等属营分热证者。

4.使用注意 方中犀角现已禁用，临床可用水牛角代替，但药量宜重，每剂需30克以上。本方使用时须注意舌诊，舌绛苔白滑者，此为湿遏热伏之象，不可误投本方。

【临床报道】

屠氏用清营汤加减治疗肾小球性血尿23例。每日1剂，水煎服，用20～30剂后，改为水丸，每日10～15克，2次口服，3个月为一个疗程。有并发症如感染、高血压者，加用抗感染、降压药物，禁用肾毒性药物。疗效标准：显效为尿沉渣镜检正常，症状体征消失；有效为尿沉渣镜检基本正常，但随访期间因感冒等诱因血尿曾再次出现，或治疗后镜下红细胞计数较前减少50%以上；无效为尿沉渣镜检改善不明显，或出现肾功能受损，或随访期间复发、镜下血尿不消失。结果：显效12例，有效8例，无效3例。[屠庆祝等.清营汤加减治疗肾小球性血尿23例.现代中西医结合杂志，2000，9（19）：1895]

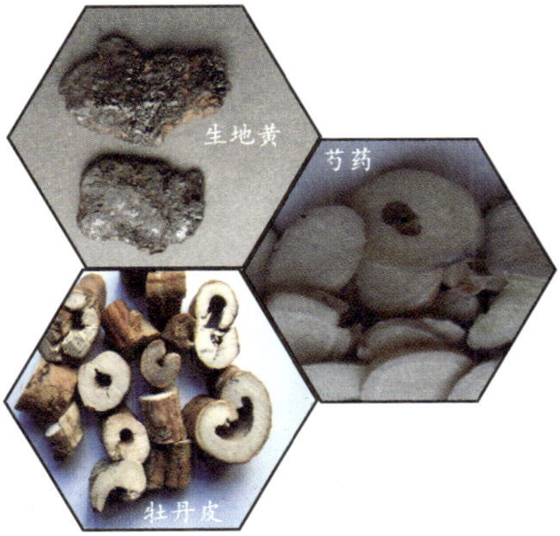

犀角地黄汤

《小品方》，录自《外台秘要》

【组成】犀角（水牛角代）30克，生地黄24克，芍药12克，牡丹皮9克。

【用法】上药四味，㕮咀，以水九升，煮取三升，分三服。现代用法：作汤剂，水煎服，水牛角镑片先煎，余药后下。

【功效】清热解毒，凉血散瘀。

【主治】热入血分证。身热谵语，斑色紫黑，舌绛起刺，脉细数，或喜妄如狂，漱水不欲咽，大便色黑易解等。热伤血络证。呕血，衄血，便血，尿血等，舌红绛，脉数。

【运用】

1.辨证要点 本方是治疗热入血分而致各种出血证的重要方剂。临床以高热烦躁、神昏谵语、斑疹吐衄、舌绛起刺为辨证要点。

2.加减变化 蓄血、邪热与瘀血互结者，加黄芩、大黄；肝火盛者，加栀子、柴胡。

3.现代运用 本方常用于治疗乙型脑炎、急性黄色肝萎缩、流行性脑脊髓膜炎、肝昏迷、斑疹伤寒、流行性出血热、尿毒症、败血症、急性白血病、紫癜等由血热而致者。

4.使用注意 方中犀角现已禁用，临床可用水牛角代替，但药量宜重，每剂需30克以上。

【临床报道】

魏氏用犀角地黄汤合桃核承气汤加减治疗流行性出血热急性肾功能衰竭80例。诊断标准参照1986年全国流行性出血热会议诊断标准。每日1～2剂，水煎服。酌用酚妥拉明、多巴胺、速尿。疗效标准：治愈：临床症状消失，肾功能及血小板、尿常规正常；无效：加重或死亡。本组80例，治愈77例，死亡3例，疗效满意。[魏素侠.清通逐瘀法为主治疗流行性出血热急性肾功能衰竭80例.中医杂志，2000，41（7）：441]

清瘟败毒饮

《疫疹一得》卷下

【组成】石膏15～60克，生地黄9～30克，犀角（水牛角代）1～3克，黄连3～9克，栀子、黄芩、知母、赤芍、玄参、连翘、牡丹皮各9克，桔梗、甘草、淡竹叶各6克。方中栀子、黄芩、知母、赤芍、玄参、连翘、牡丹皮、桔梗、甘草、淡竹叶用量原缺。

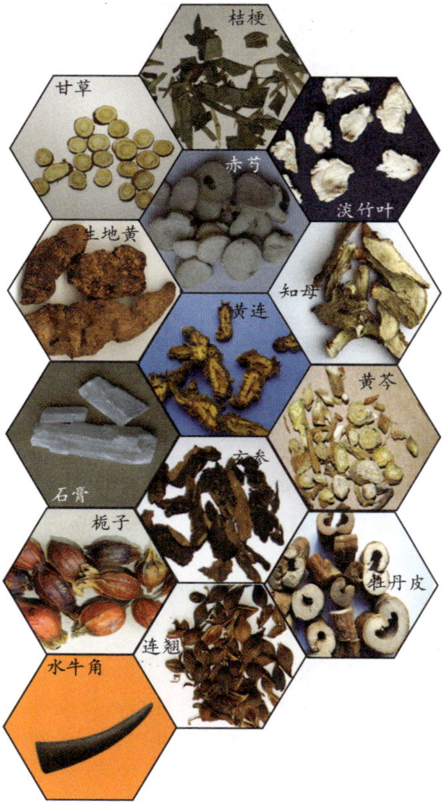

【用法】水煎服。

【功效】清热解毒，凉血泻火。

【主治】瘟疫热毒，充斥内外，气血两燔，大热渴饮，头痛如劈，干呕狂躁，谵语神糊，视物昏瞀，或发斑疹，或吐血、鼻衄，四肢或抽搐，或厥逆，脉沉数，或沉细而数，或浮大而数，舌绛唇焦。

【运用】

1.辨证要点 本方以大热烦渴、昏狂谵语、发斑吐衄、舌绛唇焦、脉沉数为辨证要点。

2.加减变化 大渴不已者，加天花粉，并重用石膏；咽喉肿痛者，加射干、牛蒡子、山豆根；热毒发斑者，加紫草、大青叶、升麻；大便秘结者，加芒硝、大黄；抽搐者，加羚羊角、钩藤；湿热发黄者，加滑石、茵陈、泽泻、猪苓；头面肿大者，加马勃、金银花、板蓝根、僵蚕、紫花地丁。

3.现代运用 本方常用于治疗流行性乙型脑炎、流行性出血热、流行性脑脊髓膜炎、败血症、钩端螺旋体病、肺炎小儿急惊风、产后高热等。

4.使用注意 本方为大寒解毒、气血两清之剂，能损人阳气，故素体阳虚，或脾胃虚弱者忌用。

犀角散

《备急千金要方》

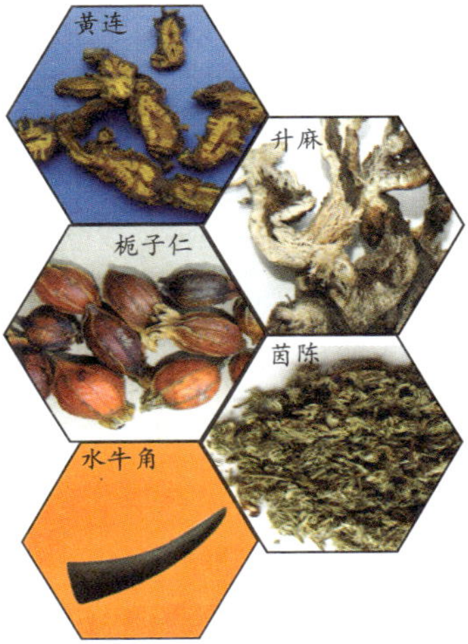

【组成】犀角（水牛角代）3克，黄连6克，升麻、栀子仁各9克，茵陈15克。

【用法】水煎服。

【功效】清热凉营，解毒退黄。

【主治】急黄，高热烦渴，或神昏谵语，或鼻衄、便血，或肌肤出现准瘀斑。舌质红绛，舌苔黄而燥，脉弦滑数。

【运用】

1.辨证要点 本方以发病急骤、黄疸迅速加深、其色如金、高热烦渴、或神昏、或出血、舌绛苔黄为辨证要点。

2.加减变化 神昏谵语者，加服安宫牛黄丸或至宝丹；小便不利或出现腹水者，加白茅根、木通、车前草、大腹皮；鼻衄、便血或肌肤发斑者，加柏叶炭、地榆炭；急性黄疸型肝炎者，可加丹皮、生地黄、石斛、玄参。

3.现代运用 本方常用于治疗重症肝炎、急性黄疸型肝炎等。

第三节　清热解毒

黄连解毒汤

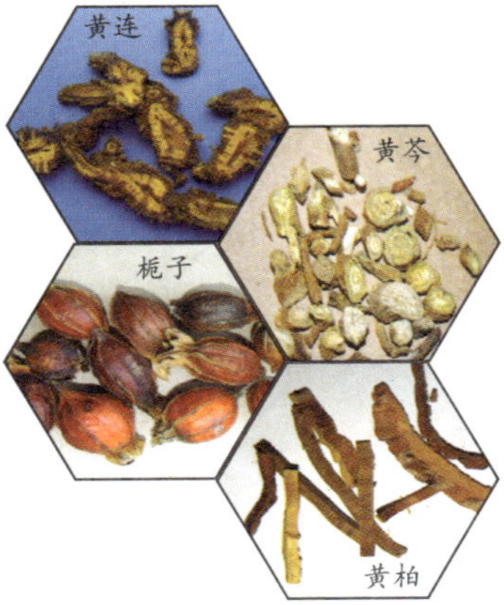

方出《肘后备急方》，
名见《外台秘要》引崔氏方

【组成】黄连、栀子各9克，黄芩、黄柏各6克。

【用法】水煎，分2次服。

【功效】泻火解毒。

【主治】三焦火毒热盛证。大热烦躁，口燥咽干，错语不眠，或热病呕血，衄血，或热甚发斑，身热下利，湿热黄疸，以及外科痈肿疔毒，小便黄赤，舌红、苔黄，脉数有力。

【运用】

1.辨证要点 本方为苦寒泻火、清热解毒的代表方。以高热烦躁、口燥咽干、小便黄赤、舌红、苔黄、脉数有力为辨证要点。

2.加减变化 吐衄发斑者，加生地黄、牡丹皮；瘀热发黄者，加茵陈、大黄；便秘者，可加大黄；痈肿疔毒者，宜加紫花地丁、蒲公英。

3.现代运用 本方广泛用于流行性脑脊髓膜炎、乙型脑炎、败血症、胆囊炎、急性黄疸型肝炎、肺炎、痈肿、丹毒等属实热火毒证者。

4.使用注意 本方为大苦大寒之剂，极易化燥伤阴，败胃伤阳，故只宜暂用，不可久服，非实热者不可轻投，阴虚火旺者，亦当禁服。

泻心汤

《金匮要略》

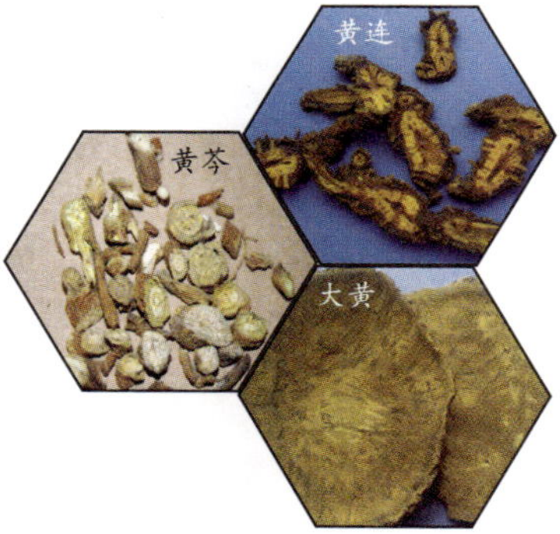

【组成】大黄6克，黄连3克，黄芩9克。

【用法】水煎服。

【功效】泻火解毒，燥湿泻热。

【主治】邪火内炽，迫血妄行，吐血、鼻衄；三焦积热，头项肿痛，眼目红肿，口舌生疮，心膈烦躁，尿赤便秘；疔疮走黄，痈肿丹毒；湿热黄疸，胸中烦热痞满，舌苔黄腻，脉数实；湿热痢疾等。

【运用】

1.辨证要点 本方以面红目赤、烦热痞满、尿赤便秘、吐血衄血、口舌生疮、湿热黄疸、疔疮肿毒、舌苔黄腻为辨证要点。

2.加减变化 恶心呕吐者，加代赭石、竹茹、旋覆花；上消化道出血者，加乌贼骨、白及、侧柏叶；口苦心烦、急躁易怒者，加栀子、丹皮。

3.现代运用 本方常用于治疗急性胃肠炎、上消化道出血、肺结核咯血、支气管扩张咯血、鼻衄、齿衄、口腔炎、急性结膜炎、原发性高血压、血叶啉病等。

4.使用注意 凡阳虚失血、脾不统血，忌用本方。

【临床报道】

上消化道出血：上消化道出血，属中医呕血、便血范畴，是临床常见而多发的血证之一。我们从1981年7月～1982年7月，以泻心汤为主，治疗该病60例，取得满意效果。60例中，男50例，女10例。平素有烟、酒嗜好者36例，嗜食辛辣者9例，占60%左右。经胃和十二指肠检查而确诊者37例，经胃肠钡餐X线检查而确诊者17例，未确诊者6例。大便潜血试验（+++）43例，（++）17例；有呕血症状者29例。

呕血量在100毫升以下者2例，200～300毫升13例，400～500毫升8例，600毫升以上者5例。经本方治疗后。痊愈者50例（呕血、便血消失，大便潜血试验连续两三次阴性）；好转9例[呕血止，大便潜血试验（+）]；自动出院而中止治疗者1例。

凉膈散

《太平惠民和剂局方》

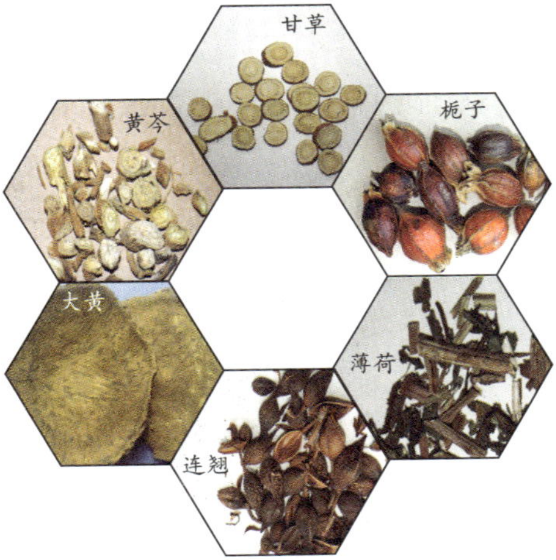

【组成】大黄、朴硝、甘草（炙）各600克，栀子、薄荷（去梗）、黄芩各300克，连翘1250克。

【用法】上药为粗末，每服6克，水一盏，入淡竹叶七片，蜜少许，煎至七分，去滓，食后温服。小儿可服半钱，更随岁数加减服之。得利下，住服。现代用法：上药共为粗末，每服6～12克，加淡竹叶3克，蜜少许，水煎服。亦可作汤剂煎服。

【功效】泻火通便，清上泄下。

【主治】上中二焦邪郁生热证。烦躁口渴，面赤唇焦，胸膈烦热，口舌生疮，睡卧不宁，谵语狂妄，或咽痛吐衄，便秘溲赤，或大便不畅，舌红、苔黄，脉滑数。

【运用】

1.辨证要点　本方为治疗上、中二焦火热炽盛的常用方。临床应用以胸膈烦热、面赤唇焦、烦躁口渴、舌红苔黄、脉数为辨证要点。

2.加减变化　热毒壅阻上焦，症见壮热、烦躁、口渴、咽喉红肿、大便不燥者，可去朴硝，加桔梗、石膏以增强清热凉膈的功效。

3.现代运用　本方常用于咽炎、口腔炎、胆道感染、急性扁桃体炎、急性黄疸型肝炎等属上、中二焦火热者。

4.使用注意　体虚患者及孕妇，忌用或慎用本方。

【临床报道】

于氏用凉膈散合半夏厚朴汤加减治疗慢性萎缩性胃炎及其合并症34例。本组病种为慢性萎缩性胃炎合并高血压、高血脂、糖尿病。每日1剂水煎服，疗程1个月，期间停用其他药物。结果：治愈8例，显效10例，有效11例，无效5例，总有效率85.3%，治疗后血压（舒张压）、血脂（TC、TG）、血糖均明显下降（P＜0.05）。[于春光等.中药复方治疗慢性萎缩性胃炎及其合并症的临床观察.中医药信息，2000，17（3）：44]

普济消毒饮

《东垣试效方》

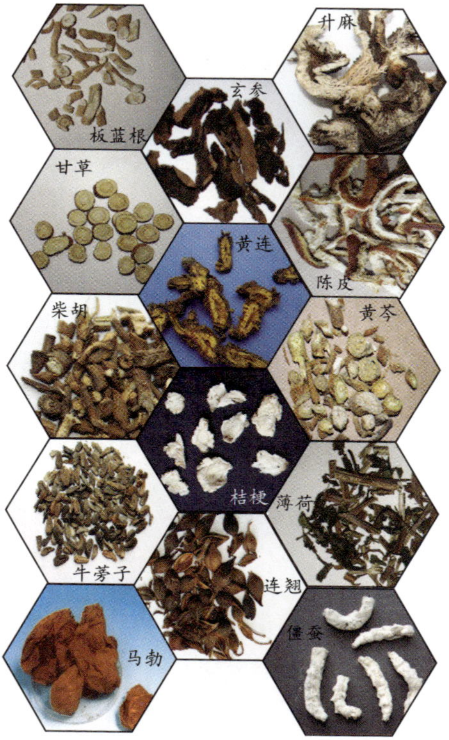

【组成】黄芩、黄连各15克，陈皮、玄参、桔梗、甘草、柴胡各6克，牛蒡子、连翘、薄荷、马勃、板蓝根各3克，僵蚕、升麻各2克。

【用法】水煎服。

【功效】清热解毒，疏风散邪。

【主治】大头瘟。恶寒发热，头面红肿　痛，目不能开，咽喉不利，舌燥口渴，舌红、苔黄，脉数有力。

【运用】

1.辨证要点　本方为治疗风热、疫毒所致之大头瘟的有效方剂。以恶寒发热、头面　肿、舌绛苔黄、脉数有力为辨证要点。

2.加减变化　兼便秘可加大黄以泻热通便。使用本方时，可配合局部外敷如意金黄散等，以增强清热消肿的功效。

3.现代运用　本方对丹毒、流行性腮腺炎、流行性出血热、急性扁桃体炎，以及带状疱疹、上呼吸道感染、急性化脓性中耳炎等由风热疫毒而致者，均可加减使用。

【临床报道】

王氏用普济消毒饮加减治疗流行性腮腺炎性睾丸炎，每日1剂水煎服，结合耳针，点刺睾丸穴（对耳屏内侧前下方），夜间将药渣捣烂、醋调，湿敷患处，卧床休息。疗效标准：治愈：症状消失，腮腺炎症完全消退，睾丸、附睾肿痛消散，实验室检查正常。结果：本组68例均治愈。退热时间1～2日，睾丸、附睾、阴囊等红肿疼痛消退时间3～7日，未发现睾丸萎缩，疗效满意。[王明义.下病上取治疗流行性腮腺炎性睾丸炎.中国中医急症，2000，9（2）：87]

三阳清解汤

《伤寒论》

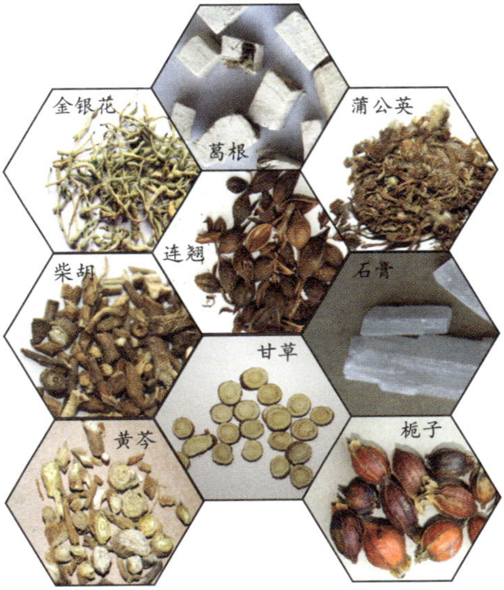

【组成】葛根、金银花、连翘、柴胡各24克，石膏、大青叶、蒲公英各30克，黄芩12克，甘草9克。

【用法】水煎服。

【功效】辛凉透表，清热解毒。

【主治】三阳热盛，或温病热入气分，或大头瘟毒等，症见高热持续不退，头昏胀痛，口渴心烦，咽喉疼痛，或微恶风寒、有汗或无汗、项背强痛，或两颊肿痛，舌质红，舌苔浅黄而燥，脉浮洪数而有力。

【运用】

1.辨证要点　本方以高热、口渴心烦、咽喉疼痛、或两颊肿痛、舌红苔黄、脉数有力为辨证要点。

2.加减变化　吐血、鼻衄、发斑者，去柴胡，加茅根、生地黄、丹皮；咽喉肿痛甚者，加红牛膝根；便秘、谵语、舌苔黄厚而燥者，加玄明粉、生大黄；表证较重者，加薄荷、荆芥。

3.现代运用　本方常用于治疗流行性感冒、流行性腮腺炎、急性扁桃体炎、猩红热以及其他感染性疾病，证属三阳热盛者。

仙方活命饮

《校注妇人良方》

【组成】金银花25克，陈皮9克，赤芍、当归、乳香、没药、白芷、贝母、防风、皂角刺、穿山甲、天花粉、甘草各6克。

【用法】水煎服，或水酒各半煎服。

【功效】清热解毒，消肿溃坚，活血止痛。

【主治】痈疡肿毒初起，局部红肿掀痛，或身热凛寒，舌苔薄白或黄，脉数有力。

【运用】

1.辨证要点 本方适用于阳证而体实的各类疮疡肿毒。以患部红肿掀痛、身热凛寒、脉数、舌苔黄为辨证要点。

2.加减变化 大便秘结者，可加芒硝、大黄；热毒重者，可加紫花地丁、蒲公英、野菊花等。

3.现代运用 本方常用于多种化脓性炎症，如丹毒、疖肿、蜂窝织炎、急性乳腺炎、化脓性扁桃体炎等属阳证、实证者。

4.使用注意 本方只可用于痈肿未溃之前，若已溃断不可用；本方性偏寒凉、阴证疮疡忌用；脾胃本虚、气血不足者均应慎用。

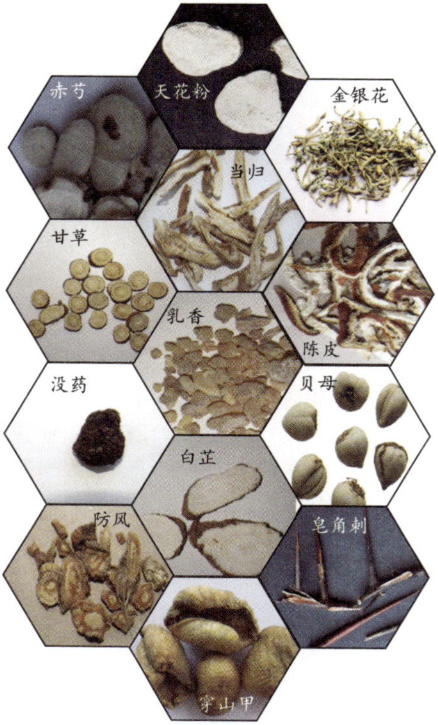

【临床报道】

蔡氏用仙方活命饮加减治疗红斑结节性皮肤病76例。每日1剂水煎服。疗效标准：参照《临床疾病治愈好转标准》。痊愈：红斑结节全部消退仅留少许色素沉着；显效：皮损消退80%以上，偶有少许新皮损出现，往往不治自愈；好转：皮损消退50%以上，但仍有少量新斑出现；无效：皮损无好转。本组76例，用7～112剂，近期疗效：结节性红斑51例、结节性血管炎12例，Sweet's综合征13例，分别痊愈42、9、10例，显效8、1、2例，好转各1例，无效0、1、0例，临床总有效率98.7%。实验室指标抗链球菌溶血素（ASO）、血沉（ESR）、白细胞总数、嗜中性粒细胞、抗核抗体（ANA）、结核菌素试验（PPD）及血液流变学检查，除PPD试验未复查外，其他各项指标均恢复正常。远期疗效：54例随访3个月～7年，复发13例，疗效满意。[蔡以生等.仙方活命饮加减治疗红斑结节性皮肤病76例.中医杂志，2000，41（6）：362]

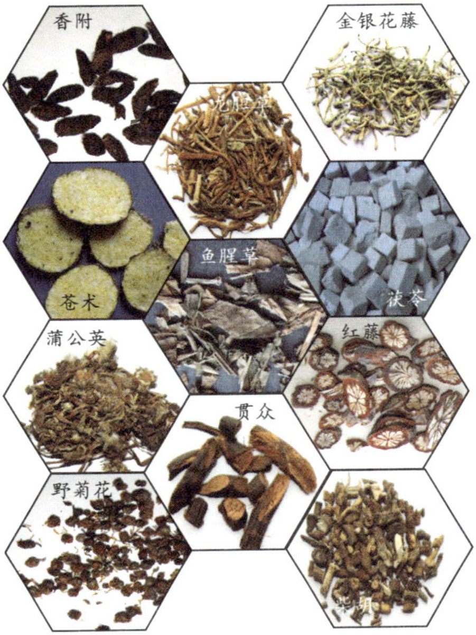

清热止带汤

《临证医案医方》

【组成】柴胡、香附、金铃子炭、龙胆草、苍术各9克，茯苓、金银花藤、鱼腥草、蒲公英、红藤各30克，贯众、野菊花各15克。

【用法】水煎服。

【功效】清热解毒，调肝止带。

【主治】肝郁湿热，发热，下腹疼痛，拒按，白带多而腥臭，溺黄，舌苔黄腻，脉弦数。

【运用】

1.辨证要点　本方以发热、下腹疼痛、带多色黄腥臭、舌苔黄腻、脉弦数为辨证要点。

2.加减变化　本方祛湿药较少，可加泽泻、车前子以增强除湿功效；大便秘结者，加大黄；小便短赤者，加六一散；带有臭味者，加败酱草；阴部瘙痒者，加苦参、白鲜皮。

3.现代运用　本方常用于治疗急性盆腔炎、阴道炎、官颈糜烂等。

第四节　清脏腑热

导赤散

《小儿药证直诀》

【组成】木通、生地黄、甘草各等份。

【用法】上药为粗末，每次用9～15克，加淡竹叶适量煎服；亦作汤剂，用量按原方比例酌定，加入淡竹叶适量，水煎服。

【功效】清心利水养阴。

【主治】心经火热证。心胸烦热，口渴面赤，意欲饮冷，以及口舌生疮；或心热移于小肠，症见小便赤涩刺痛，舌红，脉数。

【运用】

1.辨证要点 本方为清心利水的常用方剂。以口舌生疮、小便涩痛、舌红脉数为辨证要点。

2.加减变化 小便涩痛明显者，可加瞿麦、萹蓄、滑石等以利水通淋；心火盛者，可加黄连清心泻火。

3.现代运用 鹅口疮、口腔炎、急性泌尿系感染等属心经有热或心热移于小肠者，均可以本方加减治之。

4.使用注意 方中木通苦寒，生地黄阴柔寒凉，故脾胃虚弱者慎用。

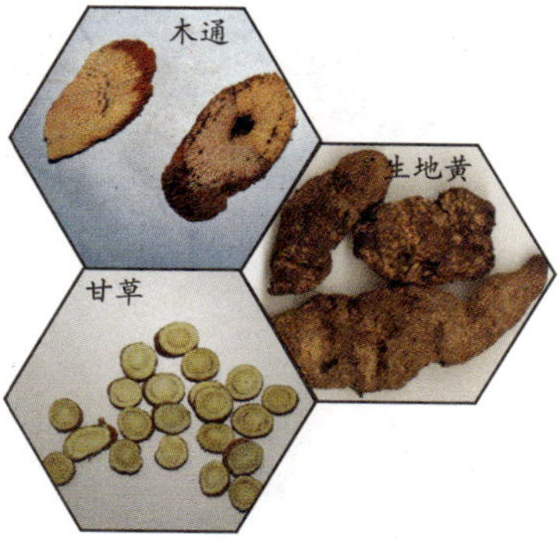

【临床报道】

陶氏用加味导赤散治疗放射性口腔溃疡82例，随症加减，每日1剂水煎服。对照组75例，每日1次静注克林霉素0.6克，每日3次口服复合维生素，每日3次用朵贝液漱口，不能进食者静脉补液。两组均10日为一个疗程。疗效标准：痊愈：口腔溃疡在10日内痊愈，全身伴随症状消失；有效：溃疡在10日内基本愈合，全身伴随症状还须继续治疗；无效：溃疡在10日内无好转；终止治疗：因口腔反应严重，进食困难，不能继续接受治疗，被迫暂时停止放疗。结果：两组分别痊愈25、16例，有效44、28例，无效13、31例，终止放疗5、20例，本组疗效明显优于对照组（P＜0.01）。提示放疗期间配合中药治疗，能明显减轻放疗的毒副作用，保证放疗疗程的顺利完成。[陶炼等.加味导赤散治疗放射性口腔溃疡82例.四川中医，2000，18（3）：52]

龙胆泻肝汤

《医方集解》

【组成】龙胆草、木通、车前子、生地黄、柴胡、甘草各6克，黄芩、栀子、泽泻各9克，当归3克。

【用法】水煎服；或制成丸剂，名龙胆泻肝丸，每服6～9克，温开水送下，每日2次。

【功效】清肝胆实火，泻下焦湿热。

【主治】肝胆实火上炎。症见头痛目赤，胁痛，口苦，耳聋，耳肿。肝经湿热下注证。症见阴肿，阴痒，阴汗，小便淋浊，或妇女带下黄臭，舌红苔黄腻，脉弦数有力。

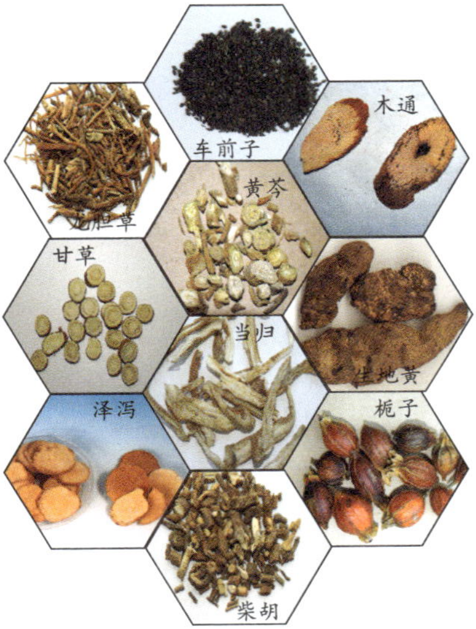

【运用】

1.辨证要点　本方为清泻肝胆实火及下焦湿热的代表方。以胁痛、目赤、耳聋、耳肿、口苦溺赤、舌红苔黄、脉弦数为辨证要点。

2.加减变化　湿盛热轻者，可去生地黄、黄芩，加薏苡仁、滑石以增强利湿的功效；肝胆实火较盛者，可去车前子、木通，加黄连以助泻火的功效；玉茎生疮或便毒悬痈以及阴囊肿痛、红热甚者，可去柴胡，加黄连、连翘、大黄以泻火解毒。

3.现代运用　本方应用较为广泛，常用于顽固性偏头痛、原发性高血压、病毒性肝炎、胆囊炎、尿道炎、膀胱炎、急性睾丸炎、急性结膜炎、乳腺炎、中耳炎、盆腔炎、带状疱疹等属肝胆实火或肝经湿热者。

4.使用注意　本方药物多属苦寒，易伤脾胃，应中病即止，不宜多服久服。脾胃虚弱者尤当慎用。方中木通应该用川木通，关木通有毒，不能用。

【临床报道】

郑氏用龙胆泻肝汤治疗多囊卵巢综合征。大便秘结加大黄、芒硝，或用当归龙荟丸；行经期停用或用活血通经药，每日1剂水煎服，治疗3个月以上。疗效标准：Ⅰ类：治疗中闭经者出现月经，淋漓出血者血止，月经正常，并有50%以上月经周期中出现双相基础体温（温差大于0.3℃，后期上升9日以上）；Ⅱ类：治疗中闭经者出现月经，淋漓出血者血止，月经转正常，基础体温曲线呈双相型的周期少于50%；Ⅲ类：治疗3个月以上，仍无月经或不规则出血未改善。结果：本组40例，属Ⅰ类16例，属Ⅱ类24例，疗效满意。[郑恺.龙胆泻肝汤治疗多囊卵巢综合征40例.中国民间疗法，2000，8（7）：35]

左金丸

《丹溪心法》

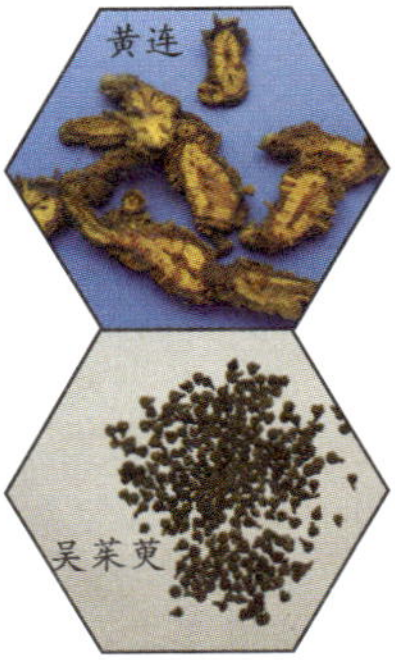

【组成】黄连180克，吴茱萸30克。

【用法】上药为末，水丸或蒸饼为丸，白汤下五十丸（6克）。现代用法：为末，水泛为丸，每服2～3克，温开水送服。亦可作汤剂，用量参考原方比例酌定。

【功效】清泻肝火，降逆止呕。

【主治】肝火犯胃证。胁肋疼痛，嘈杂吞酸，呕吐口苦，舌红、苔黄，脉弦数。

【运用】

1.辨证要点　本方是治疗肝火犯胃、肝胃不和证的常用方。临床应用以呕吐吞酸、胁痛口苦、舌红苔黄、脉弦数为辨证要点。

2.加减变化　黄连与吴茱萸用量比例为6：1。胁肋疼甚者，可合四逆散以加强疏肝和胃的功效；吞酸重者，加煅瓦楞、乌贼骨以制酸止痛。

3.现代运用　本方常用于食道炎、胃炎、胃溃疡等属肝火犯胃者。

4.使用注意　吞酸属虚寒者忌用。

【临床报道】

王氏以本方加味治疗胃炎吐酸112例，其中高酸性胃炎69例、浅表性胃炎26例、胃溃疡17例。热证加竹茹、青蒿；气虚者加党参、白术；湿阻中焦加苍术、厚朴。结果：治愈98例，显效11例，无效5例，总有效率92.7%。[王在武.左金丸加味治疗吐酸112例报道.贵阳中医学院学报，1994，（3）：40]。

苇茎汤

《外台秘要》引《古今录验方》

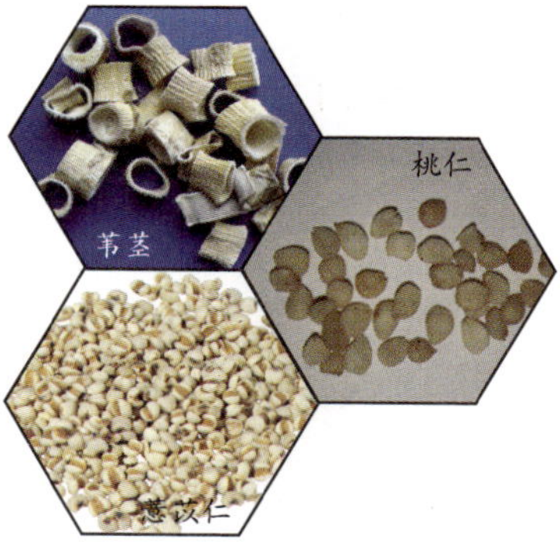

【组成】苇茎（切）60克，薏苡仁30克，冬瓜子24克，桃仁9克。

【用法】㕮咀，内苇汁中，煮取二升，服一升，再服，当吐如脓。现代用法：水煎服。

【功效】清肺化痰，逐瘀排脓。

【主治】肺痈，热毒壅滞，痰瘀互结证。身有微热，咳嗽痰多，甚则咳吐腥臭脓血，胸中隐隐作痛，舌红苔黄腻，脉滑数。

【运用】

1.辨证要点　本方为治肺痈的常用方剂，不论肺痈之将成或已成，均可使用本方。临床应用以胸痛、咳嗽、吐腥臭痰或吐脓血、舌红苔黄腻、脉数为辨证要点。

2.加减变化　脓已成者，可加生甘草、桔梗、贝母以增强化痰排脓的功效；肺痈脓未成者，宜加鱼腥草、金银花以增强清热解毒的功效。

3.现代运用　本方常用于大叶性肺炎、肺脓肿、支气管炎、百日咳等属肺热痰瘀互结者。

4.使用注意 本方药物多为滑利之品，并有活血去瘀作用，故孕妇慎用。

【临床报道】

李氏用加味苇茎汤治疗慢性支气管炎急性发作75例。每日1剂水煎服。疗效标准：显效：咳、痰、喘症状好转六成以上，或症状及肺部哮鸣音明显好转（+++→+）；好转：咳、痰、喘症状好转三成以上，或症状及肺部哮鸣音有好转（+++→++或+）；无效：咳、痰、喘症状好转不足三成以及症状及哮鸣音加重。结果：临床控制24例，显效31例，好转15例，无效5例，总有效率93.3%。[李国安等.加味苇茎汤治疗慢性支气管炎急性发作75例.陕西中医，2000，21（4）：174]

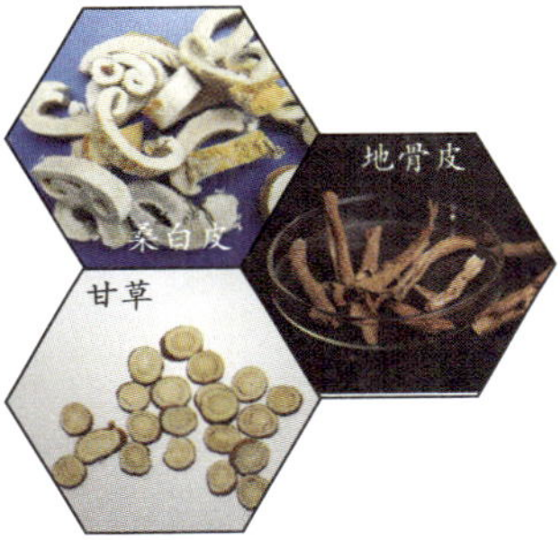

泻白散

《小儿药证直诀》

【组成】 桑白皮、地骨皮各30克，粳米9克，甘草3克。

【用法】 水煎，待米熟汤成，去渣，饭前服。

【功效】 泻肺清热，平喘止咳。

【主治】 肺热喘咳证。气喘咳嗽，皮肤蒸热，午后尤甚，舌红、苔黄，脉细数。

【运用】

1.辨证要点 本方为清泻肺热之剂。以咳喘、皮肤蒸热、舌红苔黄、脉细数为辨证要点。临床以正气未伤、肺中伏火不太甚者，用之尤为适宜。

2.加减变化 燥热咳甚者，可加川贝母、瓜蒌皮等以增强润肺止咳的功效；热甚者，可加知母、黄芩以增强清泻肺热的功效。

3.现代运用 小儿麻疹初期及小儿肺炎恢复期、气管炎、百日咳等由肺中郁热而致者，均可以本方加减治之。

4.使用注意 本方药性平和，尤宜于正气未伤、伏火不甚者。风寒咳嗽或肺虚喘咳者不宜使用。

【临床报道】

黎氏以本方加减治疗小儿多汗症183例。口渴喜饮者加麦冬、芦根；干咳者加百合、贝母；汗出较甚，形体消瘦者加浮小麦、阿胶。结果：服药两剂而愈97例，3剂而愈68例，4剂而愈18例，总有效率98%以上。[黎远征.泻白散加味治疗小儿多汗症183例.黑龙江中医药，1988，（4）：19]

清胃散

《脾胃论》

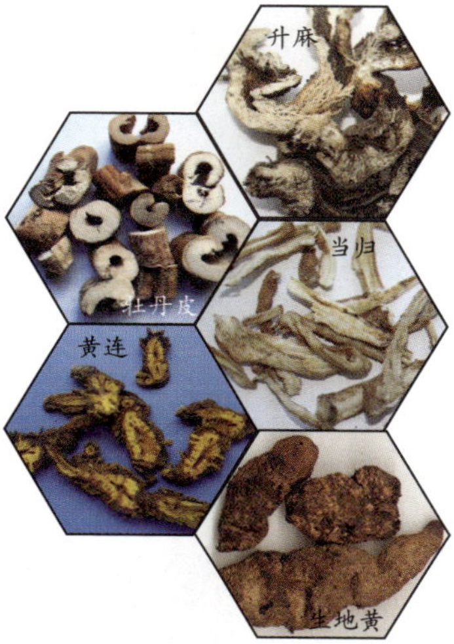

【组成】生地黄、当归身各6克，牡丹皮9克，黄连6克，夏月倍之，升麻9克。

【用法】上药为细末，都作一服，水一盏半，煎至七分，去滓，放冷服之。现代用法：作汤剂，水煎服。

【功效】清胃凉血。

【主治】胃火牙痛。牙痛牵引头痛，面颊发热，其齿恶热喜冷；或牙宣出血；或牙龈红肿溃烂；或唇舌颊腮肿痛；或口气热臭，口干舌燥，舌红苔黄，脉滑大而数。

【运用】

1.辨证要点　本方原为胃火牙痛而设，临床凡胃热之证及血热火郁者均可使用。以牙痛牵引头痛、口气热臭、舌红苔黄、脉滑数为辨证要点。

2.加减变化　清代汪昂《医方集解》载方尚有石膏，其清胃泻火作用更强；兼见便秘可加大黄导热下行。

3.现代运用　牙周炎、口腔炎、牙槽脓肿、三叉神经痛等属胃火上攻者，均可以本方加减治疗。

4.使用注意　牙痛属风寒及肾虚火炎者不宜。

【临床报道】

王氏用清胃散加味并配合自制口疮膏（吴茱萸、肉桂）敷涌泉穴治疗小儿疱疹性咽峡炎82例。结果：治愈（口腔疮面平复，体温正常，全身症状及体征消失）70例；显效（症状基本消失，口腔创面基本平复，但仍咽部红赤）11例；无效（症状体征无改善）1例。总有效率为98.8%。[王丽君等.清胃散配合口疮膏治疗小儿疱疹性咽峡炎82例总结.甘肃中医，1999，12（4）：33]

葛根黄芩黄连汤

《伤寒论》

【组成】葛根15克，黄芩、黄连各9克，甘草（炙）6克。

【用法】上四味，以水八升，先煮葛根，减二升，内诸药，煮取二升，去滓，

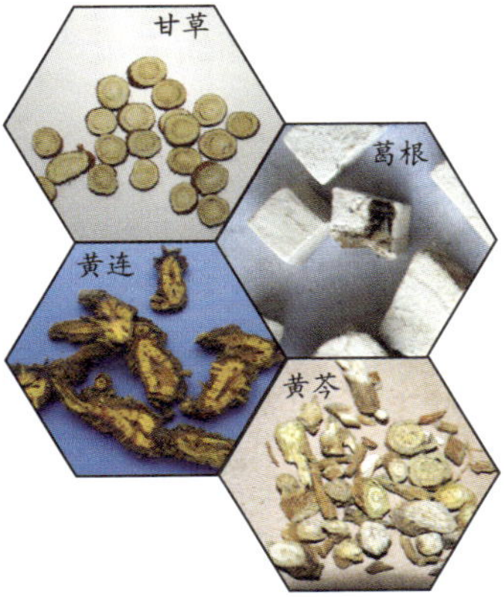

分温再服。现代用法：水煎服。

【功效】解表清里。

【主治】协热下利。身热下利，胸脘烦热，口干作渴，喘而汗出，舌红苔黄，脉数或促。

【运用】

1.辨证要点　本方简称葛根芩连汤，是治疗热泻、热痢的常用方。临床应用以身热下利、苔黄脉数为辨证要点。

2.加减变化　腹痛者，加炒白芍以柔肝止痛；兼呕吐者，加半夏以降逆止呕；夹食滞者，加山楂以消食；热痢里急后重者，加槟榔、木香以行气而除后重。

3.现代运用　本方常用于急性肠炎、肠伤寒、细菌性痢疾、胃肠型感冒等属表证未解，里热甚者。

4.使用注意　若虚寒下利者忌用。

【临床报道】

常氏用葛根芩连汤口服并保留灌肠治疗溃疡性结肠炎大肠湿热型。疗效标准：参照1992年第四届全国消化系统学术会上制定的慢性非特异性溃疡性结肠炎疗效标准。本组56例，用药两个疗程，痊愈28例，显效20例，好转8例，疗效较好。[常建国等.中药口服及保留灌肠治疗溃疡性结肠炎56例体会.甘肃中医，2000，13（3）：36]

芍药汤

《素问病机气宜保命集》

【组成】芍药15～20克，黄芩、黄连、当归各9克，大黄6克，槟榔、木香、甘草各5克，肉桂4克。

【用法】水煎服。

【功效】清热燥湿，调气和血。

【主治】湿热痢疾。腹痛，便脓血，赤白相兼，里急后重，肛门灼热，小便短赤，舌苔黄腻，脉弦数。

【运用】

1.辨证要点　本方为治疗湿热痢疾的重要方剂。以腹痛、便脓血、痢下赤白、里急后重、苔黄腻、脉滑数为辨证要点。

2.加减变化　原方后有“如血痢则渐加大黄；汗后脏毒加黄柏半两”，可资临

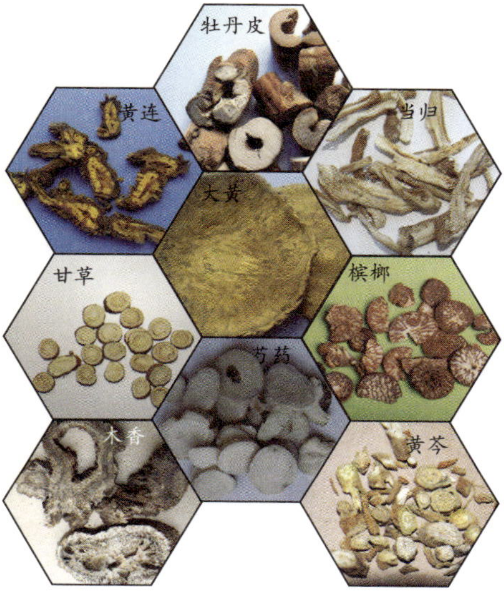

床参考。本方在运用时，如苔黄而干、热甚伤津者，可去肉桂，加乌梅，避温就凉；苔腻脉滑、兼有食积，加神曲、山楂以消导；痢下赤多白少或纯下血痢，加地榆、丹皮以凉血止血；热毒重者，加金银花、白头翁以增强解毒的功效。

3.现代运用 本方常用于阿米巴痢疾、细菌性痢疾、急性肠炎、溃疡性结肠炎等属湿热下痢证候者。

4.使用注意 痢疾初起有表证者忌用。

白头翁汤

《伤寒论》

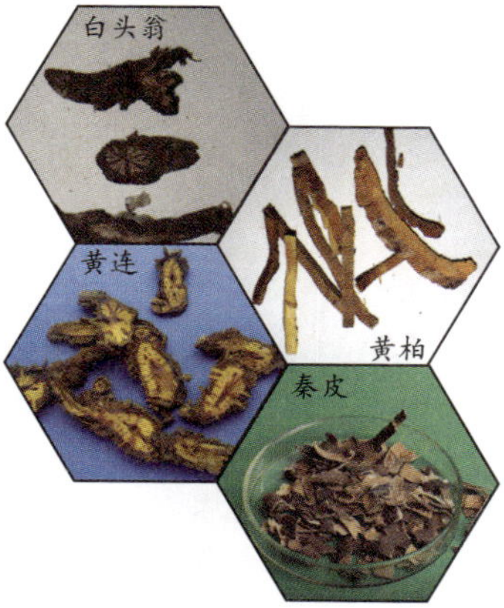

【组成】 白头翁15克，黄柏、秦皮各12克，黄连6克。

【用法】 水煎服。

【功效】 清热解毒，凉血止痢。

【主治】 热毒痢疾。腹痛，里急后重，肛门灼热，泻下脓血，赤多白少，渴欲饮水，舌红、苔黄，脉弦数。

【运用】

1.辨证要点 本方为治热毒血痢的主方。以腹痛、里急后重、便下脓血、舌红苔黄、脉数为辨证要点。

2.加减变化 里急后重较甚者，加槟榔、木香、枳壳以调气；外有表邪、恶寒发热者，加连翘、葛根、金银花以透表解热；夹有食滞者，加枳实、焦山楂以消食导滞；脓血多者，加丹皮、赤芍、地榆以凉血和血；用于阿米巴痢疾，配合吞服鸦胆子（桂圆肉包裹），疗效更佳。

3.现代运用　细菌性痢疾、阿米巴痢疾、急性坏死性肠炎、溃疡性结肠炎、急性结肠炎等属热毒壅盛者，均可用本方加减治疗。

【临床报道】

屈氏用白头翁汤加味保留灌肠治疗放射性直肠炎。每日1剂水煎服，保留灌肠2小时，每日1～2次，10天为一个疗程，疗程间隔2日。疗效标准：治愈为症状、体征完全消失，直肠镜复查示正常；好转为症状、体征明显改善，直肠镜复查示好转。本组42例，用药1～3个疗程，治愈29例，好转13例，随访38例，5例复发。[屈统红.白头翁汤加味保留灌肠治疗放射性直肠炎42例.浙江中医杂志，2000，35（7）：288]

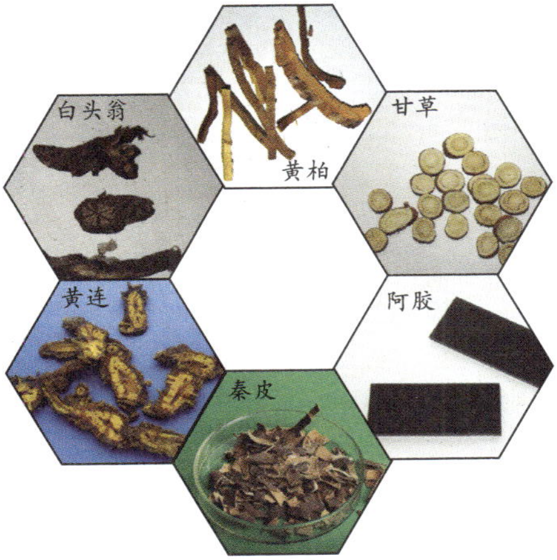

白头翁加甘草阿胶汤

《金匮要略》

【组成】白头翁、甘草、阿胶各6克，黄柏、黄连、秦皮各9克。

【用法】上六味，以水七升，煮取二升半，内胶令消尽，去滓。分温三服。

【功效】清肝凉血，益气补血。

【主治】下利或利下脓血，里急后重，腹痛，口苦，渴欲饮水，四肢困重，面色不荣，肌肤枯燥，头晕，舌红，舌苔黄或腻，脉细数或沉弱。

【运用】

1.辨证要点　本方以腹痛、便脓血、渴欲饮水、面色不荣、舌偏红、舌苔黄略腻、脉沉弱为辨证要点。

2.加减变化　腹痛者，加木香、白芍，以行气调血；后重者，加薤白、槟榔，以行气导滞；便脓血者，加赤芍、当归，以凉血理血，止脓血。

3.现代运用　本方可用于治疗西医临床中的阿米巴痢疾、慢性细菌性痢疾、急性坏死性肠炎、滴虫性肠炎等，还可用于辅助治疗急性泌尿系感染、宫颈切除后引起的大出血、红斑性狼疮等。

4.使用注意　寒湿下利证慎用本方。

第五节 清虚热

青蒿鳖甲汤

《温病条辨》

【组成】青蒿、知母各6克，牡丹皮9克，生地黄12克，鳖甲15克。

【用法】水煎服。

【功效】养阴透热。

【主治】温病后期，阴液耗伤，邪伏阴分，夜热早凉，热退无汗，舌红少苔，脉细数。

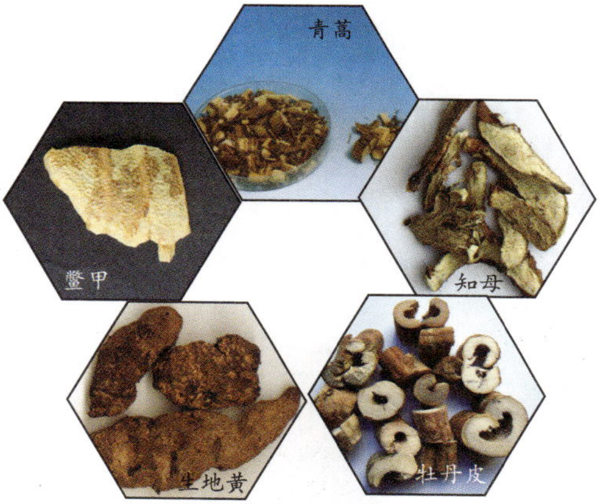

【运用】

1.辨证要点 本方最适用于余热未尽、阴液不足的虚热证。以夜热早凉、热退无汗、舌红少苔、脉细数为辨证要点。

2.加减变化 小儿夏季热者，加荷梗、白薇以祛暑退热；暮热早凉，汗解渴饮者，可去生地黄，加天花粉以清热生津止渴；兼肺阴虚者，加麦冬、沙参滋阴润肺。

3.现代运用 原因不明的发热、小儿夏季热、肾结核、慢性肾盂肾炎等属阴虚内热者，均可用本方加减治疗。

4.使用注意 阴虚欲作动风者不宜使用。

【临床报道】

丘氏用青蒿鳖甲汤治疗肺结核午后发热。每日1剂水煎服，并配合抗痨西药常规治疗。疗效标准：显效为经服药3～6剂后，发热消失，停药后未再发热；有效为服药6～10剂后，发热消失，但停药后有复发，需连续用药；无效为服药15剂以上发热无变化。本组60例，显效50例，有效6例，无效4例，疗效满意。[丘健明.青蒿鳖甲汤治疗肺结核午后发热60例.实用中医内科杂志，2000，14（3）：18]

清骨散

《证治准绳》

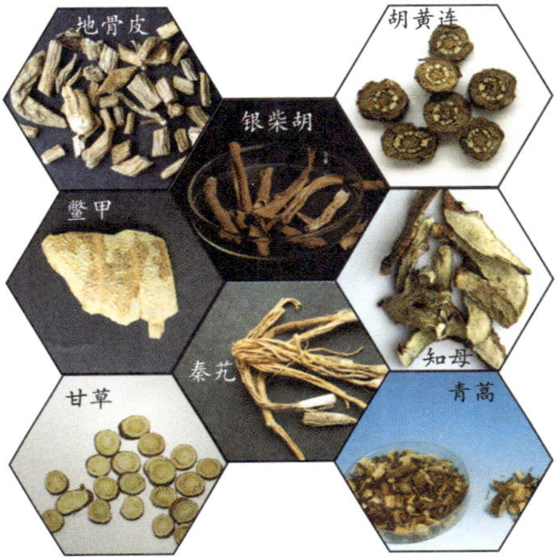

【组成】银柴胡5克，胡黄连、地骨皮、知母、秦艽、鳖甲、青蒿各3克，甘草2克。

【用法】水煎服。

【功效】清虚热，退骨蒸。

【主治】虚劳发热。骨蒸潮热，或低热日久不退，形体消瘦，唇红颧赤，困倦盗汗，或口渴心烦，舌红少苔，脉细数。

【运用】

1.辨证要点　本方为肝肾阴虚、骨蒸劳热的常用方。以骨蒸潮热、形体消瘦、盗汗、舌红少苔、脉象细数为辨证要点。

2.加减变化　咳嗽者，可加麦冬、阿胶、五味子；血虚较甚者，宜加地黄、当归、芍药。

3.现代运用　本方可用于结核病，或其他慢性消耗性疾病的发热骨蒸、证属阴虚内热者。

人参黄芪散

《卫生宝鉴》卷五

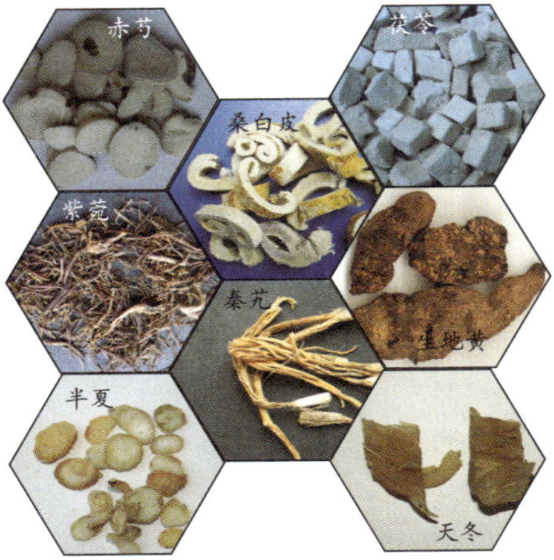

【组成】人参、桔梗各10克，黄芪、知母、桑白皮、紫菀、半夏、赤芍、鳖甲、炙甘草各15克，秦艽、茯苓、柴胡、地骨皮、生地黄各20克，天冬30克。

【用法】上药为粗末，每服9克，水煎服。亦可作汤剂水煎服。用量按原方比例酌减。

【功效】补气养阴，清退虚热。

【主治】虚劳客热，肌肉消瘦，四肢倦怠，五心烦热，咽干颊赤。日晡潮热，盗汗减食，咳嗽脓血，胸胁不利。

【运用】

1.辨证要点 本方以潮热盗汗、五心烦热、咽干颧赤、倦怠食少、咳嗽脓血为辨证要点。

2.加减变化 汗出多者，加浮小麦、牡蛎、糯稻根；潮热甚者，加白薇、银柴胡；咳吐脓血者，加冬瓜仁、芦根；咳嗽喘气者，加紫苏子、杏仁。

3.现代运用 本方常用于治疗肺结核、产后发热等。

第五章　祛暑剂

清络饮

《温病条辨》

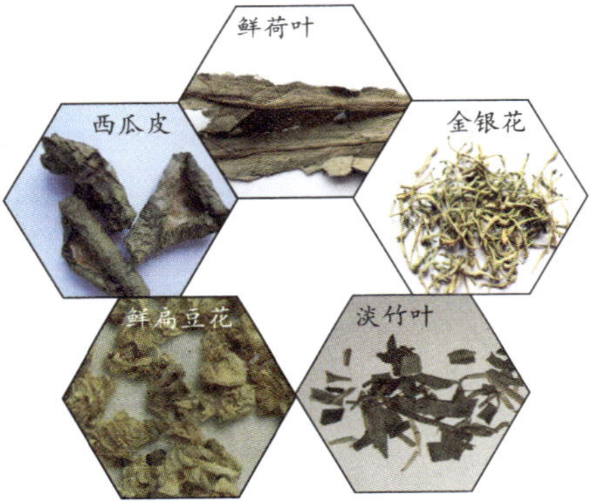

【组成】鲜荷叶边、鲜金银花、丝瓜皮、西瓜翠衣、鲜扁豆花（一枝）、鲜竹叶心各6克。

【用法】以水二杯，煮取一杯，日二服。现代用法：水煎服。

【功效】祛暑清热。

【主治】暑伤肺经气分轻证。身热口渴不甚，头目不清，昏眩微胀，舌淡红，苔薄白。

【运用】

1.辨证要点　本方是治疗暑热伤肺轻证的常用方。临床应用以身热口渴不甚、头目不清、舌苔薄白为辨证要点。

2.加减变化　本方既可治暑伤肺络，也可煎汤代茶以预防暑病。身热较甚，可加石膏；暑温伤肺、咳而无痰、咳声高者，可加麦冬、杏仁、沙参以利肺气，养肺阴，或加甘草、桔梗以开提肺气，清肺热。

3.使用注意　本方的适应证是暑温中的轻浅之证。若暑温表寒较重，或热渴大汗，或汗多脉散大，喘喝欲脱者，均不宜使用本方。

香薷散

《太平惠民和剂局方》

【组成】香薷15克，厚朴（姜制）、白扁豆（微炒）各12克。

【用法】水煎服，或加酒少量同煎。

【功效】祛暑解表，化湿和中。

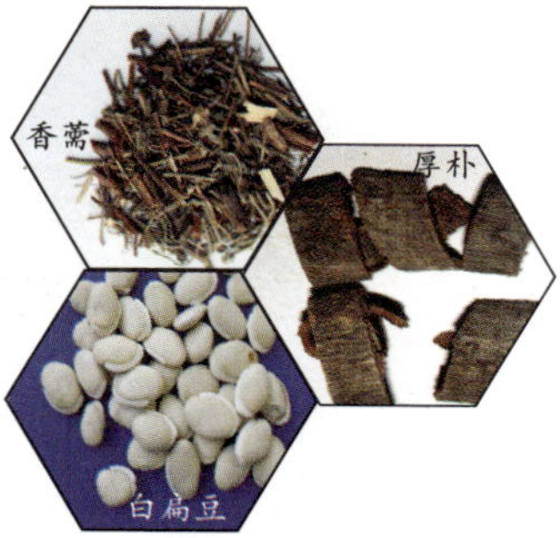

【主治】阴暑。恶寒发热，头重头痛，无汗，四肢倦怠，胸闷泛恶，腹痛吐泻，舌苔白腻，脉浮。

【运用】

1.辨证要点 本方是夏月乘凉饮冷、感寒伤湿的常用方剂，后人通称三物香薷饮。以恶寒发热、无汗头痛、胸闷泛恶、舌苔白腻、脉浮为辨证要点。

2.加减变化 其时若表寒甚者，可加入淡豆豉、葱白以加强解表散寒的作用。

3.现代运用 本方常用于夏季感冒、急性胃肠炎等见上述证候者。

4.使用注意 由于香薷属辛温解表药物，因此凡外感风寒，内有湿邪者，虽病不在暑月，亦可应用。夏月伤暑见发热汗出、心烦口渴等暑热病证者，则不可使用。

【临床报道】

郑氏用柴胡香薷饮治疗小儿夏季高热。本组78例，用药1～3日，72例体温降低正常，治愈率91%。[郑海文.柴胡香薷饮治疗小儿夏季高热78例临床体会.中国中医急症，1999，8（4）：160]

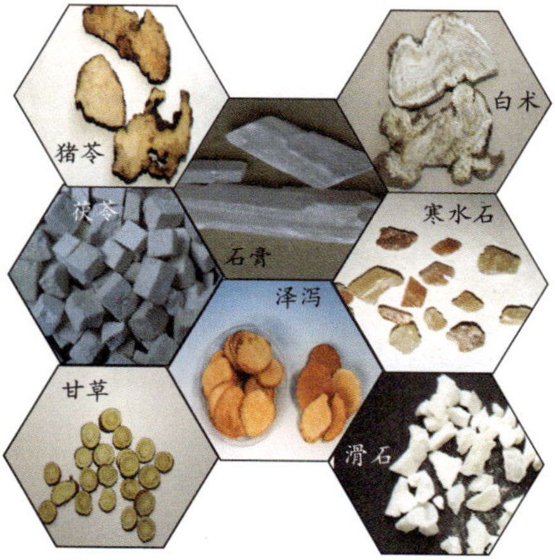

桂苓甘露散

《黄帝素问宣明论方》

【组成】茯苓、泽泻各30克，甘草（炙）、石膏、寒水石各60克，滑石120克，官桂（去皮）15克，白术、猪苓各15克。

【用法】上为末，每服9克，温汤调下，新汲水亦得，生姜汤尤良。小儿每服一钱（3克），用如上法。现代用法：亦可作汤剂，水煎服，用量按原方比例酌减。

【功效】清暑解热，化气利湿。

【主治】暑湿证。发热头痛，烦渴引饮，小便不利，及霍乱吐下。

【运用】

1.辨证要点 本方是祛暑利湿的常用方。临床应用以发热头痛、烦渴引饮、小便不利为辨证要点。

2.加减变化　水湿中阻、呕恶腹胀者，可加佩兰、藿香以芳香化湿；暑热较轻，可减寒水石、石膏的用量，或以芦根、西瓜翠衣、竹叶代之；水泻暴注，可去猪苓，减三石用量，加藿香、人参、葛根、木香等。

3.现代运用　本方可用于中暑、尿路感染属暑湿者。

4.使用注意　因本方清暑利湿之力较强，故主要适用于暑热盛、湿邪重之暑湿重证。若一般的伤暑轻证或汗泻过多、气液大伤均不宜使用本方。

清暑益气汤

《温热经纬》

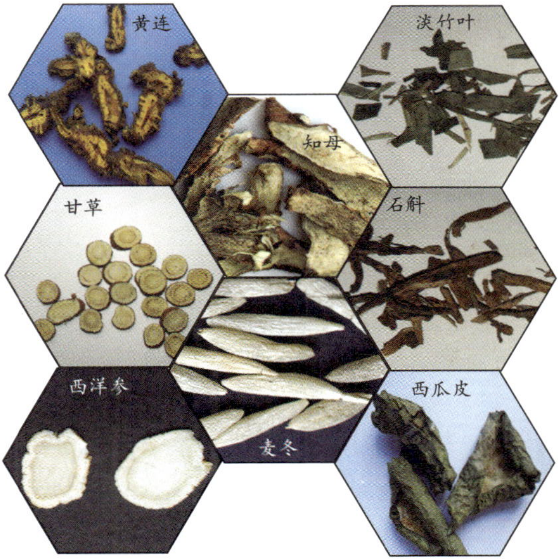

【组成】黄连、甘草各3克，西洋参4.5克，知母6克，麦冬、淡竹叶各9克，石斛、荷梗各12克，粳米15克，西瓜皮30克。

【用法】原方未著用法。现代用法：水煎服。

【功效】清暑益气，养阴生津。

【主治】感受暑热，气津两伤，身热汗多，心烦口渴，四肢困倦，精神不振，脉虚数。

【运用】

1.辨证要点　本方用治感受暑热、耗气伤津者。以身热汗多、心烦口渴、体倦少气、脉虚数、舌苔薄白而干、舌质红、病发于暑天为辨证要点。

2.加减变化　小儿夏季热、久热不退、烦渴体倦、属气津不足者，可以本方去黄连之苦燥，加地骨皮、白薇以退热。

3.现代运用　本方常用于小儿夏季热、久热不退、烦渴体倦、属气津不足者。

4.使用注意　方中黄连用量宜小，防其苦寒化燥，反伤津液。若暑病挟湿，舌苔厚腻者，不宜使用本方，恐其养阴生津，反助湿邪。

第六章 温里剂

第一节 温中祛寒

理中丸

《伤寒论》

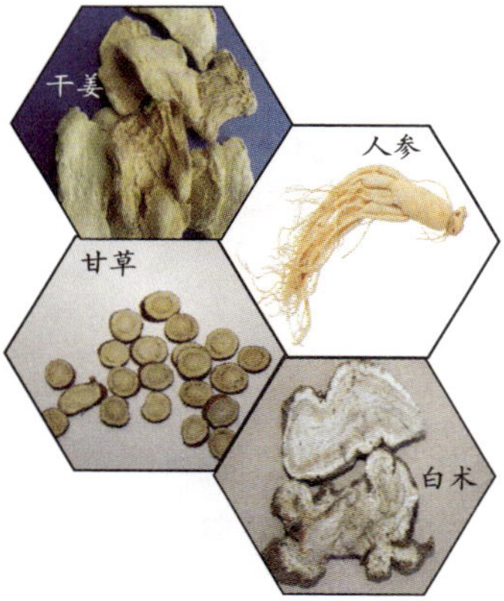

【组成】人参、干姜、甘草（炙）、白术各90克。

【用法】上四味，捣筛，蜜和为丸，如鸡子黄许大（9克）。以沸汤数合，和一丸，研碎，温服之，每日三四服，夜二服。腹中未热，益至三四丸，然不及汤。汤法：以四物依两数切，用水八升，煮取三升，去滓，温服一升，日三服。服汤后，如食顷，饮热粥一升许，微自温，勿发揭衣被。现代用法：上药共研细末，炼蜜为丸，重9克，每次1丸，温开水送服，每日2～3次。或作汤剂，水煎服，用量按原方比例酌减。

【功效】温中祛寒，补气健脾。

【主治】脾胃虚寒证。脘腹绵绵作痛，喜温喜按，呕吐，大便稀溏，脘痞食少，畏寒肢冷，口不渴，舌淡、苔白润，脉沉细或沉迟无力。阳虚失血证。便血、吐血、衄血或崩漏等，血色暗淡，质清稀。脾胃虚寒所致的胸痹；或病后多涎唾；或小儿慢惊等。

【运用】

1.辨证要点　本方是治疗中焦脾胃虚寒证的基础方。临床应用以脘腹绵绵作痛、呕吐便溏、畏寒肢冷、舌淡、舌苔白、脉沉细为辨证要点。

2.加减变化　下利甚者，可加白扁豆、茯苓健脾渗湿止泻；呕吐甚者，可加半夏、生姜降逆和胃止呕；虚寒甚者，可加肉桂、附子以增强温阳祛寒的功效；阳虚失血者，可将干姜易为炮姜，加艾叶、灶心土温涩止血；胸痹者，可加桂枝、薤白、枳实振奋胸阳，舒畅气机。

3.现代运用 本方常用于急慢性胃肠炎、胃及十二指肠溃疡、胃下垂、胃痉挛、胃扩张、慢性结肠炎等属脾胃虚寒者。

4.使用注意 湿热内蕴中焦或脾胃阴虚者禁用。

【临床报道】

赵氏等用理中丸加味茯苓、丁香、小茴香、藿香、荔枝核等制成冲剂，治疗浅表性胃炎60例。其中男性32例，女性28例；轻度胃痛6例，中度32例，重度22例。全部病例均口服给药，每次1包（6克），每日3次，重度胃痛可加1包，饭前服用，2周为一个疗程，服1～3个疗程。结果：基本治愈9例，显效25例，有效21例，无效5例，总有效率91.67%。[赵联社等.理中丸加味冲剂治疗浅表性胃炎60例.陕西中医学院学报，2001，2（24）：18]

小建中汤

《伤寒论》

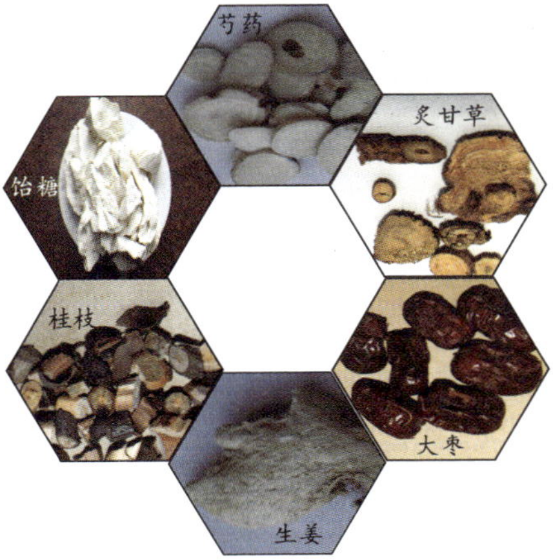

【组成】饴糖30克，芍药18克，桂枝、生姜各9克，炙甘草6克，大枣四枚。

【用法】后五味，水煎2次，取汁，去渣，加入饴糖，分2次温服。

【功效】温中补虚，和里缓急。

【主治】虚劳里急证。腹中时痛，喜温欲按，舌淡、苔白，脉细弦；或虚劳而心中悸动，虚烦不宁，面色无华，或手足烦热，咽干口燥等。

【运用】

1.辨证要点 临床以腹痛喜温喜按、心悸、发热，而见面色无华、舌淡苔白、脉细弦为辨证要点。

2.加减变化 面色萎黄、短气神疲者，可加黄芪、人参、当归以补养气血；便溏者，可加白术健脾燥湿止泻；中焦寒重者，可加干姜以增强温中散寒的功效；兼有气滞者，可加木香行气止痛。

3.现代运用 胃及十二指肠溃疡、慢性胃炎、慢性肝炎、神经衰弱、再生障碍性贫血、功能性发热等属中焦阴阳不和者，均可予本方加减治疗。

4.使用注意 呕吐或中满者不宜使用；阴虚火旺之胃脘疼痛忌用。

【临床报道】

小建中汤治疗慢性萎缩性胃炎及慢性浅表性胃炎，确有疗效。马氏以小建中汤为主治疗慢性胃炎58例。其中治疗慢性萎缩性胃炎39例，治愈21例，好转13例，无效5例，总有效率87.2%。治疗慢性浅表性胃炎19例，治愈11例，好转5例，无效3例，总有效率84.2%。[马馨兰.小建中汤治疗慢性胃炎58例.实用中西医结合杂志，1998，1（11）：71]

大建中汤

《金匮要略》

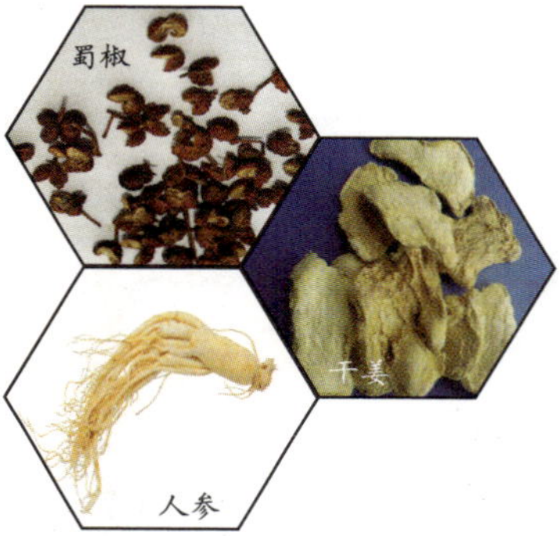

【组成】蜀椒（去汗）6克，干姜12克，人参6克。

【用法】上三味，以水四升，煮取二升，去滓，内胶饴一升，微火煮取一升半，分温再服。如一炊顷，可饮粥二升，后更服。当一日食糜粥，温覆之。现代用法：三味水煎2次，取汁，兑入饴糖30克，分2次温服。

【功效】温中补虚，降逆止痛。

【主治】中阳虚衰，阴寒内盛之脘腹疼痛。心胸中大寒痛，呕不能食，腹中寒，上冲皮起出见有头足，上下痛而不可触近，舌苔白滑，脉细沉紧，甚则肢厥脉伏。

【运用】

1.辨证要点 本方为治虚寒腹痛重证之代表方。以阵发性脘腹绞痛、拒按、常伴呕吐、舌苔白滑、脉来弦紧为辨证要点。

2.加减变化 腹痛痞满者，加厚朴、枳实行气消痞除满；呕吐甚者，加生姜、半夏降逆止呕；寒积较甚、便秘者，加大黄、附子温下寒积。

3.现代运用 本方常用于粘连性肠梗阻、胃肠痉挛、急性胃炎、疝气绞痛、消化性溃疡等，证属中阳虚弱、阴寒内盛者。

4.使用注意 本方辛甘温热之性较强，素体阴虚者慎用，寒凝气滞者亦不宜应用。

【临床报道】

石氏治疗胆囊炎急性发作寒积上攻，心胁攻痛、绞痛，甚则突起如拳，吐逆汗出，大便数日不行，舌苔白腻，脉沉弦，用大建中汤合附子大黄汤佐猪胆汁半匙冲服，2剂诸证俱除。李氏治一急性胰腺炎患者，上腹绞痛阵发加剧伴呕吐，始用清胰汤，继用本方加苍术、鸡内金各10克，赤、白芍各15克，制大黄10克、厚朴6克，2剂后腹痛大减，9剂后痊愈。又治一胆绞痛患者，病史十余年，发时右上腹痛引肩背而不可忍，汗出肢冷，吐逆便结，用本方加川楝子10克、吴茱萸5克，赤、白芍各15克，1剂痛止，一周后痊愈。有人治疗慢性肝炎用本方加附子，兼服当归芍药散加附子酒剂2月余，诸证消失，肝功能复常。有人[15]治疗肝硬化腹水1例，用补中益气汤、五苓散等效不佳，投与大建中汤取得较好疗效。

吴茱萸汤

《伤寒论》

【组成】吴茱萸、人参各9克，生姜18克，大枣五枚。

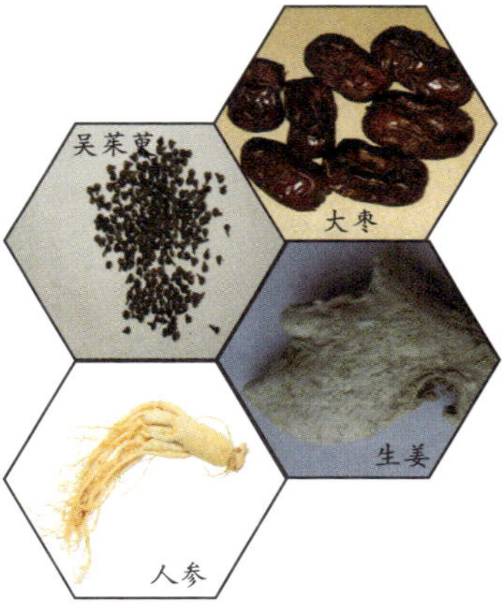

【用法】水煎温服。

【功效】温中补虚，降逆止呕。

【主治】虚寒呕吐。食谷欲呕，畏寒喜热，或胃脘疼痛，吞酸嘈杂；或厥阴头痛，干呕吐涎沫；或少阴吐利，手足厥冷，烦躁欲死。

【运用】

1.辨证要点 本方专为中焦虚寒、浊阴上逆之证而设。临床以呕吐或干呕吐涎沫、口淡不渴、舌淡苔白滑、脉细迟或弦细为辨证要点。

2.加减变化 头痛甚者，加当归、川芎以养血止痛；呕吐甚者，加砂仁、半夏以增强降逆止呕的功效；吞酸频作者，可加煅瓦楞、乌贼骨以制酸止痛；阴寒较甚者，宜加附子、干姜以温中散寒。

3.现代运用 本方常用于妊娠呕吐、慢性胃炎、神经性头痛、耳源性眩晕等属中焦虚寒者。

4.使用注意 临床运用本方，凡呕逆严重者，当予冷服，以防格拒。

【临床报道】

李氏以吴茱萸汤为主方随证加减，治疗180例神经性头痛。患者均以头痛为主症，并伴有不同程度的干呕或呕吐，发病与精神因素有关，患者以家庭妇女为多，并有98例患者血压偏低。结果：痊愈117例，显效60例，有效3例，总有效率达100%。[李敬柱.吴茱萸汤治疗180例神经性头痛的临床总结.实用中西医结合杂志，1997，10（19）：1895]

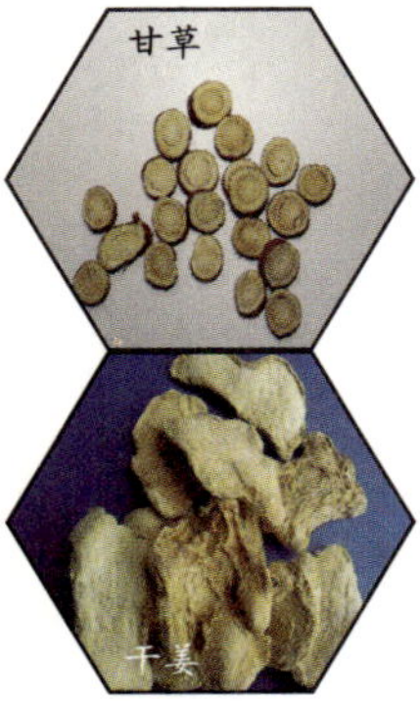

甘草干姜汤

《伤寒论》

【组成】甘草（炙）12克，干姜（炮）6克。

【用法】上㕮咀二味，以水三升，煮取一升五合，去滓。分温再服。

【功效】温补阳气，调理肺胃。

【主治】咳吐涎沫，清稀量多，或不咳，口淡不渴，头眩，畏寒，小便数，或遗尿，神疲乏力，短气不足以息，舌淡，舌苔薄白，脉虚弱。

【运用】

1.辨证要点 本方以咳吐涎沫，或胃脘不适、口淡不渴，或头眩、舌质淡、舌苔薄白、脉浮紧或沉迟为辨证要点。

2.加减变化 呕吐者，加陈皮、半夏以降逆止呕；胃寒明显者，加肉桂、附子以温暖阳气；大便溏者，加莲子肉、白扁豆以健脾止泻。

3.现代运用 本方可用于治疗西医临床中的支气管肺炎、支气管炎、肺实质纤维化、肺气肿、肺不张等。只要符合其主治病变证机，也可加减运用，辅助治疗如慢性胆囊炎、慢性胃炎、慢性肝炎等。

4.使用注意 肺热证、肺阴虚证慎用本方。

【临床报道】

寒证：本方治疗34例寒证（胃脘痛8例，吐酸2例，脘腹胀2例，肠鸣腹泻1例，胸痛2例，眩晕13例，咳嗽2例，经来腹痛4例），均取效。认为中医所称寒证，实际上包含副交感神经过度兴奋的病理生理现象；认为干姜辛辣，服后刺激口腔粘膜，可能引起反射性交感神经兴奋而起对抗副交感神经作用；甘草则对胃平滑肌有一定解痉作用，因而取效。

甘草麻黄汤

《金匮要略》

【组成】甘草6克，麻黄12克。

【用法】上二味，以水五升，先煮麻黄，去上沫，内甘草，煮取三升。温服一升。覆被汗出，不汗，再服。慎风寒。

【功效】理脾散寒，发越郁阳。

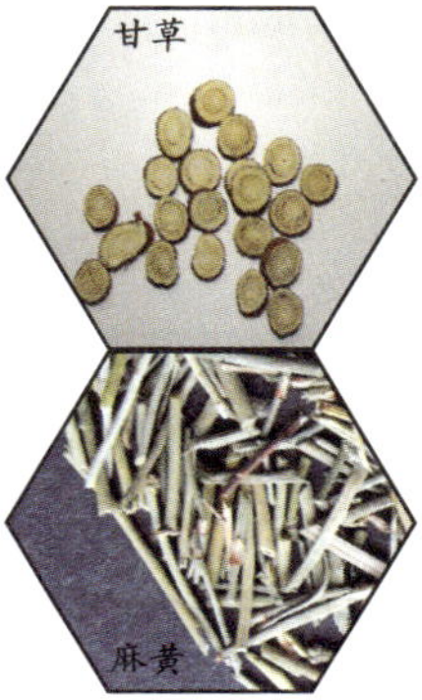

【主治】饮食不佳，脘腹胀满，四肢困重，或全身水肿，或腰以上肿，按之没指，小便不利或少，身重恶寒，舌淡、苔薄白，脉缓或迟。

【运用】

1.辨证要点　本方以饮食不振、脘腹胀满、四肢困重或水肿、舌质淡、脉缓或迟为辨证要点。

2.加减变化　食少者，加薏苡仁、白扁豆以健脾化湿和胃；腹满者，加生姜、厚朴以行气消胀。

3.现代运用　本方可用于治疗西医临床中的慢性肾盂肾炎、肾小球肾炎初期、风湿性心脏病、慢性胃炎等，还可治疗肺气肿、支气管炎、支气管扩张等。

4.使用注意　脾胃阴虚证、湿热蕴结证慎用本方。

附子粳米汤

《金匮要略》

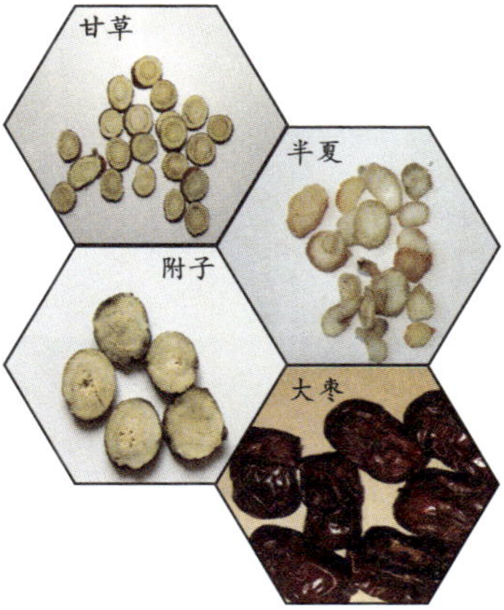

【组成】附子（炮）5克，半夏12克，甘草3克，大枣十枚，粳米12克。

【用法】上五味，以水八升，煮米熟，汤成，去滓。温服一升，日三服。

【功效】温阳散寒，化饮降逆。

【主治】呕吐或吐涎沫，腹中寒痛，甚则剧痛，畏寒，腹中雷鸣，大便溏，胸胁逆满，肢体困重，乏力，舌淡、苔薄白，脉沉迟。

【运用】

1.辨证要点　本方以脘腹寒痛、腹中雷鸣、或四肢不温、舌质淡、舌苔白或腻、脉沉或迟为辨证要点。

2.加减变化　腹痛明显者，加白芍药、细辛以温阳缓急止痛；小便不利者，加泽泻、茯苓以健脾渗湿；饮邪明显者，加苍术、白术以健脾醒脾燥湿。

3.现代运用　本方可用于治疗西医临床中的肠结核、慢性肠胃炎、结肠炎、肠黏膜脱落、慢性肝炎等，还可用于治疗心肌炎、心肌缺血、脉管炎等。

4.使用注意　脾胃阴虚证、脾胃湿热证慎用本方。

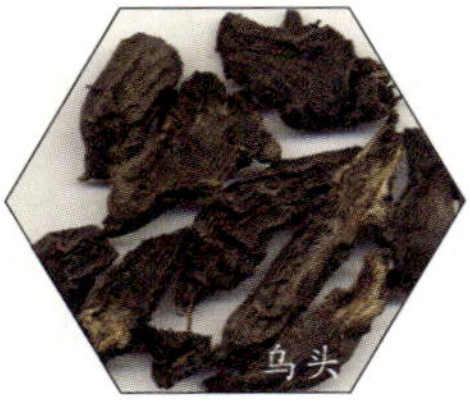

大乌头煎

《金匮要略》

【组成】乌头（熬，去皮，不㕮咀，大者）15克。

【用法】上以水三升，煮取一升，去滓，内蜜二升，煎令水气尽，取二升。强人服七合，弱人服五合。不差，明日更服，不可日再服。

【功效】温中逐寒，通阳止痛。

【主治】脘腹疼痛或绕脐痛，或痛则冷汗出，手足厥逆，或呕吐，舌淡、苔薄白，脉沉紧或弦紧。

【运用】

1.辨证要点　本方以脘腹疼痛或绕脐痛、手足厥逆、舌质淡、舌苔薄白、脉沉紧为辨证要点。

2.加减变化　胃寒甚者，加生姜、桂枝、干姜以温胃散寒；呕吐者，加生姜、陈皮、丁香以温臂降逆；腹泻者，加白术、茯苓、山药以健脾和胃止泻。

3.现代运用　本方可用于治疗西医临床中的慢性胃炎、肠胃痉挛、慢性肠炎等，还可用于治疗类风湿关节炎、风湿性关节炎等。

4.使用注意　脾胃阴虚证、温热蕴结证慎用本方。

乌头桂枝汤

《金匮要略》

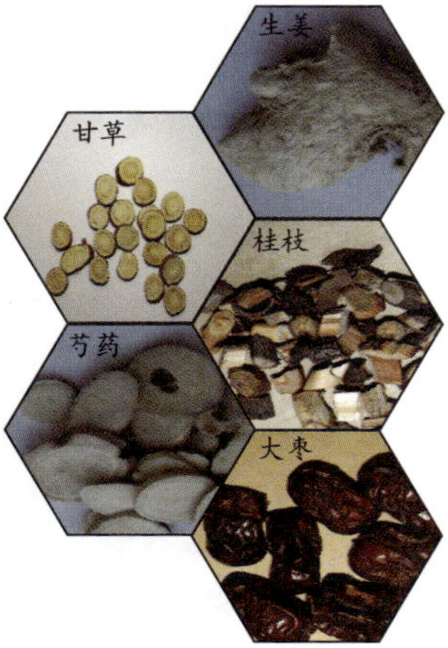

【组成】乌头10克，桂枝（去皮）、芍药、生姜（切）各9克，甘草（炙）6克，大枣十二枚。

【用法】上一味（乌头），以蜜二升，煎减半，去滓。以桂枝汤五合解之，得一升后，初服二合，不知，即服三合；又不知，复加至五合。其知者，如醉状，得吐者，为中病。上五味道（桂枝汤），剉以水七升，微火煮取三升，去滓。

【功效】温中逐寒，解肌散邪。

【主治】发热，恶寒，汗出，或头痛，寒疝腹痛，手足逆冷或不仁，身疼痛，或呕吐，或不能食，舌淡、苔薄白，脉弦紧。

【运用】

1.辨证要点　本方以寒疝腹痛、身疼痛、发热、恶寒、汗出、舌淡、脉弦紧为辨证要点。

2.加减变化　腹痛明显者，加乌药、延胡索以温里散寒，行气止痛；头痛明显者，加蔓荆子、白芷以祛风散寒止痛；恶心呕吐者，加竹茹、陈皮以和胃降逆止呕。

3.现代运用　本方可用于治疗西医临床中的感冒、流行性感冒、肠胃型感冒、支气管炎等。只要符合其主治病变证机，也可加减运用，辅助治疗如慢性非特异性溃疡性结肠炎、慢性附件炎等。

4.使用注意　太阳伤寒证与脘腹寒积证相兼者慎用本方。

葛根加半夏汤

《伤寒论》

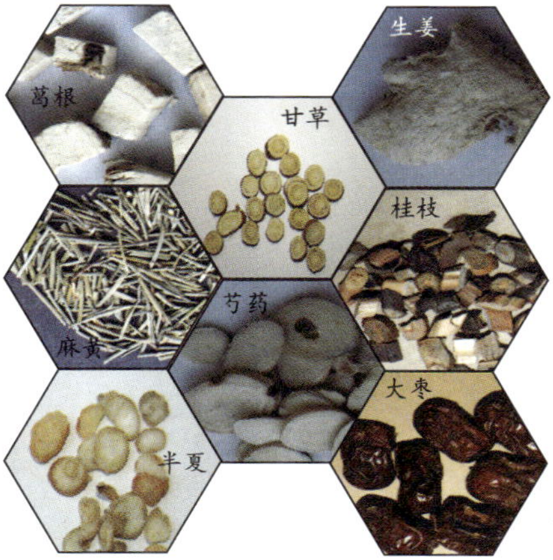

【组成】葛根12克，麻黄（去节）9克，甘草（炙）、芍药、桂枝（去皮）、生姜（切）6克，半夏（洗）12克，大枣（擘）十二枚。

【用法】上八味，以水一斗，先煮葛根、麻黄，减二升，去白沫。内诸药，煮取三升，去滓。温服一升。覆取微似汗。

【功效】解表散邪，和胃降逆。

【主治】发热，恶风寒，无汗，头痛，胃脘疼痛绵绵不止或拘急疼痛，呕吐或吐清水，舌淡、苔薄白，脉紧或浮。

【运用】

1.辨证要点　本方以发热、恶风寒、无汗、头痛、胃脘疼痛、呕吐、舌淡、舌苔薄白、脉紧或浮为辨证要点。

2.加减变化　大便溏者，加茯苓、白术以健脾渗湿止泻等；呕吐明显者，加吴茱萸、陈皮以温胃降逆止呕。

3.现代运用　本方可用于治疗西医临床中的急、慢性肠胃炎，慢性非特异性溃疡性结肠炎，肠胃型感冒等。只要符合其主治病变证机，也可加减运用，辅助治疗慢性支气管炎等。

4.使用注意　太阳中风证与胃寒证相兼慎用本方。

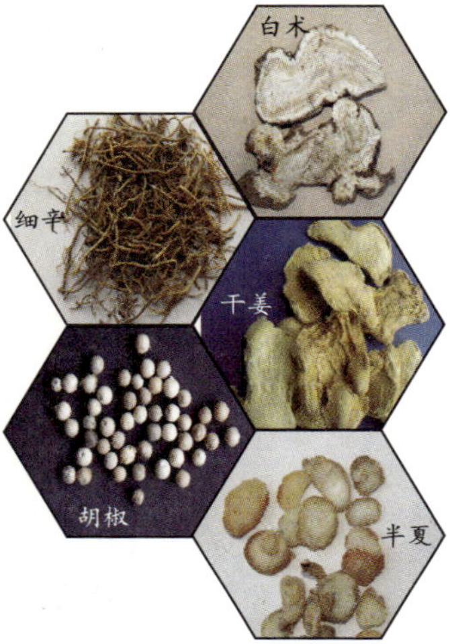

温中丸

《全生指迷方》

【组成】干姜、半夏各30克，白术60克，细辛、胡椒各15克。

【用法】上药共为细末，炼蜜为丸，如梧桐子大。每服30粒，以米饮送下，食前服。亦可改作汤剂水煎服，各药用量按原方比例酌减。

【功效】温中散寒，健脾化痰。

【主治】脾咳，口中如含霜雪，中脘隐隐作冷，恶寒，脉紧。

【运用】

1.辨证要点　本方以咳嗽气喘、痰多清稀、中脘隐隐作冷、恶寒为辨证要点。

2.加减变化　咳甚者，加紫菀、杏仁、款冬花；痰多者，加莱菔子、白芥子、紫苏子；喘甚者，加紫苏子、麻黄、白果。

3.现代运用　本方常用于治疗慢性支气管炎、支气管哮喘等。

第二节　回阳救逆

四逆汤

《伤寒论》

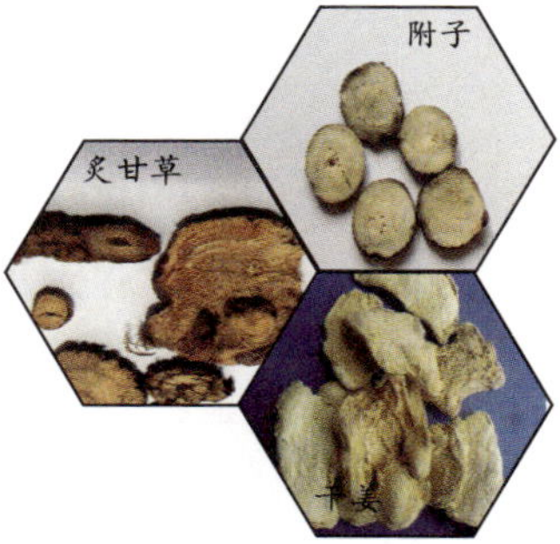

【组成】附子15克，干姜9克，炙甘草6克。

【用法】先煎附子1小时，再入余药同煎，取汁温服。

【功效】回阳救逆。

【主治】少阴病。四肢厥冷，恶寒蜷卧，呕吐不渴，腹痛下利，神疲欲寐，舌苔白滑，脉象微细。太阳病误汗亡阳。

【运用】

1.辨证要点　本方为肾阳衰微、阴寒内盛而设。临床以四肢厥冷、神疲欲寐、舌淡苔白、脉微细为辨证要点。

2.现代运用 本方常用于急性心衰、心肌梗死、急慢性胃肠炎吐泻失水或急性病大汗出见休克等属亡阳欲脱者。

3.使用注意 四肢厥冷属真热假寒者，禁用本方。

【临床报道】

潘氏等用四逆汤加味治疗96例单纯性晕厥，其中男性28例，女性68例，年龄18～58岁，平均39岁。晕厥或先兆晕厥同时伴下列情况之一：舒张压≤50mmHg（6.67kPa）和（或）收缩压≤80mmHg（10.7kPa）或平均动脉压下降25%以上；窦性心动过缓，心律＜50次/分钟；窦性静止≥3秒；一过性Ⅱ度房室传导阻滞；交界性心律。经各种检查排除心源性及其他原因的晕厥而确诊为本病。基本方：炮干姜、制附子各6克，炒枳实、炙甘草、炒白芍各12克，党参30克，当归、川芎、生地黄各12克。每日1剂，早晚分服，1个月为一个疗程。随访半年观察疗效。结果：显效64例，有效28例，无效4例，总有效率95.8%。[潘小锋等.四逆汤加味治疗单纯性晕厥96例.浙江中西医结合杂志，2000，8（10）：475]

茯苓四逆汤

《伤寒论》

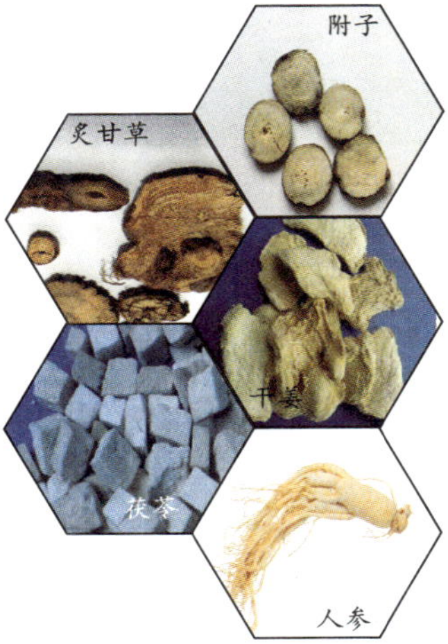

【组成】茯苓12克，炙甘草6克，附子5克，干姜4.5克，人参3克。

【用法】水煎服。

【功效】回阳益阴，宁心除烦。

【主治】少阴病并见烦躁不安。

【运用】

1.辨证要点 本方以四肢厥逆、烦躁、心悸、舌淡苔白滑、脉微欲绝为辨证要点。

2.加减变化 虚寒泄泻者，加补骨脂、白术；浮肿、小便不利者，加白术、桂枝；心悸怔冲者，加生牡蛎、生龙骨；烦躁不安者，加琥珀。

3.现代运用 本方常用于治疗休克、心肌梗死、心力衰竭、急性脑血管病、内耳眩晕症等。

通脉四逆加猪胆汁汤

《伤寒论》

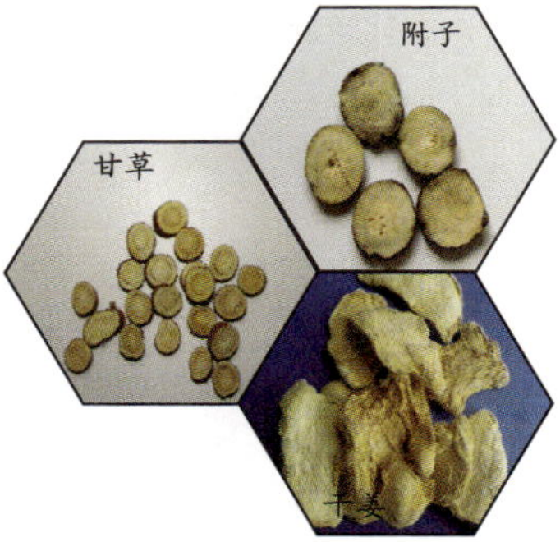

【组成】甘草（炙）6克，干姜（9克，强人可12克），附子（生用，去皮，破八片，大者）8克，猪胆3毫升。

【用法】上四味，以水三升，煮取一升二合，去滓，内猪胆汁。分温再服，其脉即来。无猪胆，以羊胆代之。

【功效】回阳救逆，益阴助阳。

【主治】下利无度而无物可下，呕吐不止而无物可吐，汗出，手足厥逆，神志昏厥或言语不清，四肢拘急不解，舌淡、苔薄，脉微欲绝。

【运用】

1.辨证要点　本方以心悸或心烦、手足厥逆、汗出、神志昏厥、舌质淡、舌苔薄白、脉微欲绝为辨证要点。

2.加减变化　血虚者，加熟地黄、当归以补血养血；气虚者，加黄芪、人参以益气补虚；阳虚者，加淫羊藿、巴戟天以温补阳气；阴虚者，加玉竹、麦冬以滋补阴津。

3.现代运用　本方可用于治疗西医临床中的风湿性心脏病、肺源性心脏病之心力衰竭、休克、心肌梗死完全性右束支传导阻滞、病态窦房结综合征等。只要符合其主治病变证机，也可加减运用，辅助治疗如慢、急性肠胃炎，慢性咽炎等。

4.使用注意　痰热证、湿热证、阴虚证慎用本方。

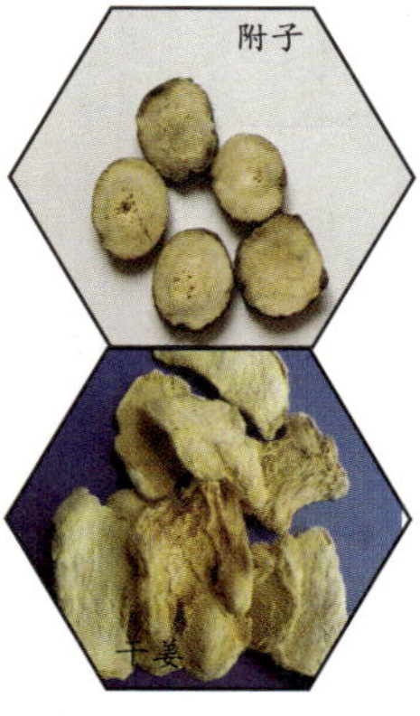

白通加猪胆汁汤

《伤寒论》

【组成】葱白四茎，干姜3克，附子（生，去皮，破八片）5克，人尿30毫升，猪胆6毫升。

【用法】上五味，以水三升，煮取一升，去滓，内胆汁、人尿，和令相得。分温再服。若无胆，亦可用。

【功效】破阴回阳，宣通上下，制阳入阴。

【主治】下利清谷，手足逆冷，神志昏沉，干呕，心烦，汗出，面赤如妆，脉微或无。

【运用】

1.辨证要点 本方以心悸、心烦、手足逆冷、舌质淡、舌苔薄、脉微或无为辨证要点。

2.加减变化 气虚明显者，加白术、人参以益气补虚；血虚者，加白芍药、当归以滋补阴血；寒甚者，加吴茱萸、桂枝以温阳散寒；心烦者，加桂枝、五味子以益心除烦。

3.现代运用 本方可用于治疗西医临床中的心力衰竭、心律失常、休克、心动过缓等。只要符合其主治病变证机，也可加减运用，辅助治疗如慢性肠胃炎、霍乱、肝性脑病、肠伤寒等。

4.使用注意 痰热证、湿热证、阴虚证慎用本方。

白通汤

《伤寒论》

【组成】葱白四茎，干姜3克，附子（生，去皮，破八片）5克。

【用法】上三味，以水三升，煮取一升，去滓。分温再服。

【功效】破阴回阳，宣通上下。

【主治】心悸，心烦，怔忡，汗出，面赤，手足逆冷，下利清谷，精神不振，少腹冷痛，小便清白，舌淡、苔白，脉微。

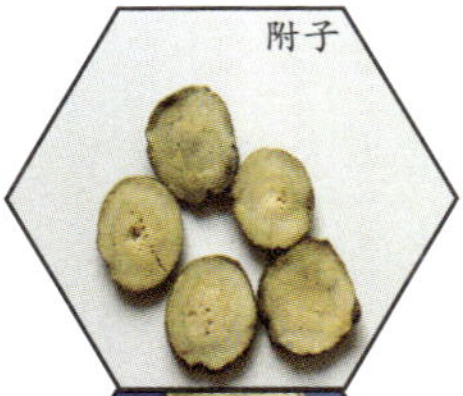
附子

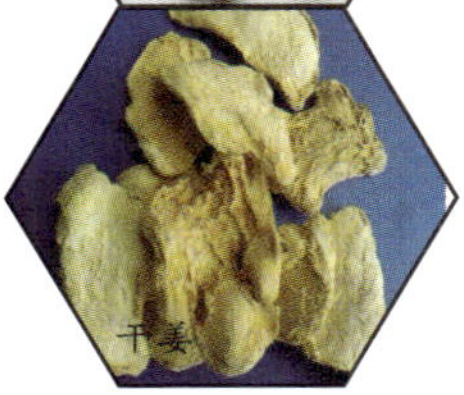
干姜

【运用】

1.辨证要点 本方以心悸、心烦、汗出、面赤、手足逆冷、舌质淡、舌苔薄白、脉微弱为辨证要点。

2.加减变化 气虚明显者，加白术、人参以益气补虚；寒甚者，加吴茱萸、桂枝以温阳散寒；心烦者，加桂枝、五味子以益心除烦。

3.现代运用 本方可用于治疗西医临床中心力衰竭、心律失常、休克、心动过缓等。只要符合其主治病变证机，也可加减运用，辅助治疗如尿毒症、眼科之前房积液、雷诺现象等。

4.使用注意 痰热证、湿热证、阴虚证慎用本方。

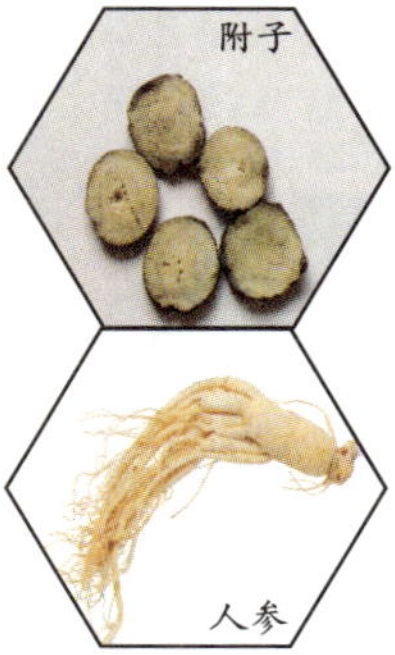

参附汤

《济生续方》

【组成】人参15克，附子（炮，去皮、脐）30克。

【用法】原方㕮咀，分作三服，水二盏生姜十片，煎至八分，去滓，食前温服。现代用法：水煎服，用量按原方比例酌减。

【功效】回阳益气固脱。

【主治】阳气暴脱，手足逆冷，头晕气短，面色苍白，汗出脉微，舌淡、苔薄白者。

【运用】

1.加减变化　用本方回阳固脱，一般不能用党参代替人参。如人参无法办到，可用党参60～120克代替人参，量少则难以奏效。据编者临床经验，因为阴阳互根，阳亡则阴液无以化生而耗竭，故亡阳的同时，往往兼见阴竭的证状，此时当急用参附汤合生脉散加龙骨、牡蛎以图救治。

2.现代运用　本方常用于抢救心力衰竭而见手足逆冷、汗出如珠、脉微欲绝的证候。

回阳救急汤

《伤寒六书》

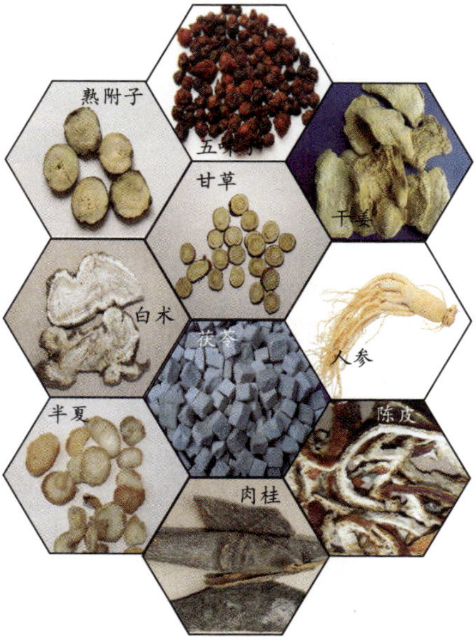

【组成】熟附子、白术（炒）、茯苓、半夏（制）各9克，干姜、人参、甘草（炙）、陈皮各6克，肉桂、五味子各3克。

【用法】水二盅，姜三片，煎之，临服入麝香三厘（0.1克）调服。中病以手足温和即止，不得多服。现代用法：水煎服，麝香冲服。

【功效】回阳固脱，益气生脉。

【主治】寒邪直中三阴，真阳衰微证。四肢厥冷，神衰欲寐，恶寒蜷卧，吐泻腹痛，口不渴，甚则身寒战栗，或指甲口唇青紫，或吐涎沫，舌淡、苔白，脉沉微，甚或无脉。

【运用】

1.辨证要点　本方是治疗寒邪直中三阴、真阳衰微证的常用方。临床应用以四肢厥冷、神衰欲寐、下利腹痛、脉微或无脉为辨证要点。

2.加减变化　呕吐不止者，可加姜汁以温胃止呕；泄泻不止者，可加黄芪、升麻等益气升阳止泻；呕吐涎沫或少腹痛者，可加盐炒吴茱萸以温胃暖肝，下气止呕；无脉者，可加少许猪胆汁，用为反佐，以防阳微阴盛而成阳脱之变。

3.现代运用　本方常用于急性胃肠炎吐泻过多、休克、心力衰竭等属亡阳欲脱者。

4.使用注意　方中麝香用量不宜过大。服药后手足温和即止。

回阳返本汤

《伤寒六书》

【组成】熟附子、人参、麦冬、陈皮各9克，干姜、五味子、炙甘草各6克，腊茶3克，蜂蜜五匙。

【用法】水煎服。

【功效】回阳救阴，益气固脱。

【主治】阳气衰微，阴津不足，四肢逆冷，大汗出，面赤烦热，烦躁口渴，舌光滑少苔，脉微欲绝。

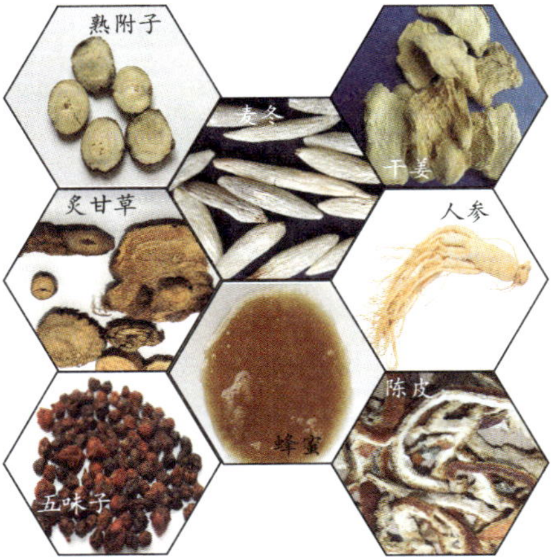

【运用】

1.辨证要点　本方以四肢逆冷、汗出面赤、烦躁口渴、舌光少苔、脉微欲绝为辨证要点。

2.加减变化　阳脱者，加桂枝；阴脱者，加黄精；面赤戴阳者，加葱白、黄连；汗多不止者，加山萸肉、煅龙骨、煅牡蛎。

3.现代运用　本方常用于治疗休克。

黑锡丹

《太平惠民和剂局方》

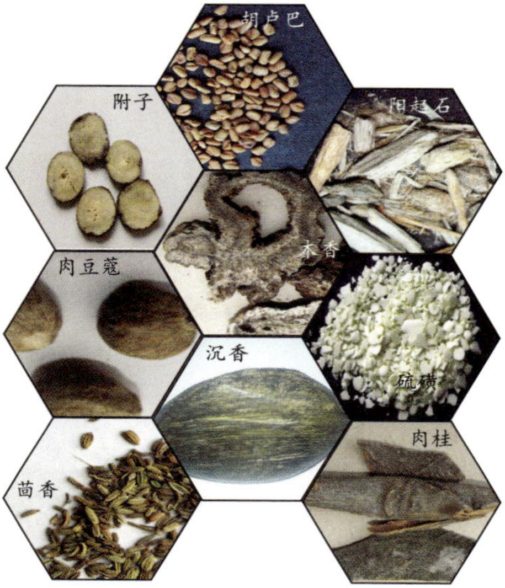

【组成】金铃子（蒸，去皮、核）、胡芦巴（酒浸，炒）、木香、附子（炮，去皮、脐）、肉豆蔻（面裹，煨）、破故纸（酒浸，炒）、沉香（镑）、茴香（舶上者，炒）、阳起石（研细，水飞）各30克，肉桂（去皮）15克，黑锡（去滓秤）、硫黄（透明者，结砂子）各60克。

【用法】原方用黑盏或新铁铫内如常法结黑锡、硫黄砂子，地上出火毒，研令极细，余药并杵，罗为细末，都一处和匀入研，自朝至暮，以黑光色为度，酒糊圆如梧桐子大，阴干入布袋内擦令光莹，每服三四十粒，空心姜盐汤或枣汤下，妇人艾醋汤下。现代用法：酒糊丸，成人每服4.5克，小儿每服1.5～3克，空腹时用温开水或淡盐汤送下。如急救可用至9克。

【功效】温补下元，镇纳浮阳。

【主治】肾阳虚衰，肾不纳气，下虚上实，痰壅气喘，汗出肢厥，舌淡、苔白，脉沉细或浮大无根者。奔豚，气上冲胸，或肠鸣便溏，或男子阳萎，妇人血海虚寒，带下清稀者。

【运用】

使用注意 本方乃急救之剂，非治本之方，故不宜多服久服，恐有铅中毒的危险。本方药物既有重坠之品，又以温燥居多，故孕妇禁用。对于肝肾阴亏者亦当禁用。

第三节 温经散寒

当归四逆汤

《伤寒论》

【组成】当归12克，桂枝、芍药各9克，炙甘草、通草各6克，细辛3克，大枣八枚。

【用法】水煎服。

【功效】温经散寒，养血通脉。

【主治】血虚寒厥证。手足厥寒，口不渴，或腰、股、腿、足疼痛，舌淡、苔白，脉沉细或细而欲绝。

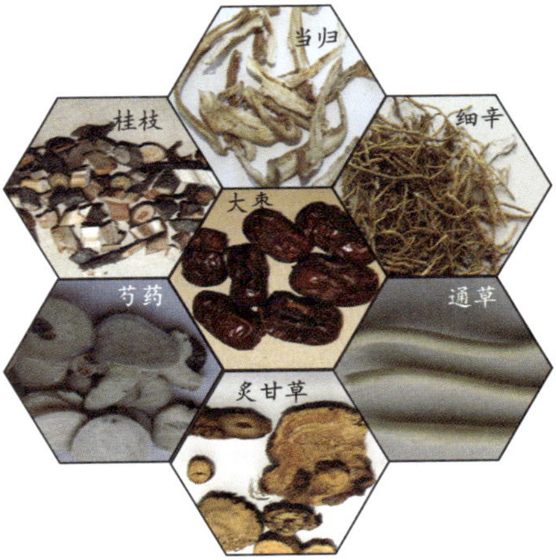

【运用】

1.辨证要点 本方为素体血虚、经脉寒凝所致之证而设。以手足厥冷、舌淡苔薄白、脉沉细欲绝为辨证要点。

2.加减变化 兼见干呕吐涎者，宜加生姜、吴茱萸以温中降逆；寒疝，睾丸掣痛，痛引少腹者，亦可加小茴香、良姜、乌药、香附等暖脾理气止痛之品。

3.现代运用 本方常用于冻疮、雷诺病或雷诺现象、血栓闭塞性脉管炎、小儿下肢麻痹及妇女痛经等属血虚寒凝者。

4.使用注意 本方只适用于血虚寒凝之四肢逆冷，其它原因之肢厥不宜使用。

【临床报道】

吴氏用本方加味治疗冻结肩55例，其中单侧发病52例（侧重左侧38例，右侧14例），双侧同时发病3例。基本方：当归、生黄芪各15克，桂枝、芍药、制川乌、木瓜各10克，细辛、炙甘草、木通各6克，大枣十枚。先将川乌与蜂蜜50克，同入锅煎30分钟，然后放其他药加水700毫升再煎20分钟，共煎2次，每次煎出药汁250毫升，分2～3次均匀服完，每日1剂，7天为一个疗程，一般2～4个疗程即可。服药同时嘱咐患者作适当运动。结果：痊愈34例，显效19例，无效2例，总有效率为96.4%。[吴春.当归四逆汤加味治疗冻结肩55例体会.现代中西医结合杂志，1999，8（8）：1468]

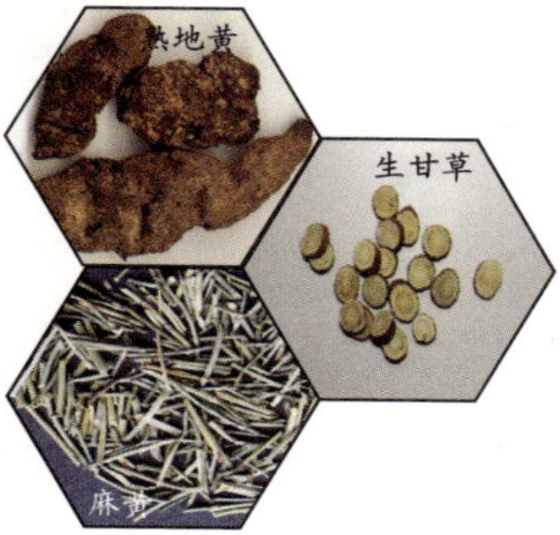

阳和汤

《外科证治全生集》

【组成】熟地黄30克，鹿角胶9克，白芥子6克，肉桂粉、生甘草各3克，姜炭、麻黄各2克。

【用法】除肉桂粉、鹿角胶外，余药水煎，汤成去渣，加入肉桂粉，鹿角胶烊化混匀，分2～3次服。

【功效】温阳补血，散寒通滞。

【主治】阴疽。患处漫肿无头，皮色不变，酸痛无热，口中不渴，舌淡、苔白，脉沉细或迟细；或贴骨疽、脱疽、流注、痰核、鹤膝风等属阴寒证者。

【运用】

1.辨证要点 本方为治疗阴证疮疡的著名方剂，以患处漫肿无头、皮色不变、酸痛无热、脉沉细或迟细为辨证要点。

2.加减变化 阴寒甚者，酌加附子以助其温阳散寒；兼气虚者，宜加黄芪、党参以益气补血。

3.现代运用 本方常用于骨结核、腹膜结核、慢性骨髓炎、深部脓肿、慢性淋巴结炎、类风湿性关节炎、血栓闭塞性脉管炎等属血虚寒凝者。

4.使用注意 本方药多温燥，凡痈疽阳证、阴虚有热或阴疽久溃者，均不宜使用。方中麻黄只起发越阳气之用，用量宜轻，熟地黄补血固本，用量宜重，应用时应注意两者比例。

【临床报道】

蔺氏将137例慢性乳腺炎患者随机分为两组，治疗组68例，年龄23～27岁，病程1～4年；对照组69例，年龄23～28岁，病程1～5年。所有病人均经红外线乳腺检查仪等检查，排除乳腺其他疾病而确诊。治疗组用阳和汤随证加味治疗，每日1剂，水煎分2次服；对照组用美迪克乳腺治疗仪治疗，均以14天为一个疗程。结果：对照组痊愈7例，有效26例，无效36例，总有效率为47.8%。治疗组痊愈21例，有效39例，无效8例，总有效率为88.2%。两组相比，治疗组疗效明显优于对照组（$P<0.05$）。[蔺璐.加味阳和汤治疗慢性乳腺炎68例.国医论坛，2000，6（15）：34]

第七章 补益剂

第一节 补气

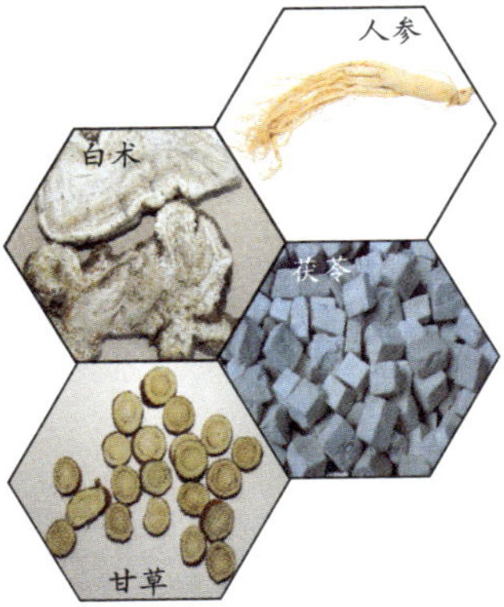

四君子汤

《太平惠民和剂局方》

【组成】人参（去芦）、白术、茯苓（去皮）各9克，甘草（炙）6克。

【用法】上为细末。每服二钱（15克），水一盏，煎至七分，通口服，不拘时候；入盐少许，白汤点亦得。现代用法：水煎服。

【功效】益气健脾。

【主治】脾胃气虚证。面色萎白，语声低微，气短乏力，食少便溏，舌淡、苔白，脉虚弱。

【运用】

1.辨证要点　本方为治疗脾胃气虚证的基础方，后世众多补脾益气方剂多从此方衍化而来。临床应用以面白食少、气短乏力 、舌淡苔白、脉虚弱为辨证要点。

2.加减变化　胸膈痞满者，加陈皮、枳壳以行气宽胸；呕吐者，加半夏以降逆止呕；兼畏寒肢冷、脘腹疼痛者，加附子、干姜以温中祛寒；心悸失眠者，加酸枣仁以宁心安神。

3.现代运用　本方常用于慢性胃炎、胃及十二指肠溃疡等属脾气虚者。

【临床报道】

胡氏等为观察加味四君子汤治疗功能性消化不良的临床疗效，将65例消化不良患者随机分为治疗组39例和对照组26例。治疗组用加味四君子汤，对照组用吗丁啉治疗。结果显示：治疗组显效率64.1%，总有效率97.4%；对照组显效率38.5%，总有效率73.1%。两组比较有极显著性差异（P＜0.01），两组治疗后胃排空均有显著改善。说明加味四君子汤治疗消化不良具有较理想而可靠的疗效。[胡建芳等.加味四君子汤治疗功能性消化不良39例观察.实用中医药杂志，2000，16（11）：3]

保元汤

《博爱心鉴》

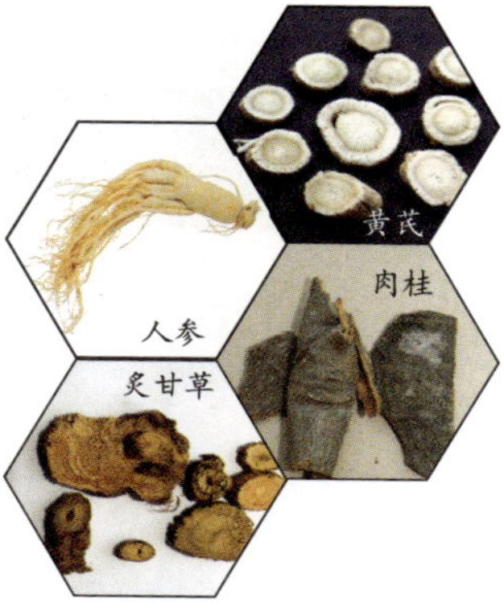

【组成】黄芪9克，人参、炙甘草各3克，肉桂1.5克。

【用法】加生姜一片，水煎服。

【功效】补气温阳。

【主治】虚损劳怯，元气不足，倦怠乏力，少气畏寒；小儿痘疮，阳虚顶陷；血虚浆清，不能发起灌浆者。

【运用】

1.辨证要点　本方以倦怠乏力、少气畏寒、脉细软为辨证要点。

2.加减变化　水肿者，加泽泻、猪苓、车前子；腹胀者，加木香、砂仁；肾阳虚者，加补骨脂、附子、肉苁蓉；呕吐痰涎者，加陈皮、半夏；阴虚者，去肉桂，加生地黄、麦冬、玄参；中焦虚寒者，加荜茇、干姜。

3.现代运用　本方常用于治疗慢性肾炎、慢性肝炎、慢性肾功能衰竭、哮喘、痘疹虚陷、过敏性紫癜、怔忡、郁冒、崩漏、疮疡经久不愈以及防治腹部术后肠麻痹、肠粘连等。

4.使用注意　血热毒壅之火证禁用；禁忌生冷。

参苓白术散

《太平惠民和剂局方》

【组成】人参、白术、茯苓、炒山药各15克，白扁豆12克，甘草、莲子肉、薏苡仁各9克，砂仁、桔梗各6克。

【用法】上药共为细末，每次服6克，大枣汤调下，小儿用量按岁数加减服之；或作汤剂，用量按原方比例酌定。

【功效】益气健脾，渗湿止泻。

【主治】脾虚夹湿证。饮食不化，胸脘痞闷，肠鸣泄泻，四肢无力，形体消瘦，面色萎黄，舌淡、苔白腻，脉虚缓。

【运用】

1.辨证要点　本方温而不燥，是补气健脾、渗湿止泻的常用方剂。以面色萎

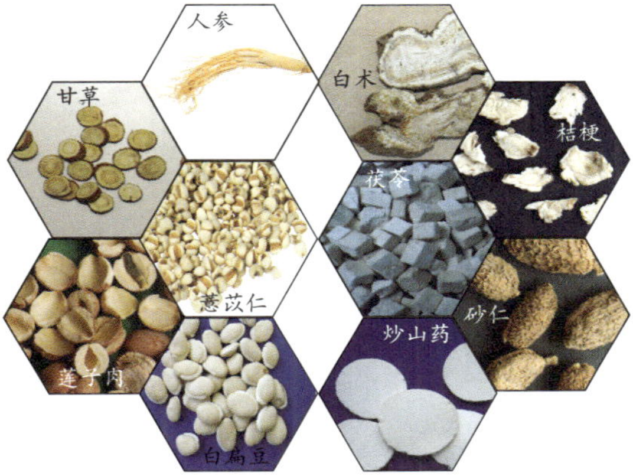

黄、食少、泄泻、舌苔白腻、脉虚缓为辨证要点。

2.加减运用　兼里寒而腹痛者，加肉桂、干姜以温中祛寒止痛。

3.现代运用　本方常用于治疗慢性胃肠炎、贫血、肺结核、慢性支气管炎、慢性肾炎及妇女带下等属脾虚夹湿者。

4.使用注意　本方兼有保肺之功，后世用作“培土生金”的代表方，故肺虚劳损诸证属脾肺气虚者均可用之。

升麻黄芪汤

《医学衷中参西录》

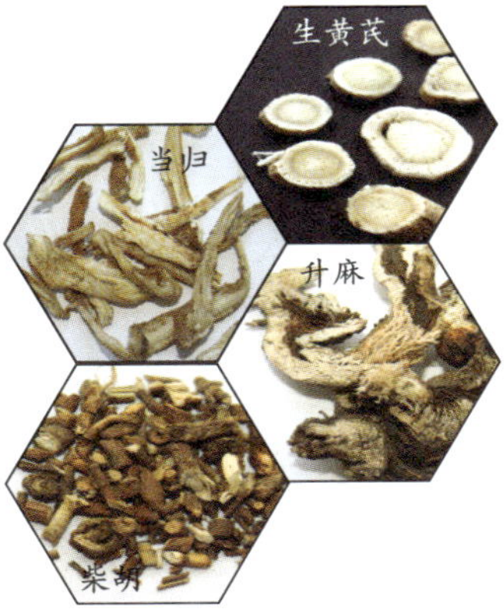

【组成】生黄芪15克，当归12克，升麻、柴胡6克。

【用法】水煎服。

【功效】益气升陷。

【主治】气机下陷，小便滴沥不通，偶因呕吐咳嗽。或侧卧欠伸，可通少许。

【运用】

1.辨证要点　本方以气机下陷、小便滴沥不通为辨证要点。

2.加减变化　气虚甚者，可重用黄芪；少腹坠胀者，加党参或红参；小便淋沥甚者，加木通；尿道灼热者，加甘草、牛膝、滑石。

3.现代运用　本方常用于治疗产后尿潴留、排尿异常等。

补中益气汤

《内外伤辨惑论》

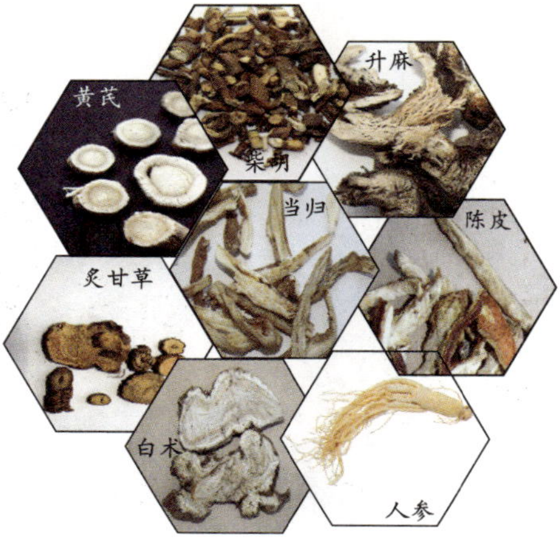

【组成】黄芪18克，炙甘草、白术各9克，人参、陈皮、柴胡、升麻各6克，当归3克。

【用法】水煎服；或制成丸剂，每次服9～15克，每日2～3次，温开水或姜汤送下。

【功效】补中益气，升阳举陷。

【主治】脾胃气虚证。饮食减少，体倦肢软，少气懒言，面色苍白，大便稀溏，脉大而虚软。气虚下陷证。脱肛，子宫脱垂，久泻，久痢，崩漏等气短乏力，舌淡，脉虚。气虚发热证。身热，自汗，渴喜热饮，少气懒言，舌淡，脉虚大无力。

【运用】

1.辨证要点 本方为补气升阳、甘温除热的代表方。以面色苍白、少气懒言、发热、自汗、舌淡苔白、脉象虚软为辨证要点。

2.加减变化 咳嗽者，加麦冬、五味子以敛肺止咳；头痛者，加川芎、蔓荆子；头顶痛者，加细辛、藁本以疏风止痛；兼腹中痛者，加白芍药以柔肝止痛；兼气滞者，加枳壳、木香以理气解郁。本方亦可用于虚人感冒，加紫苏叶少许以增辛散的功效。

3.现代运用 中气不足，气虚下陷的内脏下垂、久泻久痢、脱肛、重症肌无力、乳糜尿、慢性肝炎等均可用本方治之。

4.使用注意 阴虚发热，内热炽盛者忌用。

生脉散
（又名生脉饮）

《医学启源》

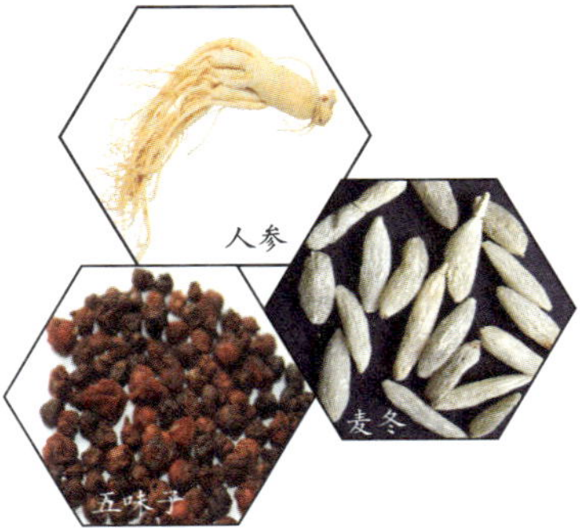

【组成】人参9克，麦冬9克，五味子6克。

【用法】水煎服。

【功效】益气生津，敛阴止汗。

【主治】温热、暑热，耗气伤阴证。汗多神疲，体倦乏力，气短懒言，咽干口渴，舌干红少苔，脉象虚数。久咳肺虚，气阴两虚证。干咳少痰，短气自汗，口干舌燥，脉虚细。

【运用】

1.辨证要点　本方为治气阴不足证的常用代表方剂。以汗多、气短、体倦神疲、咽干口渴、舌红、脉虚弱为辨证要点。

2.加减变化　方中人参性味甘温，若属阴虚有热者，可用西洋参代替；病情急重者，全方用量宜加重。

3.现代运用　本方多用于加减治疗肺结核、慢性支气管炎、神经衰弱，以及心脏病心律失常等属气阴两虚者。

4.使用注意　本方有收敛作用，如外邪未解或暑病热盛气津未伤者，都不宜使用。久咳肺虚，亦应气阴两伤，纯虚无邪之时，方为适当。

【临床报道】

黎氏用生脉饮加味治疗室性早搏36例获较好疗效。基本方：党参15克，麦冬、黄芪、桑寄生各20克，五味子、甘草各8克，苦参10克。结果：显效（心悸及室性早搏消失，心电图复查无明显异常）16例；有效（心悸等症状明显缓解，心电图检查好转）15例；无效（诸症无改善）5例，总有效率为86.1%。[黎裕朝.生脉饮加味治疗室性早搏38例.湖北中医杂志，2002，22（2）：30]

人参蛤蚧散

《御药院方》

【组成】蛤蚧（全者，以河水浸五宿，逐日换水，浸洗净，去腥气，酥炙香熟）10克，甘草（炒紫）15克，杏仁（炒，去皮尖）15克，人参、茯苓、贝母、桑白皮、知母各3克。

【用法】上为细末，净瓷盒子内盛，每日如茶点服，一料永除。现代用法：为散剂，每服6克；或为汤剂，水煎服。

【功效】补肺益肾，止咳定喘。

【主治】肺肾气虚，咳嗽喘息。痰稠色黄，胸中烦热，身体羸瘦，或咳吐脓血，或遍身浮肿，脉浮虚。

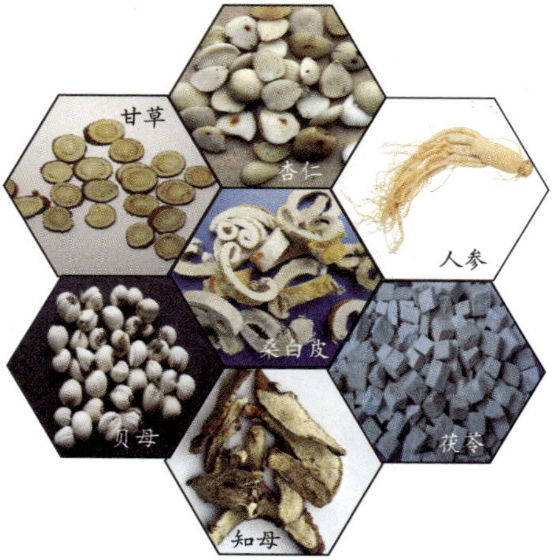

【运用】

1.辨证要点 本方为治肺、肾虚衰兼痰热内蕴之喘咳的常用方。以喘息、咳嗽、痰稠色黄、脉浮虚为辨证要点。

2.加减变化 咳痰带血者，酌加白茅根、小蓟凉血止血；为脓血者，宜加鱼腥草、芦根以清肺排脓；兼阴虚者，加百合、麦冬以养阴润肺。

3.现代运用 本方可用于治疗慢性支气管炎、支气管扩张症、支气管哮喘和肺源性心脏病等证属肺肾气虚而兼痰热者。

4.使用注意 若纯属肺肾虚衰，或单为痰热内蕴者皆不宜使用。

第二节 补血

四物汤

《仙授理伤续断秘方》

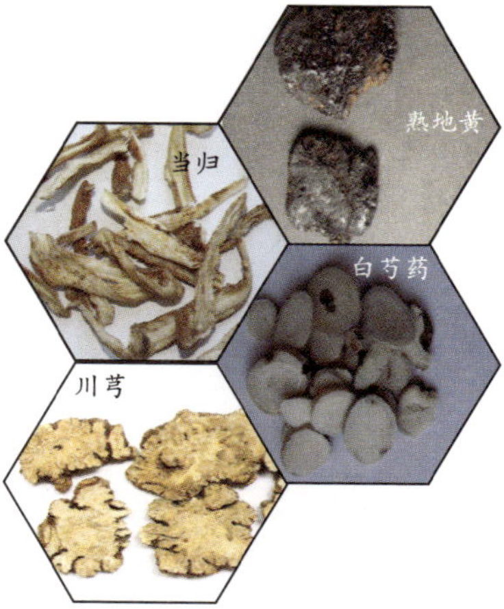

【组成】熟地黄12克，当归、白芍药各9克，川芎6克。

【用法】水煎服。

【功效】补血和血。

【主治】营血虚滞证。心悸失眠，头晕目眩，面色唇爪无华，妇人月经不调，量少或经闭不行，脐腹作痛，舌淡，脉细弦或细涩。

【运用】

1.辨证要点 本方是补血调经的基础方剂。以心悸头晕、面色唇爪无华、舌淡、脉细为辨证要点。

2.加减变化 血虚有寒者，加肉桂、炮姜以温阳散寒，温通血脉；血虚兼热者，可加牡丹皮、黄芩以清热凉血；妊娠胎漏者，可加阿胶、艾叶、炙甘草以养血安胎；为血虚气滞之痛经者，可加入香附、延胡索以加强调经的功效；兼气虚者，可加党参、黄芪、白术以补气生血；兼有瘀血者，可加丹参、桃仁、红花以活血化瘀。

3.现代运用 本方多用于加减治疗血液系统、循环系统等多种病变，尤其妇科月经不调及胎前、产后等病证最为常用，贫血、过敏性紫癜、荨麻疹、神经性头痛等属营血虚滞者均可应用。

4.使用注意 对于阴虚发热，以及血崩气脱之证，则非所宜。

【临床报道】

韦氏采用加味四物汤治疗痛经66例，取得较满意疗效。治疗组于月经来潮前3天开始用加味四物汤治疗，每日1剂，水煎服，持续6天，3个月为一个疗程。对照组用消炎痛50毫克，每日3次，逢经期第一天起口服至月经干净。结果：治疗组66例，治愈55例，有效10例，无效1例，总有效率98.5%，复发2例（占3%）；对照组60例，有效47例，无效13例，总有效率78.3%，复发60例（复发率为100%）。两组临床疗效有非常显著性差异（P＜0.01）。[韦枝红.加味四物汤治疗痛经66例.实用中医药杂志，2000，16（1）：24]

当归补血汤

《内外伤辨惑论》

【组成】黄芪30克，当归（酒洗）6克。

【用法】以水二盏，煎至一盏，去滓，空腹时温服。

【功效】补气生血。

【主治】血虚阳浮发热证。肌热面赤，烦渴欲饮，脉洪大而虚，重按无力。亦治妇人经期、产后血虚发热头痛；或疮疡溃后，久不愈合者。

【运用】

1.辨证要点 本方为补气生血的基础方，也是体现李东垣“甘温除热”治法的代表方。临床应用时除肌热、口渴喜热饮、面赤外，以脉大而虚、重按无力为辨证要点。

2.加减变化 疮疡久溃不愈、气血两虚而又余毒未尽者，可加甘草、金银花以清热解毒；妇女经期或产后感冒发热头痛者，加淡豆豉、生姜、葱白、大枣以疏风解表；血虚气弱出血不止者，可加阿胶、煅龙骨、山茱萸以固涩止血。

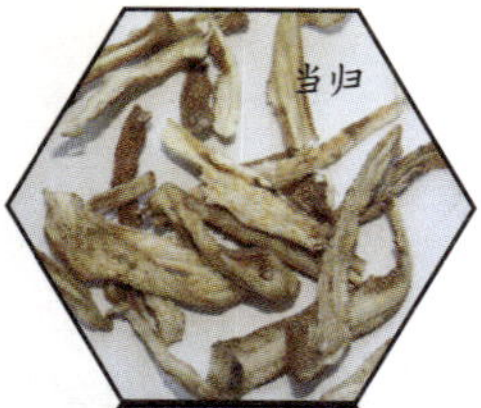

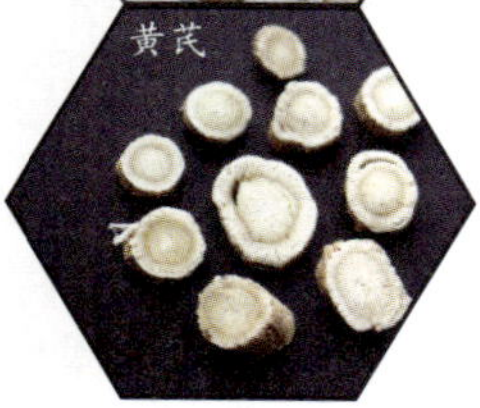

3.现代运用 本方可用于妇人经期、产后发热等属血虚阳浮者以及各种贫血、过敏性紫癜等属血虚气弱者。

4.使用注意 阴虚发热证忌用。

【临床报道】

王氏用当归补血汤加味治疗冠心病心绞痛获得较好疗效。治疗组80例，用本方加味；对照组40例，用消心痛。两组均用生理盐水500毫升加维生素C2克，静脉点滴每日1次，30天为一个疗程。观察期间心绞痛发作可舌下含服硝酸甘油。临床疗效：治疗组显效26例，有效45例，无效9例，总有效率88.8%；对照组显效10例，有效17例，无效13例，总有效率67.5%。两组比较有显著差异（$P<0.05$）。心绞痛疗效：治疗组显效47例，有效25例，无效8例，总有效率为90%；对照组显效17例，有效12例，无效11例，总有效率72.5%。两组比较有显著差异（$P<0.05$）。心电图疗效：治疗组显效7例，有效28例，无效45例，总有效率为43.8%；对照组显效5例，有效9例，无效26例，总有效率35%。两组比较无显著差异（$P>0.05$）。[王渡.当归补血汤加味治疗冠心病心绞痛临床观察.天津中医，2000，17（3）：4]

归脾汤

《正体类要》

【组成】 人参6克，白术、当归、白茯苓、黄芪、炒远志、龙眼肉、酸枣仁（炒）各3克，木香1.5克，甘草（炙）1克。

【用法】 加生姜、大枣，水煎服。

【功效】 益气补血，健脾养心。

【主治】 心脾气血两虚证。心悸怔忡，健忘失眠，盗汗，体倦食少，面色萎黄，舌淡、苔薄白，脉细弱。脾不统血证。便血，皮下紫癜，妇女崩漏，月经超前，量多色淡，或淋漓不止，舌淡。

【运用】

1.辨证要点 本方是治疗心脾气血两虚证的常用方。临床应用以心悸失眠、体倦食少、便血或崩漏、舌淡、脉细弱为辨证要点。

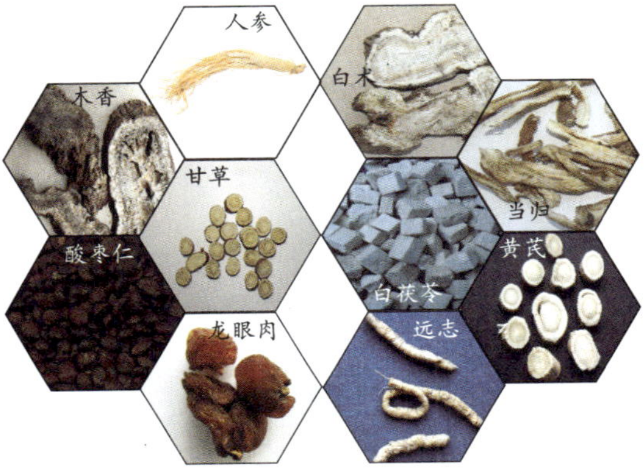

2.加减变化 崩漏下血偏热者，加阿胶珠、生地黄炭、棕榈炭以清热止血；偏寒者，可加炮姜炭、艾叶炭以温经止血。

3.现代运用 本方常用于功能性子宫出血、胃及十二指肠溃疡出血、再生障碍性贫血、神经衰弱、血小板减少性紫癜、心脏病等属心脾气血两虚及脾不统血者。

4.使用注意 痰多湿盛者，慎用。

【临床报道】

李氏用归脾汤加减辅助治疗食管癌放化疗毒副作用获较好疗效。对照组采用单纯放化疗，治疗组除放化疗外，辅以归脾汤加减，从放化疗前3天开始服用，每日1剂，服至化疗结束后2周停用。结果：骨髓抑制情况在Ⅲ、Ⅳ度，两组间存在显著性差异（$P<0.01$），说明归脾汤能显著减轻放化疗对骨髓功能的抑制；放化疗组CD3、CD4、NK细胞数治疗后较治疗前均明显下降，而归脾汤组治疗后较治疗前下降程度则明显较对照组小，说明归脾汤有显著保护或提高患者免疫功能的作用。[李卫河等.归脾汤对食管癌放化疗毒副作用的疗效观察.中国中医药信息杂志，2000，7（6）：68]

第三节　气血双补

八珍汤（八珍散）

《瑞竹堂经验方》

【组成】人参、白术、白茯苓、当归、川芎、白芍药、熟地黄、甘草（炙）各30克。

【用法】上㕮咀，每服三钱（9克），水一盏半，加生姜五片，大枣一枚，煎至七分，去滓，不拘时候，通口服。现代用法：或作汤剂，加生姜三片，大枣五枚，水煎服，用量根据病情酌定。

【功效】益气补血。

【主治】气血两虚证。面色苍白或萎黄，头晕目眩，四肢倦怠，气短懒言，心悸怔忡，饮食减少，舌淡、苔薄白，脉细弱或虚大无力。

【运用】

1.辨证要点　本方是治疗气血两虚证的常用方。临床应用以气短乏力、心悸眩晕、舌淡、脉细无力为辨证要点。

2.加减变化　以气虚为主、气短乏力明显者，可加大人参、白术用量；以血虚为主、眩晕心悸明显者，可加大地黄、白芍药的用量；兼见不寐者，可加五味子、酸枣仁。

3.现代运用　本方常用于病后虚弱、各种慢性病以及妇女月经不调等属气血两虚者。

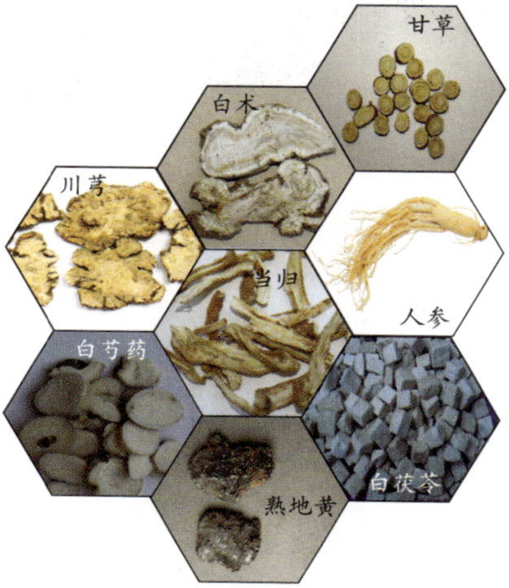

【临床报道】

陈氏用八珍汤保留灌肠治疗中风后呃逆36例，并与应用胃复安治疗的36例进行对照观察。基本方为：当归、枇杷叶各15克，白术、茯苓、竹茹各12克，党参、白芍药、熟地黄、川芎、柿蒂各10克，甘草5克。水煎取汁200毫升，温度40℃～42℃，8号导尿管插入肛门约20厘米，15分钟内灌完，保留30分钟以上，每日1次，3日为一个疗程。结果：治疗组治愈30例，有效4例，无效2例，总有效率94.4%。对照组疗效分别为5、18、13例，总有效率63.9%。两组比较有显著差异（$P<0.05$）。[陈敏.八珍汤加味保留灌肠治疗中风后呃逆疗效观察.河北中医，2001，23（4）：281]

泰山磐石散

《古今医统大全》

【组成】人参、黄芩各5～10克，黄芪10～20克，当归10～15克，川续断10～15克，熟地黄10～20克，白芍药10～15克，白术10～15克，炙甘草、砂仁各3～5克，川芎3～4克，糯米10～20克。

【用法】上用水盅半，煎七分，食远服。但觉有孕，三五日常用一服，四月之后方无虑也。现代用法：水煎服。

【功效】益气健脾，养血安胎。

【主治】堕胎、滑胎。胎动不安，或屡有堕胎宿疾，面色萎白，倦怠乏力，不思饮食，舌淡、苔薄白，脉滑无力。

【运用】

1.辨证要点　本方为补虚安胎的常用方。以体倦乏力、腰腹坠、胎动不安、脉滑而无力为辨证要点。

2.加减变化　应视气、血、肝、肾虚损的轻重，调剂药量。气虚明显者，重用黄芪、人参；血虚重者，多用熟地黄；肾虚重者，常加桑寄生、山萸肉、杜仲等以滋肾养肝。

3.现代运用　本方常用于先兆流产、习惯性流产等证属气血两虚者。

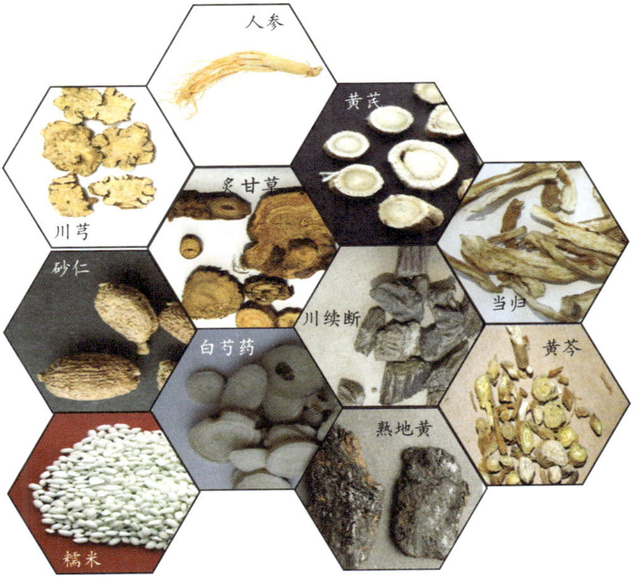

炙甘草汤（又名复脉汤）

《伤寒论》

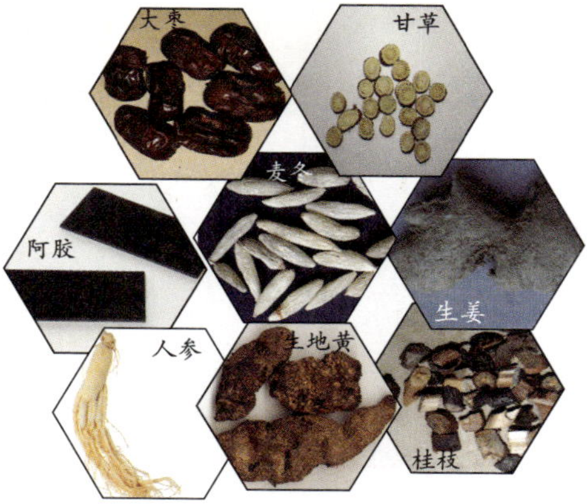

【组成】甘草（炙）12克，生姜（切）、桂枝（去皮）各9克，人参、阿胶各6克，生地黄30克，麦冬（去心）、麻仁各12克，大枣（擘）10枚。

【用法】原方九味，以清酒七升，水八升，先煮八味，取三升，去滓，内胶烊消尽，温服一升，日三服。现代用法：水中加白酒60克煎药取汁，再入阿胶烊消后服用。

【功效】滋阴养血，益气通阳。

【主治】心脏阴阳气血俱虚，脉结代，心动悸，虚羸少气，舌淡红少苔或淡嫩而干。肺痿，咳嗽，涎唾多，短气羸瘦，心悸，自汗，咽干舌燥，大便干结，脉虚数或迟者。

【运用】

1.辨证要点　本方为阴阳气血并补的方剂。临床应用以脉结代、心动悸、虚羸少气、舌光色淡少苔为辨证要点。

2.加减变化　柯韵伯说："此证当用酸枣仁，肺痿用麻子仁可也。"据编者临证体会，若患者大便不干而心悸失眠，确实可用酸枣仁代麻仁。但在一般情况下，还是以用麻仁疗效为好，对大便于结者尤为适宜。

3.现代运用　本方对于冠心病、病毒性心肌炎、风湿性心脏病等，证见心动悸，脉结代或虚数或迟，辨证属阴阳气血俱虚者，均可治之。

4.使用注意　本方药性偏于温燥，阴虚火旺者慎用。

【临床报道】

王氏用炙甘草汤加味治疗室性早搏获较好疗效。治疗组用炙甘草汤加味，其药物组成为：炙甘草15克，熟地黄、火麻仁、大枣各10克，丹参、苦参各20克，桂枝、阿胶（另烊）、生姜、五味子各6克，每日1剂；西药用慢心律片0.15g/8h，口服。对照组用慢心律片0.15g/8h。口服。20天为一个疗程。结果：治疗组40例中显效29例，有效9例，无效2例，总有效率95%。对照组35例中显效16例，有效10例，无效9例，总有效率74.3%。两组疗效比较有显著差异（$P<0.05$）。[王驰.炙甘草汤加味治疗室性早搏40例.浙江中医杂志，1999，（2）：62]

固本止崩汤

《傅青主女科》

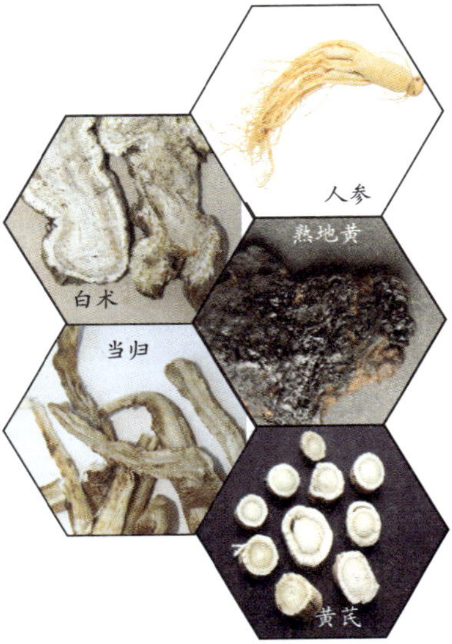

【组成】人参6克，黄芪12克，白术、当归各9克，熟地黄30克，黑姜3克。

【用法】水煎服。

【功效】气血双补，固本止崩。

【主治】突然血崩，甚则不省人事，头晕，气短，汗出，面色晃白，手足不温，饮食不佳，舌质淡、苔薄白，脉弱或沉弱。

【运用】

1.辨证要点　本方以经血突然暴下、崩中继而淋漓、气短乏力、面色晃白、舌淡苔白、脉沉溺为辨证要点。

2.加减变化　脾虚甚者，加白术至30克，加山药、大枣；血虚者，加白芍药、首乌、桑寄生；出血量多者，去当归，加乌贼骨、升麻；久漏不止者，加益母草、黑荆芥、木香。

3.现代运用　本方常用于治疗功能性子宫出血、子宫肌瘤、月经不调、产后恶露不绝、上环后出血等症。

4.使用注意　若血崩数日，血下数斗，六脉俱无，鼻中微微有息，不可遽服此方，恐气将脱不能受峻补也。

乌鸡白凤丸
（又称乌鸡丸，白凤丸）

《中药制剂手册》

【组成】净乌鸡640克，熟地黄250克，当归144克，白芍药、人参、山药、鹿角胶、香附、丹参各128克，川芎、鳖甲、天冬、芡实各64克，鹿角霜、桑螵蛸、煅牡蛎各48克，黄芪32克，银柴胡20克。

【用法】上药研末，炼蜜为丸，每丸约重9克，每服1丸，每日服2次，温开水送下。

【功效】益气养血，调经止带。

【主治】妇女体虚，月经不调，经行腹痛，崩漏带下，腰腿酸痛。

【运用】

1.辨证要点 本方以气血亏损所致月经不调、身体瘦弱、腰酸腿软、阴虚盗汗、经行腹痛、舌淡苔薄、脉细弱为辨证要点。

2.现代运用 本方常用于治疗月经不调、崩漏、带下、青春期无排卵性功能性子宫出血、痛经、闭经、再生障碍性贫血、血小板减少症、慢性肝炎、神经性耳鸣、前列腺增生、尿频尿急、产后恶露不尽等。

3.使用注意 妇女瘀滞痛经者忌用。

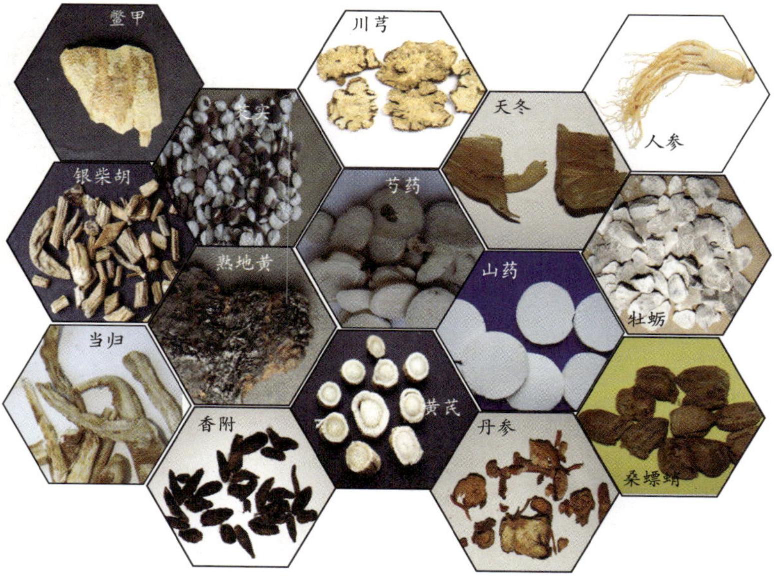

第四节　补阴

六味地黄丸
（地黄丸）

《小儿药证直诀》

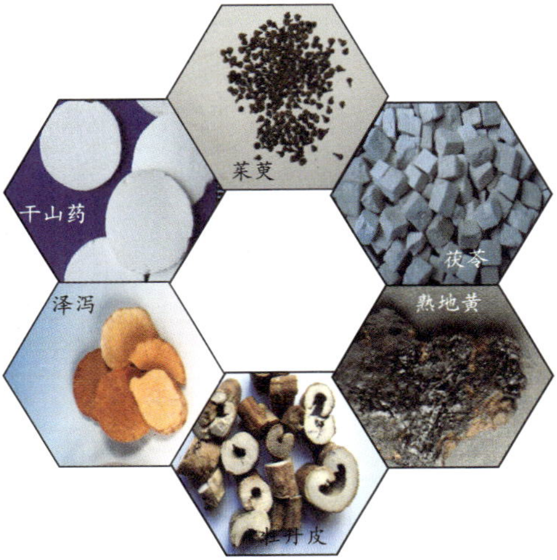

【组成】熟地黄24克，茱萸、干山药各12克，泽泻、牡丹皮、茯苓（去皮）各9克。

【用法】上为末，炼蜜为丸，如梧桐子大。空心温水化下三丸。现代用法：亦可水煎服。

【功效】滋补肝肾。

【主治】肝肾阴虚证。腰膝酸软，头晕目眩，耳鸣耳聋，盗汗，遗精，消渴，骨蒸潮热，手足心热，口燥咽干，牙齿动摇，足跟作痛，小便淋沥，以及小儿囟门不合，舌红少苔，脉沉细数。

【运用】

1.辨证要点　本方是治疗肝肾阴虚证的基础方。临床应用以腰膝酸软、头晕目眩、口燥咽干、舌红少苔、脉沉细数为辨证要点。

2.加减变化　兼脾虚气滞者，加砂仁、白术、陈皮等以健脾和胃；虚火明显者，加玄参、知母、黄柏等以加强清热降火的功效。

3.现代运用　本方常用于慢性肾炎、糖尿病、高血压病、肾结核、肺结核、甲状腺功能亢进、中心性视网膜炎及无排卵性功能性子宫出血、更年期综合征等属肾阴虚弱为主者。

4.使用注意　脾虚泄泻者慎用。

【临床报道】

宁氏用六味地黄丸治疗复发性口疮38例，早晚各1丸，10天为一个疗程。34例患者经1～3个疗程治疗后，口疮消失无反复，4例患者偶有轻微复发，再服1～3个疗程痊愈。38例随访均未再复发。[宁文洁.六味地黄丸治疗复发性口疮38例.新中医，2002，34（3）：58]

左归丸

《景岳全书》

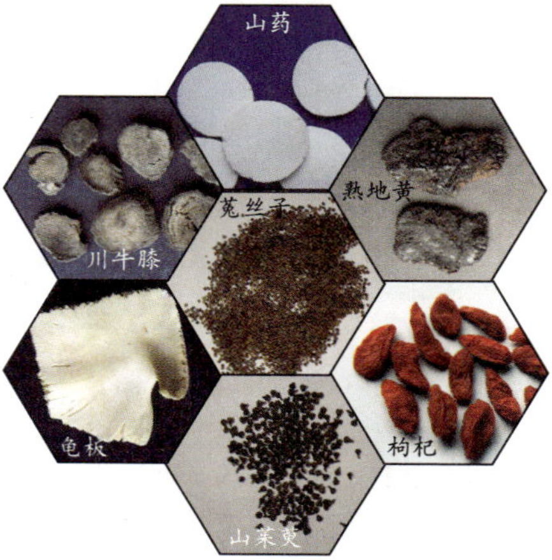

【组成】大怀熟地黄240克，山药（炒）、枸杞、山茱萸、鹿角胶（敲碎，炒珠）、龟板胶（切碎，炒珠）、丝子（制）各120克，川牛膝（酒洗蒸熟）90克。

【用法】上先将熟地黄蒸烂，杵膏，炼蜜为丸，如梧桐子大。每食前用滚汤或淡盐汤送下百余丸（9克）。现代用法：亦可水煎服，用量按原方比例酌减。

【功效】滋阴补肾，填精益髓。

【主治】真阴不足证。头晕目眩，腰酸腿软，遗精滑泄，自汗盗汗，口燥舌干，舌红少苔，脉细。

【运用】

1.辨证要点 本方为治疗真阴不足证的常用方。临床应用以头目眩晕、腰酸腿软、舌光少苔、脉细为辨证要点。

2.加减变化 真阴不足，虚火上炎者，去鹿角胶、枸杞子，加麦冬、女贞子以养阴清热；兼气虚者可加人参以补气；夜热骨蒸者，加地骨皮以清热除蒸；火烁肺金，干咳少痰者，加百合以润肺止咳；小便不利、不清者，加茯苓以利水渗湿；大便燥结者，去菟丝子，加肉苁蓉以润肠通便。

3.现代运用 本方常用于更年期综合征、老年性痴呆、老年骨质疏松症、闭经、月经量少等属于肾阴不足、精髓亏虚者。

4.使用注意 方中组成药物以阴柔滋润为主，久服常服，每易滞脾碍胃，故脾虚泄泻者慎用。

【临床报道】

李氏对72例妇女更年期综合征患者采用左归丸治疗，20天为一个疗程，共治疗三个疗程。结果：总有效率为90.28%；月经紊乱、汗出、潮热、睡眠等症状均有不同程度的改善。提示左归丸对更年期综合征有较好的临床疗效。[李莉等.左归丸治疗更年期综合征72例.上海中医药杂志，2001，35（3）：26]

大补阴丸
（原名大补丸）

《丹溪心法》

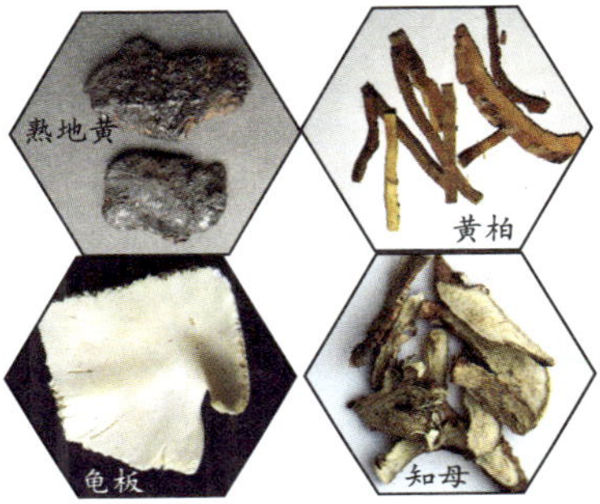

【组成】熟地黄、龟板各18克，黄柏、知母各12克。

【用法】以上四味，研为细末，猪脊髓适量蒸熟，捣为泥状，炼蜜为丸，每次服6～9克，淡盐开水送服；或作汤剂，用量按原方比例酌定。

【功效】滋阴降火。

【主治】阴虚火旺证。骨蒸潮热，盗汗遗精，咳嗽咯血，心烦易怒，足膝痛热，舌红少苔，尺脉数而有力。

【运用】

1.辨证要点　本方为滋阴降火的常用方。以骨蒸潮热、舌红少苔、尺脉数而有力为辨证要点。

2.加减变化　咳嗽、咳痰不畅者，可加贝母、百部、款冬花以润肺止咳；咯血、呕血者，可加仙鹤草、白茅根以止血；阴虚较重者，可加麦冬、天冬以养阴润燥；盗汗甚者，可加牡蛎、浮小麦以敛津止汗。

3.现代运用　甲状腺功能亢进、骨结核、肾结核、糖尿病等属阴虚火旺者，可用本方加减治疗。

4.使用注意　脾胃虚弱，食少便溏，以及火热属于实证者不宜使用。

【临床报道】

张氏用大补阴丸加减治疗血精症28例。药物组成为：黄柏、知母、阿胶（烊化）、丹皮各10克，熟地黄、生蒲黄各12克，白茅根30克。每日1剂，10天为一个疗程，可连服三个疗程。结果：一个疗程治愈者3例，两个疗程治愈者9例，三个疗程治愈者14例；共治愈26例，治愈率为93%。随访：五年未复发者4例，四年未复发者8例，三年未复发者5例，两年未复发者3例，一年未复发者3例；复发3例，占12%。[张越林.大补阴丸加减治疗血精症28例临床体会.北京中医，2000，（6）：39]

虎潜丸
（又名健步虎潜丸）

《丹溪心法》

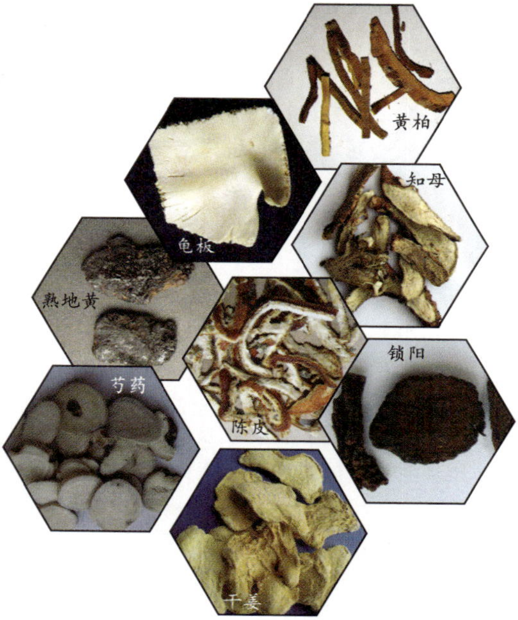

【组成】 黄柏150克，龟板120克，知母、熟地黄、陈皮、芍药各60克，锁阳45克，虎骨30克，干姜15克。

【用法】 研为细末，和蜜为丸，每丸约重10克，早、晚各服1丸，淡盐汤或开水送下。也可用饮片作汤剂，水煎服，各药剂量按原方比例酌减。

【功效】 滋阴降火，强壮筋骨。

【主治】 肝肾不足，阴虚内热，腰膝酸软，筋骨酸弱，腿足消瘦，步履乏力，舌红少苔，脉细弱。

用虎骨强壮筋骨，锁阳温阳益精，养筋润燥，加陈皮、干姜温中健脾，理气和胃，既可防止因知母、黄柏苦寒败胃，又能使滋养甘润补而不滞。诸药配伍，共具滋阴降火、强壮筋骨之功。于是气血交流，阴阳相济，由热清而至步健。

【运用】

1.辨证要点 本方以筋骨肌肉痿软欲废、舌红少苔、脉细弱为辨证要点。

2.加减变化 一方加金箔，一方用生地黄，懒言语者，加山药；脾虚者，加白术、山药；肌肉萎缩者，加鹿筋、仙灵脾、薏苡仁；痿证者，加川断、杜仲、菟丝子。

3.现代运用 本方常用于治疗进行性肌萎缩，脊髓或颅内病变引起的肌萎缩性瘫痪、格林巴利综合征、膝关节结核、小儿麻痹症、下肢慢性骨髓炎所致筋骨痿软、颅内血肿清除术后遗症、带下等。

4.使用注意 凡脾胃虚弱、痰湿风寒、湿热浸淫所致痿证，不宜用本方投治。

一贯煎

《续名医类案》

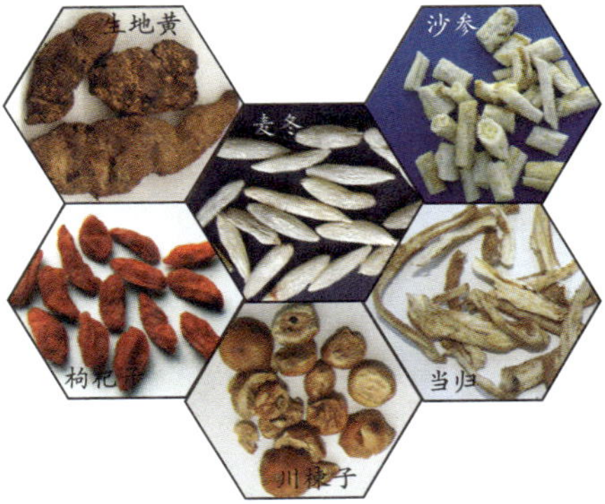

【组成】北沙参、麦冬、当归身各9克，生地黄18～30克，枸杞子9～18克，川楝子4.5克（原书未著用量）。

【用法】水煎服。

【功效】滋阴疏肝。

【主治】肝肾阴虚，肝气不舒证。胸脘胁痛，吞酸吐苦，咽干口燥，舌红少津，脉细数或虚弦。亦治疝气瘕聚。

【运用】

1.辨证要点　本方为治疗肝肾阴亏气滞所致胸脘胁痛的常用方。以胸脘胁痛、吞酸吐苦、舌红少津、脉虚弦为辨证要点。

2.加减变化　虚热或汗多者，可加地骨皮；舌红而干，阴亏较甚者，可加石斛；烦热而渴者，可加石膏、知母；痰多者，可加贝母；口苦燥者，可加少量黄连；胁胀痛，按之硬者，可加鳖甲；腹痛者，可加甘草、芍药；大便秘结者，可加瓜蒌仁；双腿酸软者，可加薏苡仁、牛膝；不寐者，可加酸枣仁。

3.现代运用　本方常用于治疗胃及十二指肠溃疡、神经官能症、慢性胃炎、慢性肝炎、胸膜炎、高血压、肋间神经痛、妇女月经病等属肝肾阴虚者。

4.使用注意　本方滋腻药较多，对于兼有停痰积饮而舌苔白腻者，不宜使用。

【临床报道】

闫氏运用一贯煎加味治疗慢性萎缩性胃炎之胃阴不足型118例，总有效率为94.92%；对照组65例，总有效率73.68%。提示本方有提高免疫功能、清除幽门螺旋杆菌、促使萎缩的胃粘膜逆转、抑制异常增生等作用。[闫肃等.一贯煎治疗慢性萎缩性胃炎118例.陕西中医，1999，20（4）：161]

石斛夜光丸
（原名夜光丸）

《原机启微》

【组成】天冬（去心，焙）、麦冬（去心，焙）、生地黄（怀州道地）、熟地黄（怀州道地）、新罗参（去芦）、白茯苓（去黑皮）、干山药各30克，枸杞子（拣净）、牛膝（酒浸，另捣）、石斛（酒浸，焙干，另捣）、草决明（炒）、杏仁（去皮尖，炒）、菊花（拣净）、菟丝子（酒浸，焙干，另捣）、羚羊角（镑）各21克，肉苁蓉（酒浸，焙干，另捣）、五味子（炒）、防风（去芦）、甘草（炙赤色，锉）、沙苑蒺藜（炒）、黄连（去须）、枳壳（去瓤，麸炒）、川芎、生乌犀（水牛角代，镑）、青葙子各15克。

【用法】上除另捣外，为极细末，炼蜜为丸，如梧桐子大。每服三五十丸，空心温酒送下，盐汤亦可。

【功效】滋补肝肾，清热明目。

【主治】肝肾阴虚，火热内扰之目疾。瞳神散大，视物昏花，羞明流泪，腰膝痿软，以及内障等症。

【运用】

1.辨证要点 本方为治疗肝肾不足、火热上扰之眼疾的常用方。以瞳神散大、视物昏花，或老年内障、腰膝痿软、舌红为辨证要点。

2.加减变化 本方组成较为庞杂，临证如作汤剂可根据患者阴虚与火热之轻重主次而酌情增减。舌苔腻者，酌加陈皮、砂仁等理气和胃化痰之品。

3.现代运用 本方适用于青光眼、白内障、脉络膜炎、视网膜炎、神经性头痛、高血压等，证属肝肾不足、火热上扰者。

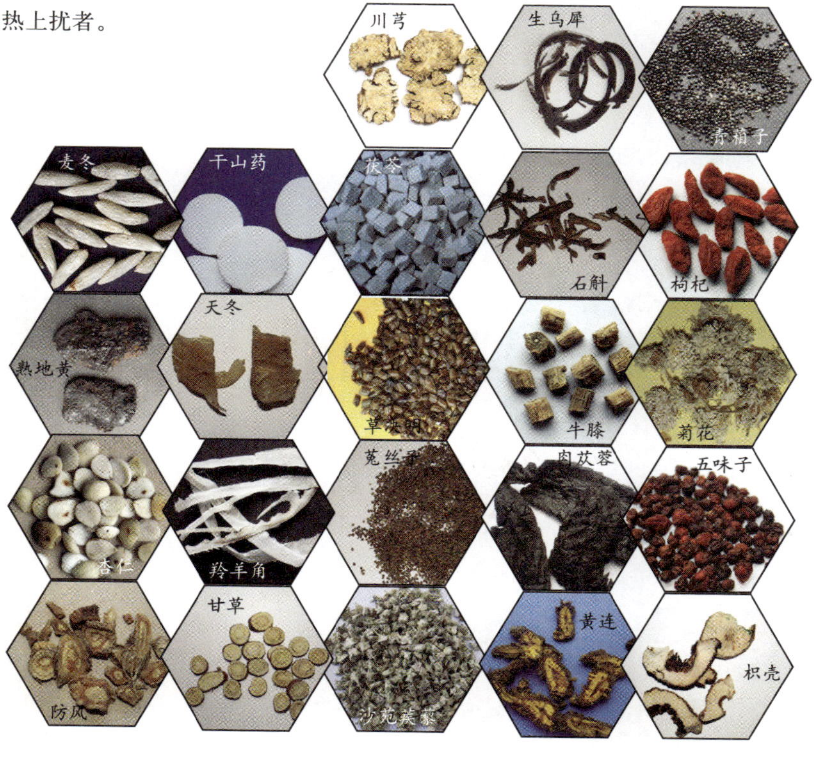

第五节 补阳

肾气丸

《金匮要略》

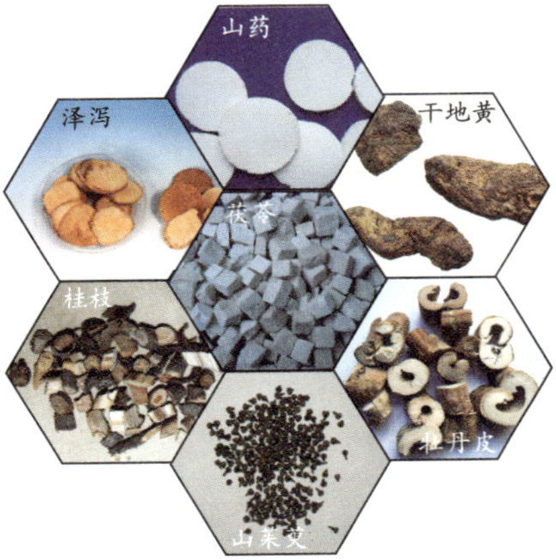

【组成】干地黄240克，山茱萸、山药各120克，泽泻、茯苓、牡丹皮各90克，桂枝、附子各30克。

【用法】上药研末，炼蜜为丸，每次服6～9克，每日1～2次，开水或淡盐汤送下；或作汤剂，用量按原方比例酌定。

【功效】补肾助阳。

【主治】肾阳不足证。腰痛脚软，下半身常有冷感，少腹拘急，小便不利或小便反多，入夜尤甚，阳痿早泄，舌质淡而胖，脉虚弱，尺脉沉细，以及痰饮，水肿，消渴，脚气，转胞等。

【运用】

1.辨证要点 本方为治疗肾阳不足的常用代表方。以腰酸腿软、小便不利，或小便反多、舌淡而胖、脉虚弱而尺脉沉细为辨证要点。对于肾阳不足，不能化气行水而致的痰饮；肾阳不足，不能蒸化津液而致的消渴；因肾阳虚弱而致的脚气，均可用本方治疗。

2.加减变化 现代多用熟地黄替干地黄、肉桂替桂枝以增强温补肾阳的功效。

3.现代运用 本方常用于治疗慢性肾炎、肾性水肿、醛固酮增多症、糖尿病、甲状腺功能低下、肾上腺皮质功能减退、神经衰弱、哮喘、慢性支气管炎、更年期综合征等属肾阳不足者。

4.使用注意 若咽干口燥，舌红少苔，属肾阳不足、虚火上火者，不宜应用。

右归丸

《景岳全书》

【组成】熟地黄240克，山药（炒）、菟丝子（制）、鹿角胶（炒珠）、杜仲（姜汁炒）各120克，山茱萸（微炒）、枸杞子（微炒）、当归各90克，肉桂60克，制附子二两，渐可加至60～180克。

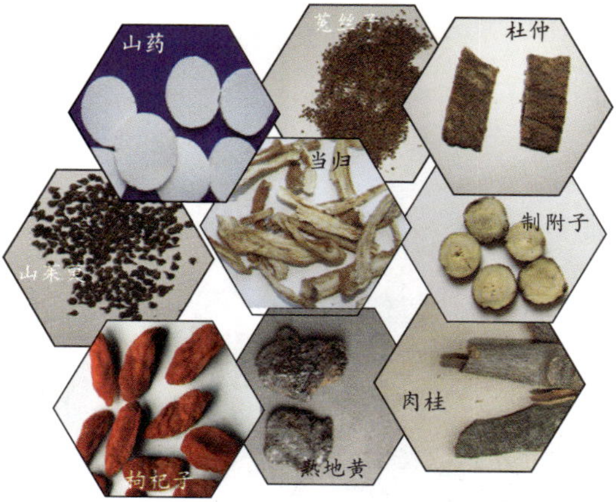

【用法】 上先将熟地黄蒸烂杵膏，加炼蜜为丸，如梧桐子大。每服百余丸（6～9克），食前用滚汤或淡盐汤送下；或丸如弹子大，每嚼服二三丸（6～9克），以滚白汤送下。现代用法：亦可水煎服，用量按原方比例酌减。

【功效】 温补肾阳，填精益髓。

【主治】 肾阳不足，命门火衰证。年老或久病气衰神疲，畏寒肢冷，腰膝软弱，阳痿遗精，或阳衰无子，或饮食减少，大便不实，或小便自遗，舌淡、苔白，脉沉而迟。

【运用】

1.辨证要点 本方为治肾阳不足、命门火衰的常用方。临床应用以神疲乏力、畏寒肢冷、腰膝酸软、脉沉迟为辨证要点。

2.加减变化 饮食减少或不易消化，或呕恶吞酸者，加干姜以温中散寒；腹痛不止者，加吴茱萸（炒）以散寒止痛；腰膝酸痛者，加胡桃肉以补肾助阳，益髓强腰；阳虚精滑或带浊、便溏者，加补骨脂以补肾固精止泻；阳衰气虚者，加人参以补之；肾泄不止者，加肉豆蔻、五味子以涩肠止泻；阳痿者，加肉苁蓉、巴戟天以补肾壮阳。

3.现代运用 本方可用于肾病综合征、老年骨质疏松症、精少不育症，以及贫血、白细胞减少症等属肾阳不足者。

4.使用注意 本方纯补无泻，故对肾虚兼有湿浊者，不宜使用。

【临床报道】

杜氏用右归丸加克罗米芬治疗不孕症。设治疗组与对照组，每组随机选择30例。治疗组：从月经第5天起口服克罗米芬50～150毫克，1次/日×5天；停药后5天给予右归丸1剂/日，水煎服，2次/日×14天为一个疗程。对照组则单纯口服克罗米芬，具体服法如治疗组。经治1～3个疗程，治疗组30例中受孕19例，无效11例，有效率为63%；对照组30例中受孕10例，无效20例，有效率为33%。两者有显著差异。提示临床运用右归丸配合克罗米芬治疗排卵功能异常的不孕症有一定疗效。[杜岚霞.右归丸加克罗米芬治疗不孕症30例.黑龙江中医药，2000，（5）：23]

赞育丹

《景岳全书》

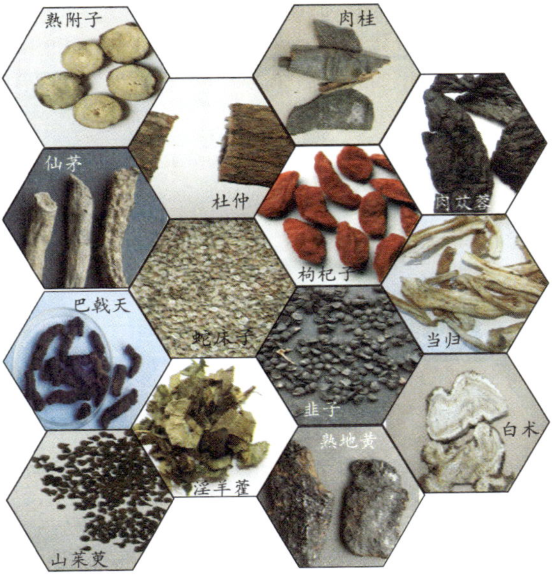

【组成】熟地黄、白术各240克，当归、枸杞子各180克，杜仲、仙茅、巴戟天、山茱萸、淫羊藿、肉苁蓉、韭子各120克，蛇床子、附子、肉桂各60克。

【用法】上药共研细末，炼蜜为丸。每服6～9克，每日服1～2次，温开水送服。亦可用饮片作汤剂，水煎服。

【功效】补肾壮阳。

【主治】阳痿精衰，精寒不育。

【运用】

1.辨证要点 本方以肢冷畏寒、腰酸膝软、性欲减退、精神萎软、舌淡嫩苔薄、脉沉细无力为辨证要点。

2.加减变化 气虚阳微者，加鹿茸、人参；少腹拘急疼痛者，加小茴香、吴茱萸；小便自遗者，加益智仁、菟丝子；大便溏薄者，加淮山药、补骨脂；带下色白而腥秽、腰背酸痛者，加桑螵蛸、益智仁、金樱子。

3.现代运用 本方常用于治疗男性性功能障碍症、男性不育症、女性不孕症、月经失调、更年期综合征、席汉综合征等。

毓麟珠

（又名毓麟丸，调经毓麟丸、助孕八珍丸）

《景岳全书》

【组成】川芎、炙甘草各30克，人参、白术、茯苓、芍药、杜仲、鹿角霜、川椒各60克，当归、熟地黄、菟丝子各120克。

【用法】上药共研细末，炼蜜为丸。每服6～9克，每日2～3次。亦可用饮片作汤剂水煎服，用量按原方比例酌减。

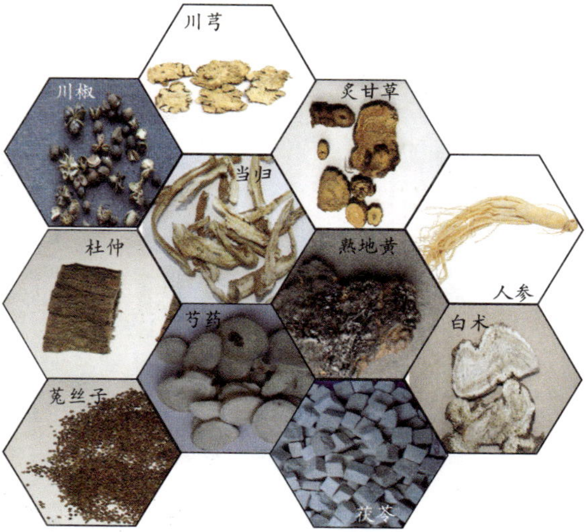

【功效】益气补血，温肾养肝，调补冲任。

【主治】妇人气血俱虚，经脉不调，久婚不孕，或带浊，或腹痛，或腰酸，食少羸瘦。

【运用】

1.辨证要点　本方以月经后期、量少色淡、腰腿酸软、少腹冷感、性欲减退、小便清长、舌淡苔白、脉沉细为辨证要点。

2.加减变化　男子服用，宜加胡桃肉、枸杞、鹿角胶、山茱萸、山药、巴戟肉；女子经迟腹痛者，宜加酒炒破故纸、肉桂，甚者，再加吴茱萸；闭经者，去杜仲、鹿角霜，加制附子、牛膝、泽兰；带多腹痛者，加破故纸、北五味或加龙骨；子宫寒者，或泻或痛，加炮干姜、制附子随宜；多郁怒，气有不顺而为胀为滞者，宜加酒炒香附，或甚者再加沉香；腰痛似折、小腹冷甚、脉沉迟者，加补骨脂、巴戟天、仙茅、仙灵脾；血热多火、经早内热者，加川续断、地骨皮；肝肾不足者，加阿胶、紫河车、鹿角胶。

3.现代运用　本方常用于治疗月经不调、不孕症、男性性功能障碍、不育症等。

五子衍宗丸
（又称五子补肾丸、益肾丸）

《摄生众妙方》

【组成】菟丝子、枸杞子各240克，覆盆子120克，车前子60克，五味子30克。

【用法】上药共研细末，炼蜜为丸。每服6～9克，每日服2～3次，开水或淡盐汤送服。亦可用饮片作汤剂，水煎服，用量按原方比例酌减。

【功效】温阳益肾，补精添髓，种嗣衍宗。

【主治】肾虚遗精，阳痿早泄，小便后淋沥不尽，精寒无子，闭经，带下稀薄，腰酸膝软，须发早白，夜尿增多，舌淡嫩苔薄，脉沉细软。

【运用】

1.辨证要点　本方以肾气不足、下元亏损引起的阳痿、早泄、不育不孕、舌淡嫩苔薄、脉沉细软为辨证要点。

2.加减变化　阳虚者，加鹿茸、肉苁蓉、肉桂、巴戟肉；阴虚者，加山萸肉、熟地黄、天冬；阴阳两虚者，加龟板、鹿角、人参；小儿遗尿者，加鸡内金、补骨脂；多尿者，加桑螵蛸、益智仁；阳痿者，加仙灵脾、仙茅、锁阳、狗肾；遗精者，加芡实、金樱子、莲须。

3.现代运用　本方常用于治疗阳痿症、精液异常症、不射精症、慢性肾炎、不育症、不孕症、夜尿增多症、小儿遗尿症、癃闭症、闭经、中心性浆液性视网膜脉络膜炎等。

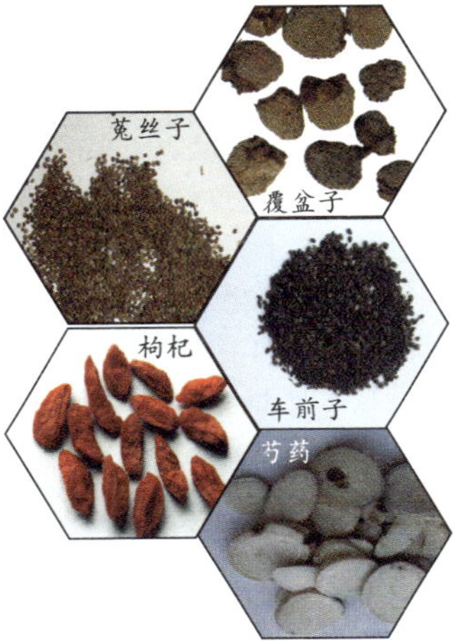

第六节　阴阳双补

龟鹿二仙胶

《医便》

【组成】鹿角（用新鲜麋鹿杀角，解的不用，马鹿角不用，去角脑梢骨二寸绝断，劈开，净用）5000克，龟板（去弦，洗净，捶碎）2500克，人参450克，枸杞子900克。

【用法】上前三味袋盛，放长流水内浸三日，用铅坛一只，如无铅坛，底下放铅一大片亦可。将角并甲（龟板）放入坛内，用水浸，高三五寸，黄蜡三两封口，放大锅内，桑柴火煮七昼夜。煮时坛内一日添热水一次，勿令沸起，锅内一日夜添水五次，候角酥取出，洗，滤净去滓。其滓即鹿角霜、龟甲霜也。将清汁另放。另将人参、枸杞子用铜锅以水三十六碗，熬至药面无水，以新布绞取清汁，将滓置石臼水捶捣细，用水二十四碗又熬如前；又滤又捣又熬，如此三次，以滓无味为度。将前龟、鹿汁并参、杞汁和入锅内，文火熬至滴水成珠不散，乃成胶也。每服初起一钱五分（4.5克），十日加五分（1.5克），加至三钱（9克）止，空心酒化下，常服乃可。现代用法：上用铅坛熬胶，初服酒服4.5克，渐加至9克，空心时服用。

【功效】滋阴填精，益气壮阳。

【主治】真元虚损，精血不足证。全身瘦削，阳痿遗精，两目昏花，腰膝酸软，久不孕育。

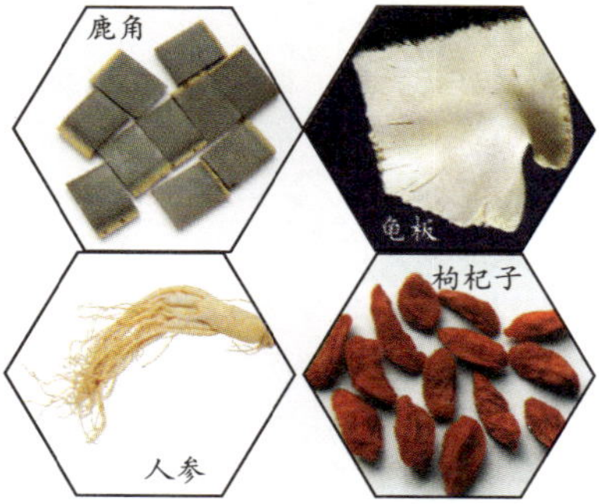

【运用】

1.辨证要点 本方为阴阳气血同补的方剂，既能滋补肝肾，又可补益脾胃。临床应用以腰膝酸软、两目昏花、阳痿遗精为辨证要点。

2.加减变化 兼有眩晕者，加杭菊花、明天麻以熄风止晕；遗精频作者，加金樱子、山茱萸以补肾固精。

3.现代运用 本方常用于治疗内分泌障碍引起的发育不良、重症贫血、神经衰弱，以及性功能减退等属阴阳两虚者。

4.使用注意 本方纯补，不免滋腻，故脾胃虚弱而食少便溏者不宜使用，或合用四君子汤以助运化。

【临床报道】

汤氏用龟鹿二仙胶加减治疗宫内节育器放置后月经失调200例获满意疗效。处方组成：炙龟板、桑寄生、生地黄、白芍药、茜草炭、熟地黄各12克，补骨脂、川断肉各10克，地榆炭15克，鹿角霜、生蒲黄、熟蒲黄各9克。水煎，每日1剂，10天为一个疗程。结果：痊愈166例，有效22例，无效12例，总有效率94%。[汤艳秋.龟鹿固冲汤治疗宫内节育器放置后月经失调200例.黑龙江中医药，2002，（1）：32]

七宝美髯丹

《本草纲目》引《积善堂方》

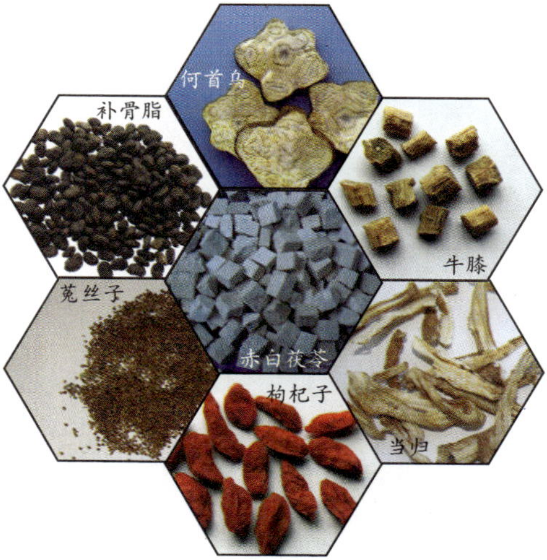

【组成】赤白何首乌（米泔水浸三四日，瓷片刮去皮，用淘净黑豆400克，以砂锅木甑铺豆及首乌，重重铺盖，蒸之。熟取出，去豆曝干，换豆再蒸，如此九次，晒干，为末）各30克，赤白茯苓（去皮，研末，以水淘去筋膜及浮者，取沉者捻块，以人乳十碗浸匀，晒干，研末）各20克，牛膝（去苗，酒浸一日，同何首乌第七次蒸之，至第九次止，晒干）

10克，当归（酒浸，晒）10克，枸杞子（酒浸，晒）10克，菟丝子（酒浸生芽，研烂，晒）10克，补骨脂（以黑脂麻炒香）5克。

【用法】上药石臼捣为末，炼蜜和丸，如弹子大，每次一丸，每日三次，清晨温酒下，午时姜汤下，卧时盐汤下。现代用法：为蜜丸，每服9克，每日2服；淡盐水送服。

【功效】补益肝肾，乌发壮骨。

【主治】肝肾不足证。须发早白，脱发，齿牙动摇，腰膝痿软，梦遗滑精，肾虚不育等。

【运用】

1.辨证要点 本方为平补肝肾、兼顾阴阳的方剂。以须发早白、脱发、腰膝痠软为辨证要点。

2.加减变化 脾胃虚弱者，酌配白术、山药、砂仁等健脾和胃之品。

3.现代运用 本方常用于早衰之白发、脱发、贫血、神经衰弱、牙周病、附睾炎、男子不育、病后体虚等证属肝肾不足者。

4.使用注意 本方配制忌用铁器。

补天大造丸

《医学心悟》

【组成】人参6克，黄芪（蜜炙）、白术（陈土蒸）各9克，当归（酒蒸）、枣仁（去壳，炒）、远志（去心）、甘草（水泡，炒）、白芍药（酒炒）、山药（乳蒸）、茯苓（乳蒸）各4.5克，枸杞子（酒蒸）、大熟地黄（酒蒸，晒）各12克，河车（甘草水洗）48克，鹿角（熬膏）48克，龟板（与鹿角同熬膏）24克。

【用法】以龟鹿胶和药，加炼蜜为丸，每早开水下四钱，阴虚内热甚者，加丹皮二两，阳虚内寒者，加肉桂五钱。现代用法：蜜丸，每服9克。

【功效】补五脏虚损。

【主治】虚劳。气短乏力，食少神疲，心悸失眠，腰膝痿软，头晕目眩等。

【运用】

1.辨证要点 本方为补益虚损的常用方。以气短乏力、头晕心悸、腰膝痿软为辨证要点。

2.加减变化 原书加减有“阴虚内热甚者，加丹皮二两（6～10克）；阳虚内寒者，加肉桂五钱（3～5克）”；脾胃虚弱、运化不及者，宜加白豆蔻、砂仁和胃醒脾以使补而不滞。

3.现代运用 本方常用于贫血、神经衰弱、免疫功能低下、内分泌失调、围绝经期综合征等证属阴阳气血俱虚者。

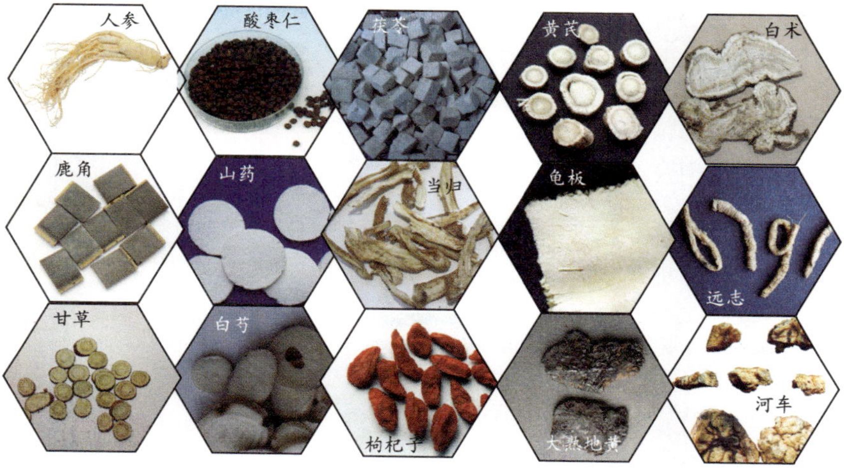

第八章 固涩剂

第一节 固表止汗

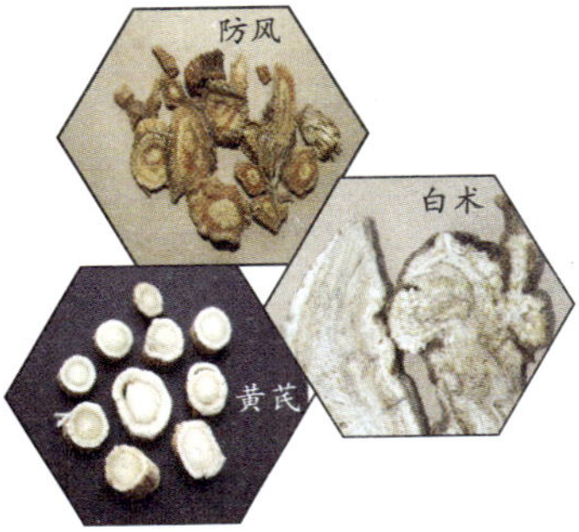

玉屏风散

《医方类聚》

【组成】防风30克，黄芪（蜜炙）、白术各60克。

【用法】上药共为粗末，每次服6～9克，每日2次，水煎服；亦可作汤剂，用量按原方比例酌定。

【功效】益气固表止汗。

【主治】表虚自汗。汗出恶风，面色苍白，舌淡、苔薄白，脉浮虚；亦治虚人腠理不固，易于感冒。

本方与桂枝汤均可治疗表虚自汗，但本方功专固表止汗，以治卫虚不固之自汗为主；桂枝汤则能解肌发表，调和营卫，以治外感风寒，营卫不和之自汗为主。

【运用】

1.辨证要点　本方为治气虚自汗的常用方剂。临床以自汗、恶风、面色苍白、舌淡、脉虚为辨证要点。

2.加减变化　表虚外感风邪、汗出不解、脉缓者，可合桂枝汤以解肌祛风，固表止汗；自汗较甚者，可加牡蛎、浮小麦等以加强固表止汗的作用。

3.现代运用　卫虚不固所致的感冒、多汗症、上呼吸道感染、过敏性鼻炎均可酌情加减用之。

4.使用注意　若属外感自汗或阴虚盗汗，则不宜使用。

【临床报道】

杨氏用玉屏风散合桂枝龙牡汤为主加减治疗重症自汗45例，并设以谷维素、维生素C、维生素B等综合治疗的30例为对照组。经过2周治疗后，治疗组显效20例，有效23例，无效2例，总有效率95.6%；对照组显效4例，有效20例，无效6例，总有效率80.0%，两组比较有显著差异（P＜0.05）。[杨百京.玉屏风散合桂枝龙牡汤治疗重症自汗45例.四川中医，2002，20（3）：43]

牡蛎散

《太平惠民和剂局方》

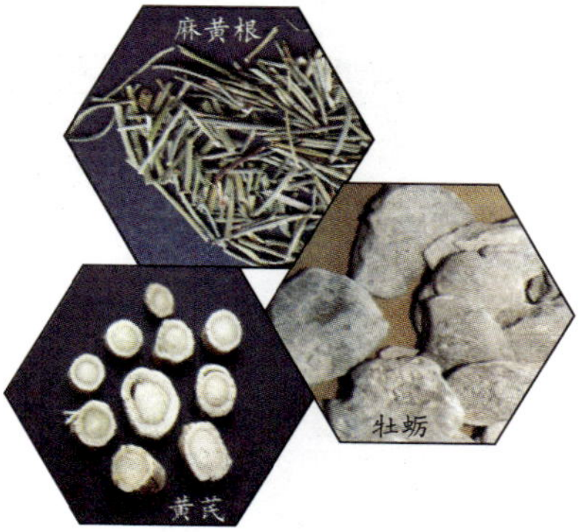

【组成】黄芪（去苗土）、麻黄根（洗）、牡蛎（米泔浸，刷去土，火烧通赤）各30克。

【用法】上三味为粗散。每服9克，水一盏半，小麦30克，同煎至八分，去渣热服，日二服，不拘时候。现代用法：为粗散，每服9克，加小麦30克，水煎温服；亦作汤剂，用量按原方比例酌减，加小麦30克，水煎温服。

【功效】敛阴止汗，益气固表。

【主治】体虚自汗、盗汗证。常自汗出，夜卧更甚，心悸惊惕，短气烦倦，舌淡红，脉细弱。

本方与玉屏风散均可用治卫气虚弱，腠理不固之自汗。但本方补敛并用而以固涩为主，为收敛止汗的代表方，善治体虚卫外不固，又复心阳不潜之自汗盗汗。玉屏风散则以补气为主，以补为固，属于补益剂，且黄芪、防风相配，补中寓散，故宜于表虚自汗或虚人易感风者。

《医方集解》牡蛎散方将小麦改为浮小麦，则止汗之力更强，但养心之功稍逊。

【运用】

1.辨证要点 本方为治疗体虚卫外不固，又复心阳不潜所致自汗、盗汗的常用方。临床应用以汗出、心悸、短气、舌淡、脉细弱为辨证要点。

2.加减变化 自汗应重用黄芪以固表，盗汗可再加糯稻根、穞豆衣以止汗，疗效更佳；气虚明显者，可加白术、人参以益气；偏于阴虚者，可加白芍药、生地黄以养阴。

3.现代运用 本方常用于病后、手术后或产后身体虚弱、植物神经功能失调以及肺结核等所致自汗、盗汗属体虚卫外不固，又复心阳不潜者。

4.使用注意 阴虚火旺之盗汗忌用。

【临床报道】

张氏用本方加党参、瘪桃干、五味子、甘草为主方，治疗自汗、盗汗46例。共治愈41例，好转5例。痊愈病例中，服药3～6剂者29例，7～9剂者12例，随访3个月，未见复发。[张必生.自拟敛汗固表汤治疗自汗盗汗46例.广西中医药，1985，8（6）：16]

当归六黄汤

《兰室秘藏》

【组成】当归、生地黄、熟地黄、黄柏、黄芩、黄连各6克，黄芪12克。

【用法】原方为粗末，每服五钱，水二盏，煎至一盏，食前服。小儿减半服之。现代用法：水煎服，用量按原方比例酌情增减。

【功效】滋阴泻火，固表止汗。

【主治】阴虚火扰，盗汗发热，面赤心烦，口干唇燥，便难溲赤，舌红，脉数。

【运用】

1.辨证要点 本方是治疗阴虚火旺盗汗的常用方。临证应用以盗汗面赤、心烦溲赤、舌红、脉数为辨证要点。

2.加减变化 本方固涩之力不足，故盗汗严重者可酌加浮小麦或麻黄根、牡蛎等，其效更佳。

3.现代运用 本方可用于甲状腺机能亢进、糖尿病、结核病、更年期综合征等属阴虚火旺者。

4.使用注意 本方滋阴泻火之力甚强，故宜于阴虚火旺，中气强盛者。若脾胃虚弱，纳减便溏，不宜用之，以免苦寒重伤胃气。

【临床报道】

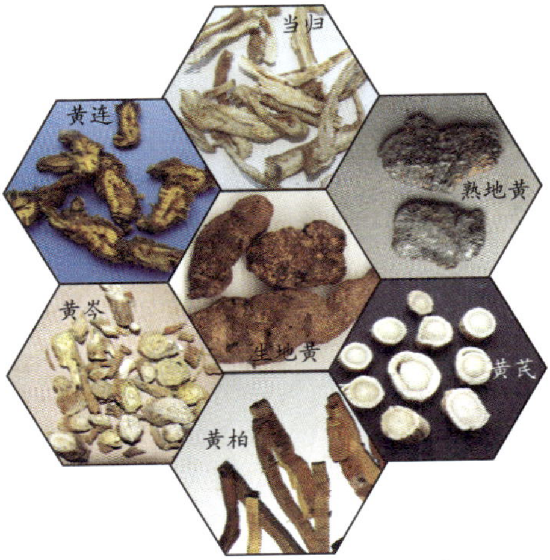

当归六黄汤加减治疗慢性口腔溃疡。10日为一个疗程，疗效标准：痊愈为治疗后临床症状和体征消失，口腔溃疡完全愈合，舌脉正常，随访半年无复发；有效为临床症状消失，口腔溃疡面缩小，但未完全愈合；无效为症状好转，溃疡面改变不明显。本组72例，治愈48例，有效21例，无效3例，总有效率95.8%。[田海平.当归六黄汤加味治疗慢性口腔溃疡72例.实用中医药杂志，2000，16（9）：10]

第二节 敛肺止咳

九仙散

王子昭方，录自《卫生宝鉴》

【组成】贝母15克，人参、款冬花、桑白皮、桔梗、五味子、阿胶、乌梅各30克，罂粟壳（去顶，蜜炒黄）240克。

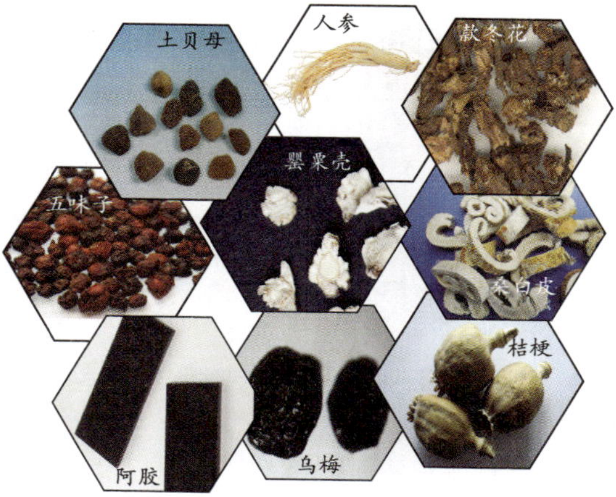

【用法】上为细末，每服9克，白汤点服，嗽住止后服。现代用法：为末，每服9克，温开水送下。亦可作汤剂，水煎服，用量按原方比例酌定。

【功效】敛肺止咳，益气养阴。

【主治】久咳肺虚证。久咳不已，咳甚则气喘自汗，痰少而粘，脉虚数。

【运用】

1.辨证要点 本方为治疗久咳肺虚、气阴耗伤的常用方。临床应用以久咳不止、气喘自汗、脉虚数为辨证要点。

2.加减变化 虚热明显者，可加麦冬、地骨皮、玄参以加强润肺清热的功效。

3.现代运用 本方常用于慢性支气管炎、肺结核、肺气肿、支气管哮喘、百日咳等属久咳肺虚、气阴两亏者。

4.使用注意 凡外感咳嗽、痰涎壅肺咳嗽，皆应忌用，以免留邪为患。本方不可久服，应中病即止，恐罂粟壳性涩有毒，久服成瘾，或收敛太过。

【临床报道】

傅氏以九仙散去人参，加党参、大枣为基本方，治疗顽固性咳嗽49例。结果：治愈36例，显效6例，无效7例。治愈者中服药1日症状显著改善的21例，痊愈最快者2日，有19例用药4日痊愈。[傅鹏东等.九仙散加减治疗顽固性咳嗽.陕西中医，1987，8（10）：460]

第三节　涩肠固脱

真人养脏汤
（纯阳真人养脏汤）

《太平惠民和剂局方》

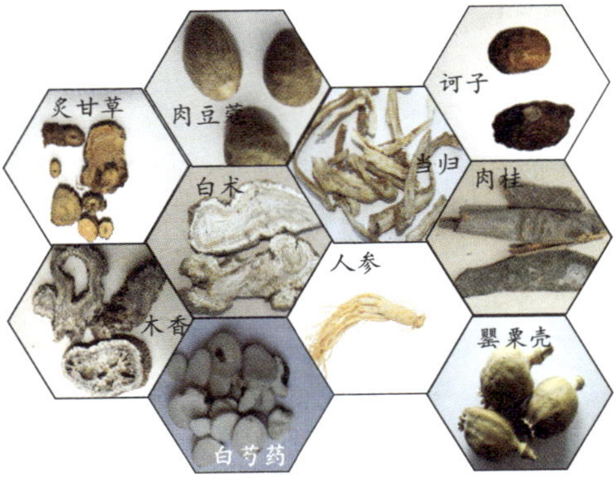

【组成】罂粟壳、白芍药各15克，诃子12克，人参、白术各9克，肉豆蔻、当归、炙甘草各6克，木香4.5克，肉桂3克。

【用法】上药为粗末，每次取6克，水500毫升，煎至200毫升，分3次，食前温服。忌酒、生冷、鱼腥、油腻。

【功效】涩肠止泻，温中补虚。

【主治】久泻久痢。泻痢无度，滑脱不禁，甚或脱肛坠下，脐腹疼痛，不思饮食，舌淡、苔白，脉迟细。

【运用】

1.辨证要点　本方为脾肾虚寒、久泻久痢者设。以大便滑脱不禁、腹痛、食少神疲、舌淡苔白、脉迟细为辨证要点。

2.加减变化　下利完谷不化、泄泻不止、四肢不温、脉沉微者，可加干姜、附子以温阳祛寒；兼见脱肛者，可加升麻、黄芪以升阳益气。

3.现代运用　本方常用于治疗慢性肠炎、慢性结肠炎、小儿泄泻、慢性痢疾、肠结核等属脾肾虚寒者。

4.使用注意　下痢或泄泻，初起邪实，积滞未去者，禁用本方。

【临床报道】

夏氏等应用真人养脏汤化裁治疗慢性结肠炎49例。其中男37例、女12例，年龄17～58岁，病程1～28年不等。基本方药：党参12～30克，黄芪、土炒白术各12～15克，煨肉豆蔻、煨诃子、白芍药、玄胡、乌梅各9～15克，当归9～12克，木香6～12克，炙甘草6～9克，肉桂（研末服）3克，赤石脂（包）15～30克。水煎服，每日1剂，30天为一个疗程。治疗期间停服其他药物，忌食油腻厚味。结果：痊愈29例，占59.18%；显效10例，占20.41%；好转8例，占16.33%；无效2例，4.08%；总有效率为95.92%。[夏忠德等.真人养脏汤加减治疗慢性结肠炎49例.成都中医学院学报，1989，（4）：27]

桃花汤

《伤寒论》

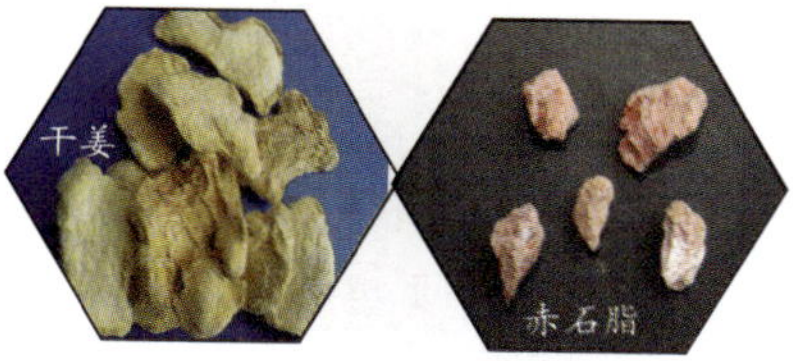

【组成】赤石脂（一半全用，一半筛末）20克，粳米15克，干姜12克。

【用法】上三味，以水七升，煮米令熟，去滓，温服七合，内赤石脂末方寸匕，日三服。若一服愈，余勿服。现代用法：水煎服。

【功效】温中涩肠止痢。

【主治】虚寒久痢。下痢不止，便脓血，色黯不鲜，日久不愈，腹痛喜温喜按，舌淡、苔白，脉迟弱或微细。

本方以重涩之赤石脂配干姜之辛温，温中涩肠而止泄痢，乃涩中寓温，以涩为主。

【运用】

1.辨证要点　本方为涩肠止血止痢的方剂。以久痢便脓血、色黯不鲜、腹痛喜温喜按、舌淡苔白、脉迟弱为辨证要点。

2.加减变化　腹痛甚者，加白芍药以养血柔肝止痛；阳虚阴寒盛者，加附子、人参、炙甘草以补虚散寒。

3.现代运用　本方常用于慢性细菌性痢疾、慢性阿米巴痢疾、胃及十二指肠溃疡出血、慢性结肠炎、功能性子宫出血等证属阳虚阴盛、下焦不固者。

4.使用注意　若热痢便脓血，里急后重，肛门灼热者，切忌应用。

【临床报道】

消化系统疾病：桃花汤可治疗急、慢性痢疾，阿米巴痢疾，肠炎，久泻等病。治一女性患者，37岁，患痢疾45日，经多种中西药无效，投桃花汤合左金丸后病情缓解。此外，还有人用其治疗虚寒性吐血，便血及肠伤寒出血，也取得较好疗效。

妇科疾病：治疗妇女崩漏，带下证。临床用本方和四神丸治疗带下取得满意效果。有用桃花汤改散（赤石脂100g，干姜60g，分研极细末，调匀备用）治下焦虚寒之功能性子宫出血获效。

四神丸

《内科摘要》

【组成】补骨脂120克，肉豆蔻、五味子各60克，吴茱萸30克。

【用法】上药共为细末，以生姜120克，红枣五十枚同煮，取枣肉，和末为丸，

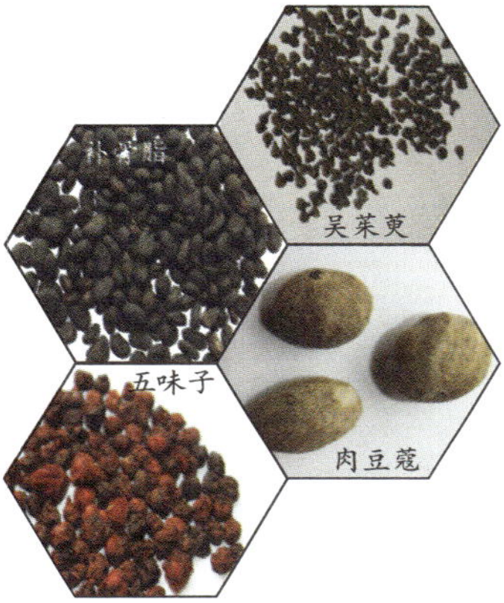

每服6～9克，空腹或食前温开水送下；亦可作汤剂水煎服，用量按原方比例酌减。

【功效】温肾暖脾，涩肠止泻。

【主治】肾泄。五更泄泻，不思饮食，或久泻不愈，腹痛腰酸肢冷，神疲乏力，舌淡胖、苔薄白，脉沉迟无力。

【运用】

1.辨证要点　本方是治疗脾肾虚寒、五更泄泻的专用方。以五更泄泻、不思饮食、舌淡苔白、脉沉迟无力为辨证要点。

2.加减变化　久泻气陷脱肛者，可加党参、黄芪、柴胡、升麻等以益气升陷；泄泻不止、属肾阳虚甚者，可加肉桂、附子以温补肾阳。

3.现代运用　本方常用于加减治疗慢性肠炎、慢性结肠炎、过敏性结肠炎、肠结核等属脾肾虚寒者。

4.使用注意　湿热泄泻，腹痛者禁用。

【临床报道】

周氏用四神丸加味治愈慢性腹泻31例。方用补骨脂、吴茱萸、肉豆蔻、五味子各10克，黄芪、枳壳各30克，党参20克，白术、肉桂、附片、焦三仙各10克，水煎服。结果：除2例直肠癌死亡外，治愈26例，显效3例。[周建龙.四神丸治愈慢性腹泻31例.陕西中医，1984，（2）：12]

诃子散

《三因极一病证方论》卷九

【组成】煨诃子2.1克，炮姜1.8克，陈皮、罂粟壳各1.5克。

【用法】上为细末。都作一服。用水300毫升，煎至150毫升，和渣，空腹时热服。

【功效】温中散寒，涩肠固脱。

【主治】肠胃虚寒泄泻，饮食不化，肠鸣腹痛，脱肛不收；或下痢脓血，里急后重，白多赤少，日夜无度。

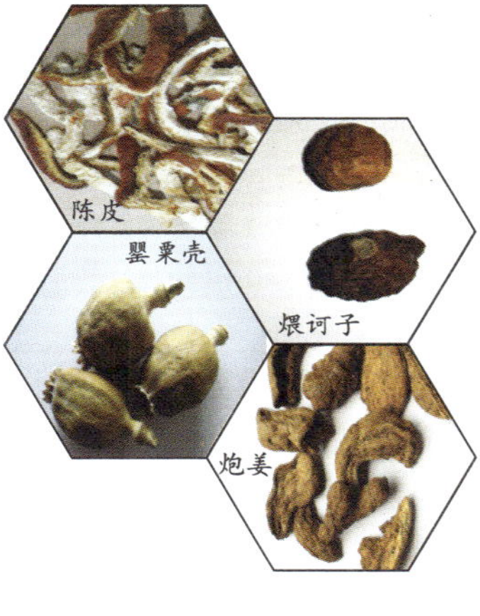

【运用】

1.辨证要点 本方以久泻不止、神疲倦怠、脐腹隐痛、舌淡苔白、脉沉细为辨证要点。

2.加减变化 形寒肢冷、五更泄泻者，加肉豆蔻、补骨脂、吴茱萸、赤石脂以补肾助阳；面色萎黄、四肢乏力者，加党参、白术、茯苓、炒薏米以补气健脾；泻后有不尽感、腹部有固定刺痛等瘀阻肠络证者，加蒲黄、五灵脂、当归、没药以活血止痛。

3.现代运用 本方常用于治疗慢性肠炎、霉菌性肠炎、过敏性结肠炎、慢性痢疾、肠功能紊乱等病症。

4.使用注意 凡泄泻暴作，皆不宜使用本方。

第四节 涩精止遗

金锁固精丸

《医方集解》

【组成】沙苑蒺藜、芡实、莲须各12克，煅龙骨、煅牡蛎各10克。

【用法】上药为细末，以莲子粉糊丸，每次服9克，每日1～2次，空腹淡盐汤送服；亦可作汤剂，用量按原方用量比例酌减，并加莲子肉适量，水煎服。

【功效】补肾涩精。

【主治】遗精。遗精滑泄，神疲乏力，腰酸耳鸣，四肢酸软，舌淡、苔白，脉细弱。

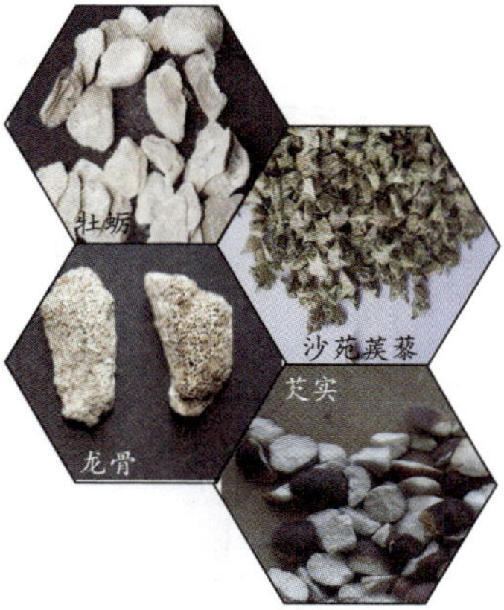

本方专为肾虚滑精者设，方名金锁固精丸，是形容其固涩精关之效有如金锁。

【运用】

1.辨证要点 本方为治疗肾虚遗精的常用方剂。以遗精滑泄、腰酸耳鸣为辨证要点。

2.加减变化 腰痛者，可加续断、杜仲以补肾强腰；肾阴虚而有火者，可加黄柏、知母以滋阴降火；兼见阳痿者，可加仙灵脾、锁阳以补肾壮阳；大便溏泄者，可加五味子、菟丝子以补肾固涩；大便秘结者，可加肉苁蓉、熟地黄以润肠通便。

3.现代运用　本方常用于治疗遗精、早泄、乳糜尿、重症肌无力，属肾虚精气不足、下元不固者。

4.使用注意　本方药物多为收涩之品，若因相火内盛或下焦湿热所致的遗精者，则不宜使用。

【临床报道】

以金锁固精丸6克，每日2次；兼有肝郁气滞者，加小柴胡冲剂10克，治疗慢性泄泻34例。结果：治愈12例，好转19例，无效3例，总有效率91%。[江从舟.金锁固精丸治疗慢性泄泻34例.福建中医药，1997，28（5）：18]

桑螵蛸散

《本草衍义》

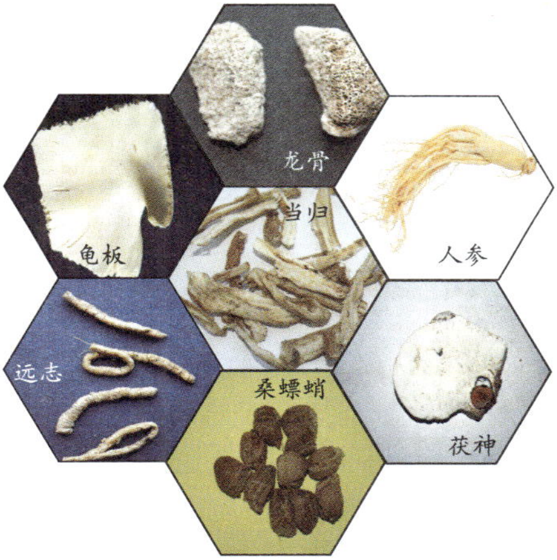

【组成】桑螵蛸、龙骨、龟板、人参、当归、茯神、远志、石菖蒲各30克。

【用法】上药研末，每次服6克，睡前以党参汤调下；亦可作汤剂，用量按原方比例酌减。

【功效】调补心肾，涩精止遗。

【主治】心肾两虚。小便频数，或尿如米泔色，心神恍惚，健忘食少，以及遗尿，滑精，舌淡、苔白，脉细弱。

【运用】

1.辨证要点　本方为治疗心肾两虚之小便频数或遗尿、滑精的代表方。以遗尿或尿频、滑精、心神恍惚为辨证要点。

2.加减变化　失眠者，可加酸枣仁、五味子以宁心安神肾；阳虚者，可加附片、巴戟天等以温壮肾阳。

3.现代运用　本方常用于治疗滑精、遗尿、尿频、糖尿病、神经衰弱等属心肾两虚者。

4.使用注意　若由下焦火盛或湿热下注所致小便频数或遗尿滑精，以及脾肾阳虚所致的尿频，则非本方所宜。

玉锁丹

《杨氏家藏方》

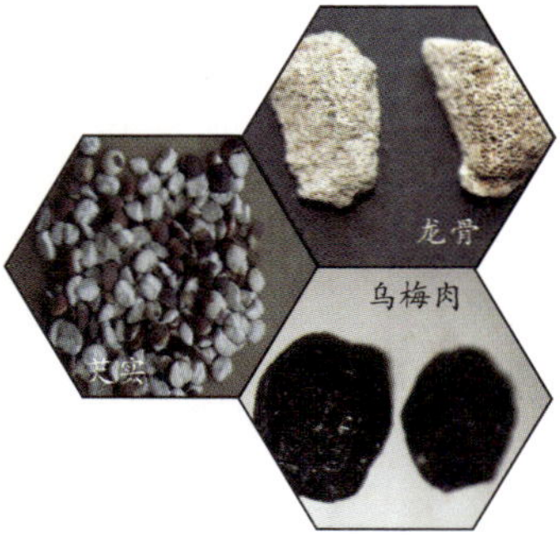

【组成】芡实、莲花蕊末、龙骨、乌梅肉各30克。

【用法】各为细末，以山药糊为丸，每服9克，空腹时用温酒或淡盐汤送下。

【功效】补脾固肾，涩精止遗。

【主治】脾肾气虚，梦遗精滑。

【运用】

1.辨证要点 本方以梦遗、滑精、食少便溏、神疲倦怠、舌淡、脉细弱为辨证要点。

2.现代运用 本方可用于戳疗遗精等病症。

3.使用注意 心肝火旺，或湿热下注所致的遗精，不宜使用本方。

第五节 固崩止带

固经丸

《丹溪心法》

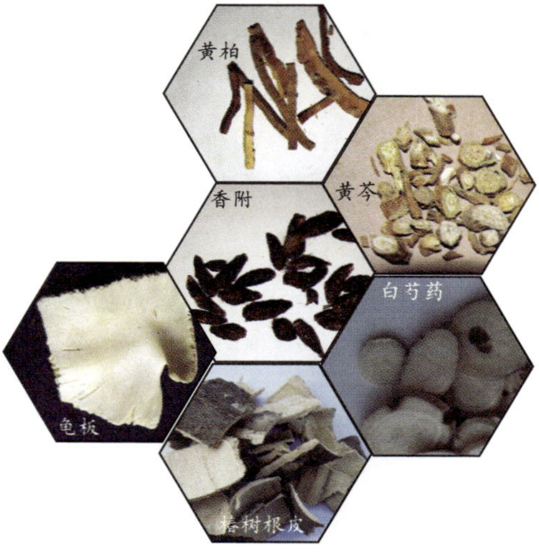

【组成】黄芩（炒）、白芍药（炒）、龟板（炙）各30克，椿树根皮22.5克，黄柏（炒）9克，香附7.5克。

【用法】上为末，酒糊丸，如梧桐子大，每服50丸（6克），空心温酒或白汤下。现代用法：以上六味，粉碎成细粉，过筛，混匀，用水泛丸干燥即得。每服6克，每日2次，温开水送服；亦可作汤剂，水煎服，用量按原书比例酌定。

【功效】滋阴清热，固经止血。

【主治】崩漏。经行不止或崩中漏下，血色深红，或夹紫黑瘀块，心胸烦热，腹痛溲赤，舌红，脉弦数。

【运用】

1.辨证要点　本方是治疗月经过多及崩漏的常用方剂。以月经量多或崩中漏下、血色深红或夹紫黑瘀块、舌红、脉弦数为辨证要点。

2.加减变化　出血日久者，可加牡蛎、龙骨、乌贼骨以固涩止血；阴虚不甚者，可去黄柏，加墨旱莲、女贞子以养阴凉血止血。

3.现代运用　本方常用于月经过多、月经不调、慢性附件炎、功能性子宫出血等属阴虚内热者。

4.使用注意　感冒发热病人不宜服用。

易黄汤

《傅青主女科》

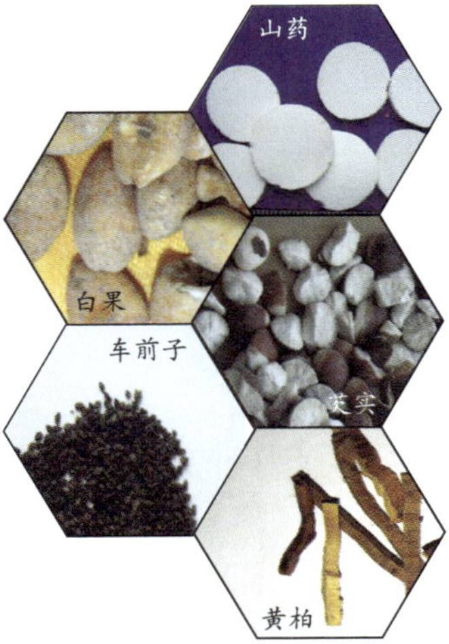

【组成】山药（炒）、芡实（炒）30克，黄柏（盐水炒）6克，车前子（酒炒）3克，白果（碎）12克。

【用法】水煎服。

【功效】固肾止带，清热祛湿。

【主治】肾虚湿热带下。带下粘稠量多，色黄如浓茶汁，其气腥秽，舌红、苔黄腻者。

【运用】

1.辨证要点　本方为治肾虚湿热带下的常用方。临床应用以带下色黄、其气腥秽、舌苔黄腻为辨证要点。

2.加减变化　热甚者，可加败酱草、苦参、蒲公英以清热解毒；湿甚者，加薏苡仁、土茯苓以祛湿；带下不止者，再加墓头回、鸡冠花以止带。

3.现代运用　本方常用于阴道炎、宫颈炎等属肾虚湿热下注者。

【临床报道】

罗氏用易黄汤为主治疗带下病110例。其中经实验室及妇科检查：滴虫性阴道炎13例，阴道炎50例，宫颈糜烂19例，慢性盆腔炎8例。全部病例均以带下连绵，或稠或稀，或腥或臭为主症，用易黄汤为主方酌情加减。若阴痒者，配以苦参、蛇床子、花椒、枯矾，水煎外洗阴部。治疗效果：痊愈89例（白带正常，诸症消除，随访2年无复发）；显效21例（带下近正常，其他诸症均显著减轻或消除，但2年内尚有复发）。[罗飞.易黄汤为主治疗带下110例临床观察.浙江中医杂志，1987，（8）：366]

阿胶丸

《妇人大全良方》

【组成】阿胶、赤石脂各45克，续断、川芎、当归、甘草、丹参各30克，龙骨、鹿茸、乌贼骨、鳖甲各60克。

【用法】上药研末，炼蜜为丸，如梧桐子大。空腹时用温酒送下9克。

【功效】补益精血，固崩止血。

【主治】产后崩中，下血不止，虚羸无力。

【运用】

1.辨证要点 本方以崩中漏下、出血过多、色淡质稀、神疲乏力、舌淡、脉细弱为辨证要点。

2.加减变化 阴虚者，加女贞子、旱莲草；阳虚者，加附子、炮姜、艾叶；气虚者，加党参、黄芪、白术。

3.现代运用 本方可用于治疗产后出血过多、功能性子宫出血、更年期经血过多等病症。

4.使用注意 血热崩漏，不宜使用本方。

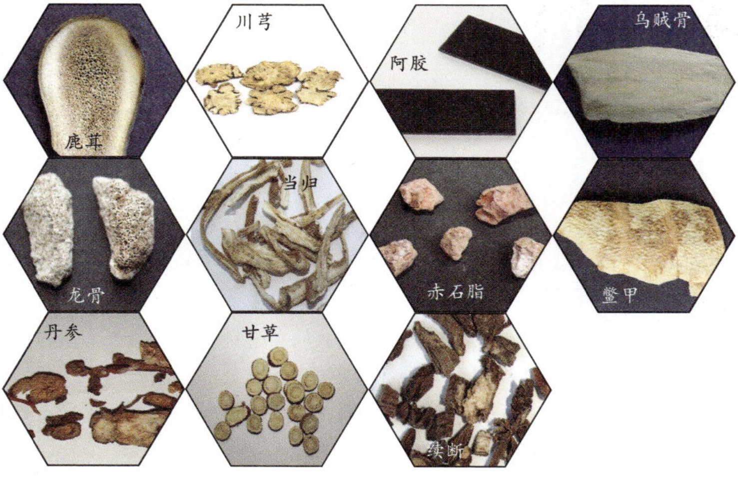

完带汤

《傅青主女科》

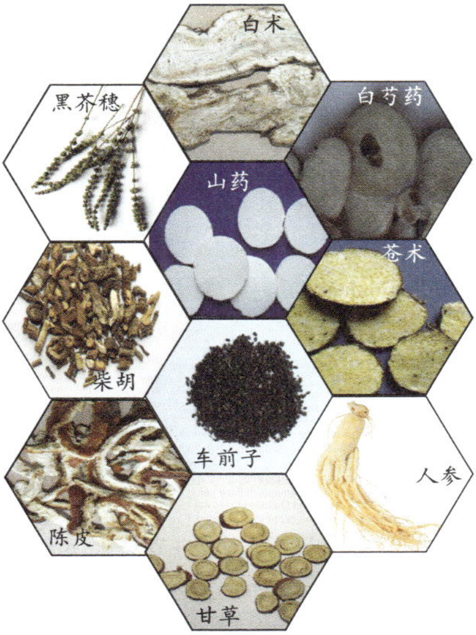

【组成】白术、山药各30克，白芍药15克，车前子、苍术各9克，人参6克，甘草3克，陈皮、黑芥穗、柴胡各1.5克。

【用法】水煎服。

【功效】补中健脾，化湿止带。

【主治】脾虚肝郁，湿浊下注。症见带下色白或淡黄，清稀无臭，面色苍白，倦怠便溏，舌淡、苔白，脉缓或濡弱。

【运用】

1.辨证要点　本方为治脾虚带下的常用方剂。以带下清稀无臭、面色苍白为辨证要点。

2.加减变化　少腹疼痛者，可加小茴香、乌药以散寒止痛；腰酸甚者，可加杜仲、菟丝子以补肾强腰；病久白带如崩，可加鹿胶霜以温肾涩带。

3.现代运用　本方常用于慢性宫颈炎、慢性阴道炎、子宫附件炎属于脾虚湿盛带下者。

4.使用注意　带下证属湿热下注者，非本方所宜。

【临床报道】

李氏用完带汤加味治疗经期延长56例，每日1剂，每4剂为一个疗程。血未止者可连服两个疗程。结果：服药1～2个疗程内血止，下次月经正常者38例；服药后经净，下次经期又延长，再继服一个疗程后月经正常者15例；服药4个疗程，病情再发者3例（后经查2例为血小板减少，1例为子宫肌瘤引起）。总有效率为94.6%。作者认为，经期延长与肾脾两虚带下的病机类同，完带汤既然可以止带，亦应能止血。[李文艳.完带汤治疗经期延长56例.四川中医，2001，19（3）：55]

第九章 安神剂

第一节 重镇安神

朱砂安神丸
（安神丸）

《内外伤辨惑论》

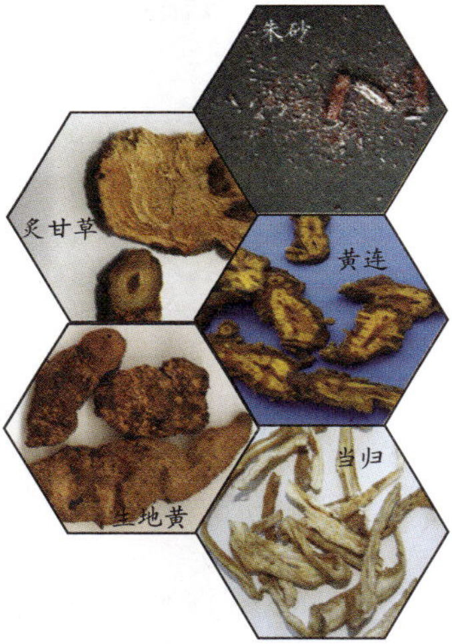

【组成】 朱砂（另研，水飞为衣）15克，黄连（去须，净，酒洗）18克，炙甘草16.5克，生地黄4.5克，当归（去芦）7.5克。

【用法】 上药除朱砂外，四味共为细末，汤浸蒸饼为丸，如黍米大，以朱砂为衣。每服十五丸或二十丸（3～4克），津唾咽之，食后。现代用法：上药研末，炼蜜为丸，每次6～9克，临睡前温开水送服；亦可作汤剂，用量按原方比例酌减，朱砂研细末水飞，以药汤送服。

【功效】 重镇安神，清心泻火。

【主治】 心火亢盛，阴血不足证。心神烦乱，失眠，多梦，怔忡，惊悸，舌红，脉细数。

【运用】

1.辨证要点 临床以心神烦乱、心悸失眠、舌红、脉细数为辨证要点。

2.加减变化 心中烦乱、失眠甚者，可加莲子、栀子心以增强清心除烦的功效；兼夹痰热，见胸闷、舌苔腻者，可加竹茹、瓜蒌以清热化痰。

3.现代运用 神经衰弱引起的健忘、失眠、心悸或精神抑郁症引起的精神恍惚等属心火偏盛、阴血不足者，均可用本方加减治疗。

4.使用注意 方中朱砂含硫化汞，不宜多服或久服，以免引起汞中毒；阴虚、脾弱者忌用。

【临床报道】

孙氏治疗心脏早搏54例。其中冠心病14例、病毒性心肌炎11例、风湿性心脏病7例、肺心病6例、心肌病4例、未发现心脏有问题者12例。用朱砂安神丸为主，每次1丸，每日2次，首次加倍，温开水送服。用药1周为1疗程。经用药一个疗程者16例，两个疗程者22例，三个疗程者12例。结果：心电图示早搏消失者为显效，计26例；早搏减少，及心悸、头晕、心脏停跳、失眠等症状明显减轻者为有效，计22例；心电图无改变，症状改善不明显为无效，计6例。[孙国等.以朱砂安神丸为主治疗心脏过早搏动54例观察.河北中医，1993，15（4）：9]

磁朱丸
（原名神曲丸）

《备急千金要方》

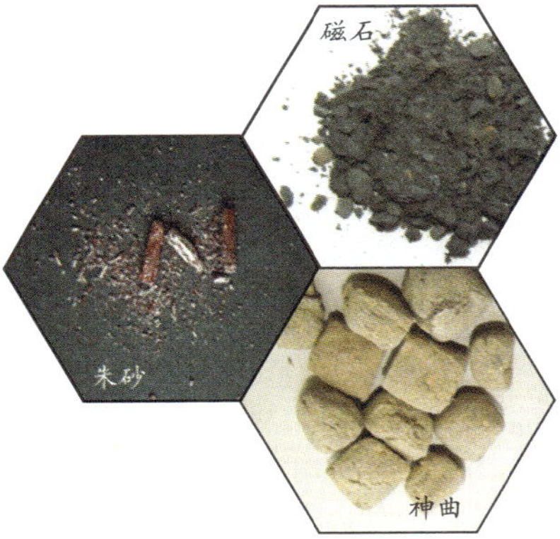

【组成】磁石30克，朱砂15克，神曲60克。

【用法】三味末之，炼蜜为丸，如梧桐子大，饮服2克，日三服。现代用法：上药研末，炼蜜为丸，每次3克，每日2次，温水送服。

【功效】重镇安神，交通心肾，益阴明目。

【主治】心肾不交证。视物昏花，耳鸣耳聋，心悸失眠；亦治癫痫。

本方具益阴潜阳，平肝熄风，安神清心，交通心肾，聪耳明目诸多功用。药虽重坠，但因配伍大剂神曲，又蜜制为丸，每服少量，故药力和缓，不碍胃气。

【运用】

1.辨证要点 本方原为视物昏花之目疾而设，后世多用以治疗神志不安与癫痫等病。以心悸失眠、耳鸣耳聋、视物昏花为辨证要点。原方之后有“常服益眼力，众方不及，学者宜知，此方神验不可言”等语。柯琴更称“此丸治癫痫之圣剂”。

2.加减变化 癫痫痰多者，可加制半夏、胆南星、天竺黄以祛痰；兼见头晕目眩、目涩羞明者，宜配合杞菊地黄丸以滋补肝肾。

3.现代运用 本方可用于神经衰弱、高血压及视神经、视网膜、玻璃体、晶状体的病变以及房水循环障碍等证属心肾不交者。

4.使用注意 方中磁石、朱砂均为重坠之品，用量不宜过多。

珍珠母丸

《普济本事方》

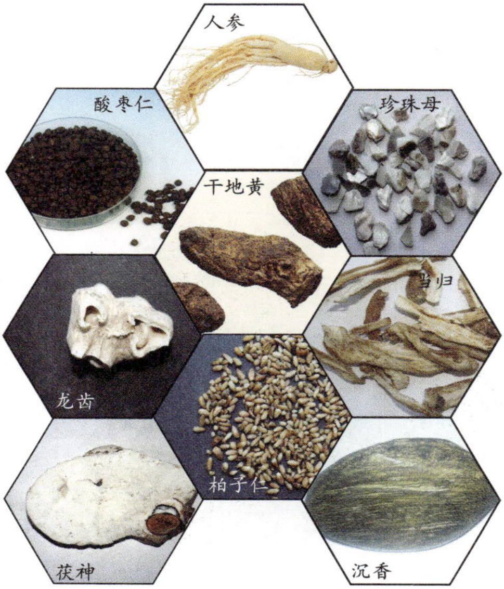

【组成】珍珠母（未钻珍珠也，研如粉同碾）9克，当归（洗，去芦，薄切，焙干后秤）、熟干地黄（酒洒，九蒸九曝焙干）各9克，人参（去芦）、酸枣仁（微炒，去皮，研）、柏子仁（研）各9克，犀角[镑为细末（现用水牛角代）]、茯神（去木）、沉香（忌火）、龙齿各5克。

【用法】上为细末，炼蜜为丸，如梧桐子大，辰砂为衣，每服四、五十丸，金银、薄荷汤下，日午、夜卧服。现代用法：上药研末，炼蜜为丸，每次6～9克，临睡前温开水送服。

【功效】平肝潜阳，镇心安神，滋阴养血。

【主治】肝阳上亢，阴血不足证。夜卧不宁，时而惊悸，或入夜少寐，头晕目花，脉弦细等。

本方重镇潜阳与滋养阴血相伍，主以重镇安神。

【运用】

1.辨证要点 本方为治疗肝阳上亢、阴血不足之神志不安证的常用方。以失眠、惊悸、头晕目眩、脉弦细为辨证要点。

2.加减变化 肝阳偏亢、阳亢化风、头晕目眩甚者，可加钩藤、天麻以平潜肝阳；惊悸失眠甚者，加牡蛎、磁石以镇惊安神。

3.现代运用 本方常用于神经症、高血压、癫痫等证属肝阳上亢、阴血不足者。

4.使用注意 方中金石、介类药，易碍胃，故脾胃虚弱、痰湿较甚者，应慎用；朱砂有毒，不可过量或久服。

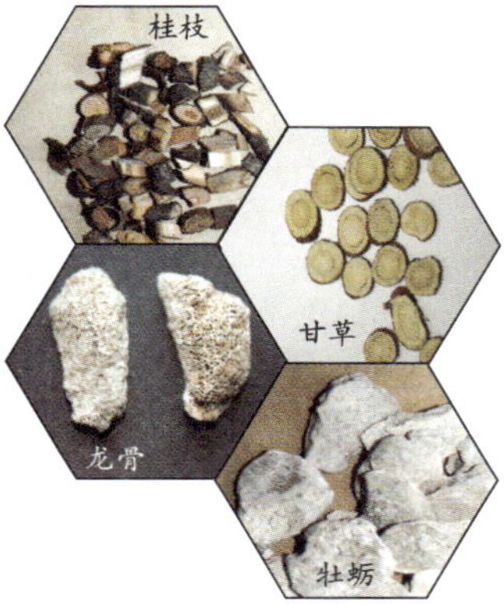

桂枝甘草龙骨牡蛎汤

《伤寒论》

【组成】桂枝（去皮）9克，甘草（炙）15克，龙骨、牡蛎（熬）各20克。

【用法】上四味，以水五升，煮取二升半，去滓，温服八合，日三服。现代用法：水煎服。

【功效】镇惊安神，温养心阳。

【主治】心阳不足，心神不宁证。烦躁不安，心悸神疲，舌淡、苔白，脉沉细。

【运用】

1.辨证要点　本方为治疗心阳不足、神失温养之心神不宁证的常用方。以烦躁、心悸、舌淡、脉沉细为辨证要点。

2.加减变化　兼自汗者，加黄芪益气固表而止汗；心阳虚心悸较甚，兼见形寒肢冷者，加附子、人参以温阳益气而定悸。

3.现代运用　本方常用于多种原因引起的心律失常（心动过速、心动过缓、期前收缩、病态窦房结综合征等）以及心功能不全、神经症等，证属心阳不足、心神浮越者。

第二节　滋养安神

天王补心丹

《校注妇人良方》

【组成】人参（去芦）、茯苓、玄参、丹参、桔梗、远志各15克，当归（酒浸）、五味子、麦冬（去心）、天冬、柏子仁、酸枣仁（炒）各30克，生地黄120克。

【用法】上为末，炼蜜为丸，如梧桐子大，用朱砂为衣，每服二三十丸（6～9克），临卧，淡竹叶煎汤送下。现代用法：上药共为细末，炼蜜为小丸，用朱砂水飞9～15克为衣，每服6～9克，温开水送下，或用桂圆肉煎汤送服；亦可改为汤剂，用量按原方比例酌减。

【功效】滋阴养血，补心安神。

【主治】阴虚血少，神志不安证。心悸失眠，虚烦神疲，梦遗健忘，手足心热，口舌生疮，舌红少苔，脉细而数。

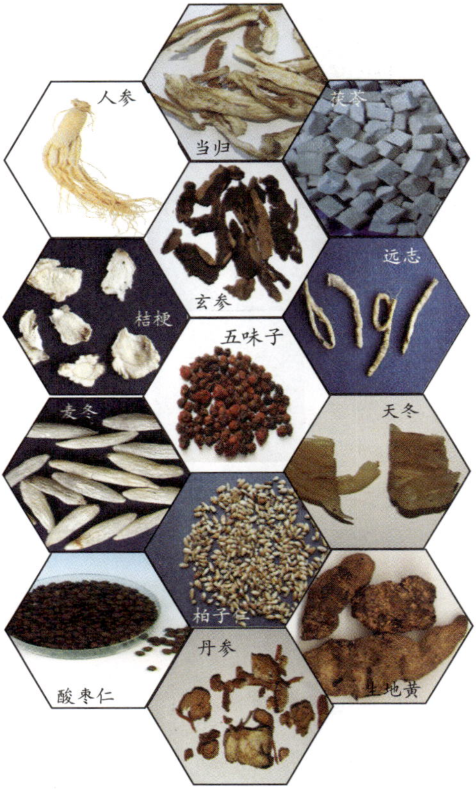

【运用】

1.辨证要点 本方为心肾两虚、阴虚火旺引起的心神不宁之证而设。临床以心悸失眠、神疲健忘、手足心热、舌红少苔、脉细数为辨证要点。

2.加减变化 遗精滑泄较重者，可加芡实、金樱子、牡蛎以固肾涩精；心悸怔忡较重者，可加夜交藤、龙眼肉以增强养心安神的作用；失眠较重者，可加磁石、龙骨以安神。

3.现代运用 神经衰弱、精神分裂症、心脏病、甲状腺功能亢进等证属阴亏血少者，均可用本方加减治疗。

4.使用注意 本方中之药多滋腻，对脾胃虚寒，胃纳欠佳或湿痰留滞者，均不宜使用。

【临床报道】

天王补心丹对神经衰弱有显著而稳定的疗效。王氏治疗神经衰弱36例，均有不同程度的心悸、气短、失眠、多梦、头晕、乏力等表现，用天王补心丹于早、中、晚和临睡前各服1丸，连续服用1个月为1疗程。结果：临床症状基本控制者（临床症状消失，停药后随访2个月不复发）16例；显效（临床症状显著改善）18例；无效（服药两个疗程以上，症状无明显改善）2例。总有效率为94.4%。认为天王补心丹可作为治疗神经衰弱的首选药物。[王秀华等.天王补心丹治疗神经衰弱36例.实用中西医结合杂志， 1998，11（4）：374.]

大补心丹

《三因极一病证方论》

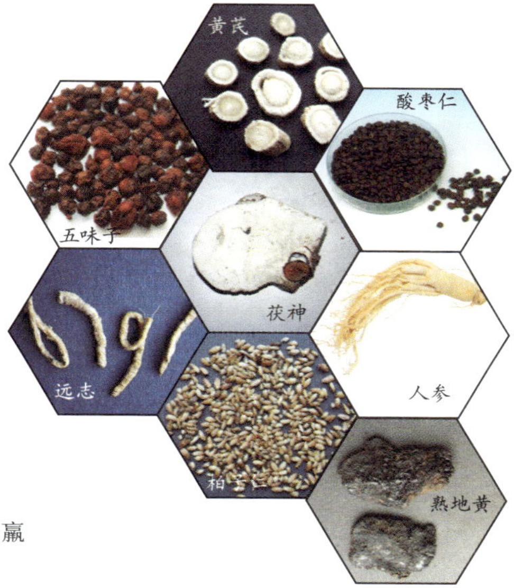

【组成】炙黄芪、茯神、人参、酸枣仁、熟地黄各30克，远志、五味子、柏子仁各15克。

【用法】上药为末，炼蜜为丸，如梧桐子大，辰砂为衣。每服6克，米汤或温酒送下。

【功效】益气养血，补心安神。

【主治】思虑过度，神志不宁，语言重复，忪悸眩晕，自汗呕吐，泻利频数；大病后虚烦不得眠，羸瘦困乏。

【运用】

1.辨证要点 本方以思虑过度、神志不宁、虚烦不得眠、心悸怔忡、神疲乏力、舌淡、脉细弱为辨证要点。

2.加减变化 肌热虚烦者，麦冬汤下；盗汗不止者，麦麸汤下；卒暴心痛者，乳香汤下；卒中不语者，薄荷、牛黄汤下；风痫涎潮者，防风汤下；乱梦失精者，人参、龙骨汤下；吐血者，人参、卷柏汤下；小便尿血者，赤茯苓汤下；大便下血者，当归、地榆汤下。

3.现代运用 本方用于治疗神经衰弱、心神经官能症、心律失常等病症。

柏子养心丸

《医部全录》

卷三三一引《体仁汇编》

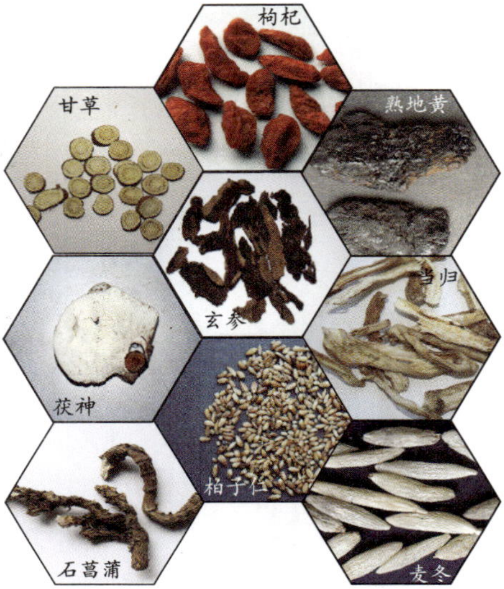

【组成】柏子仁120克，枸杞子90克，玄参、熟地黄各60克，麦冬、当归、石菖蒲、茯神各30克，甘草15克。

【用法】为末，蜜丸，梧桐子大，每服9克。亦可作汤剂水煎服，用量按原方比例酌减。

【功效】养心安神，补肾滋阴。

【主治】营血不足、心肾失调所致的精神恍惚；怔忡惊悸，夜寐多梦，健忘，盗汗。

【运用】

1.辨证要点 本方以精神恍惚、惊悸怔忡、失眠多梦、健忘盗汗、舌淡苔燥、脉虚数为辨证要点。

2.加减变化 精神倦怠，记忆力减退者，加枣仁、远志、党参；心神恍惚，怔忡惊悸，自汗盗汗者，加浮小麦、龙骨、五味子；夜睡多梦，失眠遗精者，加芡实、金樱子、莲须。

3.现代运用 本方用于治疗神经衰弱、神经官能症、更年期综合征、贫血、肾虚遗精、血虚肠燥便秘等病症。

4.使用注意 脾胃湿滞、肠滑便溏者忌用。

黄连阿胶汤

《伤寒论》

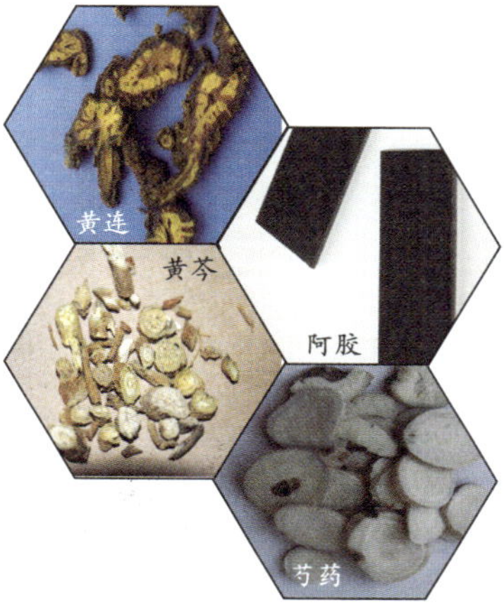

【组成】黄连12克，阿胶9克，黄芩、芍药各6克，鸡子黄二枚。

【用法】上五味，以水六升，先煮三物，取二升，去滓。内胶烊尽，小冷，内鸡子黄，搅令相得。温服七合，日三服。

【功效】清热育阴，交通心肾。

【主治】心中烦，不得眠，多梦，口干，咽燥，或汗出，或头晕，或耳鸣，或健忘，或腰酸，舌红、少苔，脉细数。

方药配伍特点为，苦寒泻药与味甘补药相配，相互为用，既治邪实又治正虚。

【运用】

1.辨证要点 本方以心烦失眠、多梦或头晕、舌质红、少苔、脉细或数为辨证要点。

2.加减变化 心胸烦热明显者，加淡竹叶、栀子以清心泻热；肾阴虚明显者，加女贞子、枸杞子以育阴和肾；头晕目眩者，加钩藤、熟地黄以滋补阴血，利头目；失眠明显者，加柏子仁、酸枣仁以滋补阴血安神；大便干者，加麦冬、火麻仁以滋阴润燥生津。

3.现代运用 本方可用于治疗西医临床中的室上性心动过速、神经衰弱、顽固性失眠、甲状腺功能亢进等。只要符合其主治病变证机，也可加减运用，辅助治疗如慢性胃炎、慢性咽炎、慢性胆囊炎、膀胱炎、溃疡性口腔炎等。

4.使用注意 心肾阳虚证、瘀血证慎用本方。

【临床报道】

黄连阿胶汤所治之证多为素体阴虚，感受外邪，邪入少阴，从阳化热，致阴虚火旺者。症见心烦不寐，入夜尤甚，口干咽燥，舌红、少苔，脉细数。近年来临床应用对本方有所发挥，不仅常用于治疗心肾不交之心烦不得眠证，亦常用于多种热性病过程中出现的阴虚内热出血证，湿热交织，湿邪未尽而阴液亏虚证等病证。

失眠症：本方可治疗阴虚火旺心肾不交的失眠症。用本方加减治疗13例失眠症患者。其中男11例，女2例。以失眠为主，并伴有头晕头痛，心悸、胸闷，精神倦怠，面色无华，食欲不振，口干苦等。就诊时13例无1例每晚能睡4小时以上。其中一例曾连续九昼夜不能合眼。治疗期间，一律停用其他药物，一般在服本方3–6剂后即可见效，连服11剂后，常能终夜入眠，一切伴随症状消失。停药后经3个月以上随访，结果8例痊愈，5例好转。

痢疾：用本方加减治疗痢疾268例，表现为烦躁、口干渴，身热肢凉，甚则昏厥，汗出潮红，舌红、苔燥，脉细数，均收到较好疗效。

其他疾病：本方治疗阴虚火旺所致之咳血，咯血，齿衄，眼球出血，月经过多，功能性子宫出血，肠伤寒出血、血精、失音、阳痿早泄等证，收到良好效果。

酸枣仁汤

《金匮要略》

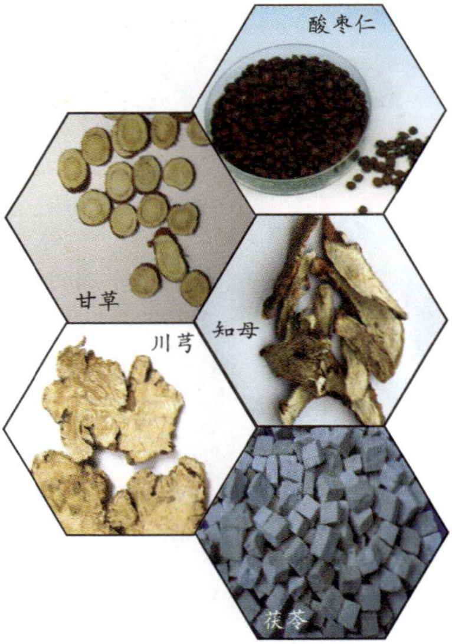

【组成】酸枣仁（炒）15克，知母、茯苓、芎䓖（即川芎）各6克，甘草3克。

【用法】上五味，以水八升，煮酸枣仁得六升，内诸药，煮取三升，分温三服。现代用法：水煎，分3次温服。

【功效】养血安神，清热除烦。

【主治】肝血不足，虚热内扰证。虚烦失眠，心悸不安，头目眩晕，咽干口燥，舌红，脉弦细。

本方与天王补心丹均以滋阴补血，养心安神药物为主，配伍清虚热之品组方，以治阴血不足，虚热内扰之虚烦失眠。前者重用酸枣仁养血安神，配伍调气行血之川芎，有养血调肝之妙，主治肝血不足之虚烦失眠伴头目眩晕、脉弦细等；后者重用生地黄，并与二冬、玄参等滋阴清热为伍，更与大队养血安神之品相配，主治心肾阴亏血少，虚火内扰之虚烦失眠伴手足心热、舌红少苔、脉细数者。

【运用】

1.辨证要点 本方是治疗心肝血虚而致虚烦失眠的常用方。临床应用以虚烦失眠、咽干口燥、舌红、脉弦细为辨证要点。

2.加减变化 虚火重而咽干口燥甚者，加生地黄、麦冬以养阴清热；血虚甚而头目眩晕重者，加白芍、当归、枸杞子以增强养血补肝的功效；兼见盗汗者，加牡蛎、五味子以安神敛汗；寐而易惊者，加珍珠母、龙齿以镇惊安神。

3.现代运用 本方常用于心脏神经官能症、神经衰弱、更年期综合征等属于心肝血虚、虚热内扰者。

【临床报道】

酸枣仁汤对更年期综合征中以失眠为主要表现者，有显著疗效。张氏以本方为基础方，水煎服，每日1剂，一个月为一疗程，治疗更年期综合征52例。结果：治愈22例（失眠多梦、心烦易怒、头晕目眩、身痛乏力等症状消失），好转25例（症状好转），无效5例（症状无变化或加重），总有效率为90.4%。[张慧霞.酸枣仁汤治疗更年期综合征52例.现代中西医结合杂志，2000，9（20）：2045]

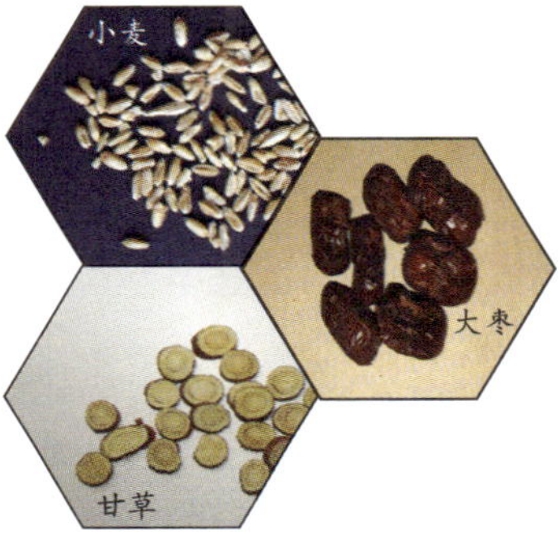

甘麦大枣汤

《金匮要略》

【组成】小麦15克，甘草9克，大枣五枚。

【用法】水煎服。

【功效】养心安神，和中缓急。

【主治】脏躁。精神恍惚，时常悲伤欲哭，不能自主，心中烦乱，睡眠不安，甚则言行失常，呵欠频作，舌红、少苔，脉细微数。

【运用】

1.辨证要点　本方为心虚肝郁之脏躁而设。临床以精神恍惚、悲伤欲哭、舌红少苔、脉细数为辨证要点。

2.加减变化　心悸失眠、脉弦数者，可加酸枣仁以养心安神；心烦失眠、属心阴虚较明显者，可加生地黄、百合滋养心阴；血少津亏、大便干燥者，可加生首乌、黑芝麻以养血润燥通便。

3.现代运用　本方常用于癔症、神经衰弱、更年期综合征等属心阴不足、肝气失和者。

养心汤

《仁斋直指方论》

【组成】黄芪（炙）、白茯苓、茯神、半夏（曲）、当归、川芎各15克，甘草（炙）12克，远志（取肉，姜汁淹，焙）、辣桂（即肉桂）、柏子仁、酸枣仁（浸，去皮，隔纸炒香）、北五味子、人参各8克。

【用法】上为粗末，每服三钱，姜五片，大枣二枚，煎，食前服。现代用法：水煎服。

【功效】补益气血，养心安神。

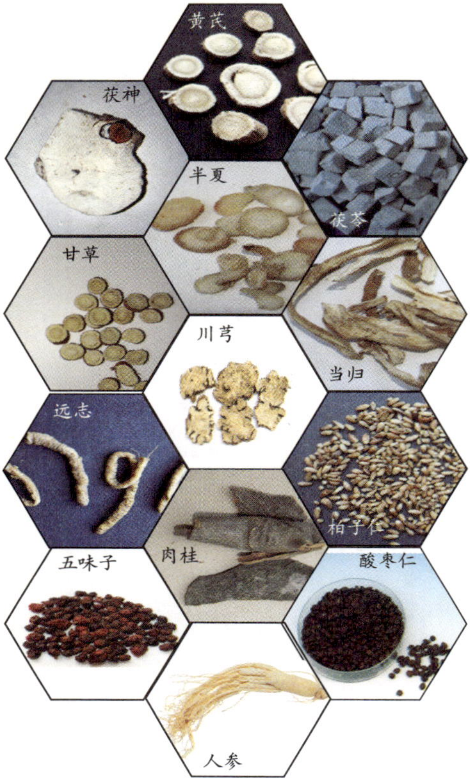

【主治】气血不足，心神不宁证。惊惕不宁，心悸，失眠，舌淡，脉细。

本方气血并补，标本兼治，重在养心安神，故以“养心”名方。

【运用】

1.辨证要点　本方为治疗气血不足、心神失养、神志不安证的代表方。以惊惕不宁、心悸、失眠、舌淡脉细为辨证要点。

2.加减变化　忧愁抑郁者，加郁金、合欢皮以柔肝解郁；阴虚有热而兼见心烦口渴、手足心热者，可加生地黄、麦冬以滋阴清热。

3.现代运用　本方常用于病毒性心肌炎、冠状动脉粥样硬化性心脏病、各种心律失常等证属气血不足、心神失养者。

二丹丸

《保命集》

【组成】丹参、天冬、熟地黄各45克，茯神、甘草、麦冬各30克，人参、远志、菖蒲各15克，丹砂6克。

【用法】上为细末，炼蜜为丸，丹砂为衣，梧桐子大，每服9克，空腹时服。

【功效】益气养阴，安神益志。

【主治】失眠健忘，惊

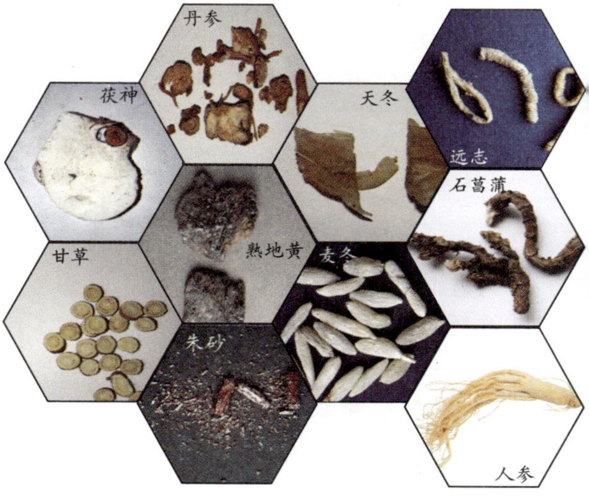

悸怔忡。

【运用】

1.辨证要点 本方主要用于治疗气阴两虚、心神失养之证，以心悸、健忘、舌红、舌苔薄白、脉虚数为辨证要点。

2.现代运用 本方可用于治疗神经衰弱、更年期综合征等病症。

3.使用注意 心阳虚者非本方所宜。

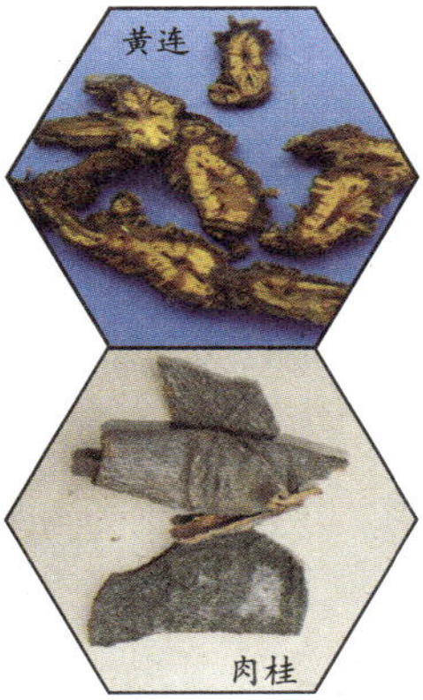

交泰丸

《韩氏医通》

【组成】黄连30克，肉桂5克。

【用法】上药研为细末，炼蜜为丸。每服2克，下午、晚上各服1次，或临睡前1小时服。

【功效】交通心肾，安神。

【主治】心火旺盛，心肾不交，心烦不安，下肢不温，不能入睡，舌红无苔，脉虚数等症。

【运用】

1.辨证要点 本方以心烦不安、下肢不温、失眠、舌红无苔、脉虚数为辨证要点。

2.现代运用 本方常用于治疗神经衰弱以及心悸、虚劳、遗精、遗尿、抑郁症、精神病等病症。

3.使用注意 阴虚不寐者忌用。

【临床报道】

失眠：应用本方治疗神经官能症失眠50例，显效17例，有效21例，总有效率为76%，无一例恶化。其方法是将黄连、肉桂各等份，或黄连3份、肉桂2份研末和匀装胶囊，每囊重0.3克，每服4粒，睡前半小时服用。一般热象不着者用黄连、肉桂各等量所做成的胶囊；热象较着心火亢盛用3：2所构成的胶囊。

第十章　开窍剂

第一节　凉开

安宫牛黄丸
（牛黄丸）

《温病条辨》

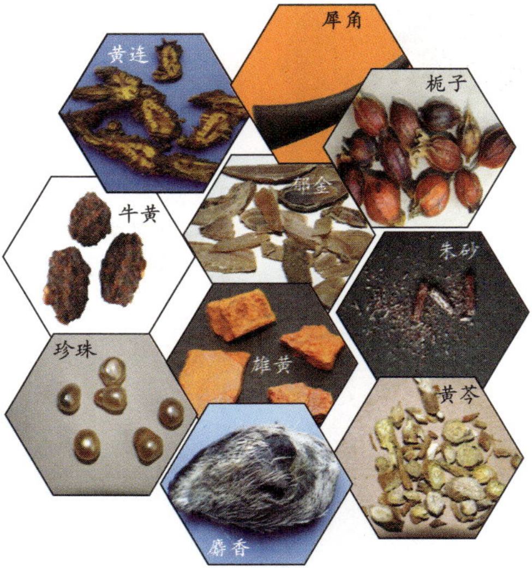

【组成】牛黄、郁金、犀角（水牛角代）、黄连、朱砂、山栀、雄黄、黄芩各30克，珍珠15克，梅片、麝香各7.5克。

【用法】上为极细末，炼老蜜为丸，每丸3克，金箔为衣，蜡护。脉虚者人参汤下，脉实者金银花、薄荷汤下，每服一丸。大人病重体实者，日再服，甚至日三服；小儿服半丸，不知，再服半丸。现代用法：以水牛角浓缩粉50克替代犀角。以上11味，珍珠水飞或粉碎成极细粉，朱砂、雄黄分别水飞成极细粉；黄连、黄芩、栀子、郁金粉碎成细粉；将牛黄、水牛角浓缩粉及麝香、冰片研细，与上述粉末配研、过筛、混匀，加适量炼蜜制成大蜜丸。每服1丸，每日1次；小儿3岁以内1次1/4丸，4～6岁1次1/2丸，每日1次；或遵医嘱。亦作散剂：按上法制得，每瓶装1.6克。每服1.6克，1日1次；小儿3岁以内1次0.4克，4～6岁1次0.8克，1日1次；或遵医嘱。

【功效】清热解毒，开窍醒神。

【主治】邪热内陷心包证。高热烦躁，神昏谵语，舌謇肢厥，舌红或绛，脉数有力。亦治中风昏迷，小儿惊厥属邪热内闭者。

【运用】

1.辨证要点 本方为治疗热陷心包证的常用方，也是凉开法的代表方。凡神昏谵语属邪热内陷心包者，均可应用。临床应用以高热烦躁、神昏谵语、舌红或绛、苔黄燥、脉数有力为辨证要点。

2.加减变化 用《温病条辨》清宫汤煎汤送服本方，可加强清心解毒的功效；邪陷心包，兼有腑实，症见神昏舌短、大便秘结、饮不解渴者，宜开窍与攻下并用，以安宫牛黄丸2粒化开，调生大黄末9克内服，先服一半，不效再服；温病初起，邪在肺卫，迅即逆传心包者，可用金银花、薄荷或银翘散加减煎汤送服本方，以增强清热透解作用；热闭证见脉虚，有内闭外脱之势者，急宜人参煎汤送服本方。

3.现代运用 本方常用于流行性乙型脑炎、流行性脑脊髓膜炎、中毒性痢疾、尿毒症、肝昏迷、急性脑血管病、肺性脑病、颅脑外伤、小儿高热惊厥以及感染或中毒引起的高热神昏等属热闭心包者。

4.使用注意 本方孕妇慎用。

本方为明代万全《痘疹世医心法》之方，故又称万氏牛黄清心丸、万氏牛黄丸。安宫牛黄丸是在本方基础上加味衍化而成。安宫牛黄丸与牛黄清心丸均为凉开之剂，其功用主治基本相同，两者相比较，牛黄清心丸清热开窍作用稍弱，临床宜用于热闭之轻证。

【临床报道】

台氏对37例中风出现昏迷、抽搐的患者，随机分成两组，治疗组使用安宫牛黄丸溶化鼻饲，对照组用安定（鲁米那）、卡马西平和二磷胆碱常量。结果：治疗组和对照组昏迷、抽搐改善，总有效率分别为78.95%和44.44%，有显著性差异。认为对于中风昏迷或抽搐的患者早期使用安宫牛黄丸具有一定临床意义。[台银科等.安宫牛黄丸治疗中风昏迷、抽搐37例.中国中医急症，1999，8（1）：32]

至宝丹

《灵苑方》引郑感方，录自《苏沈良方》

【组成】生乌犀（水牛角代）、生玳瑁、琥珀、朱砂、雄黄各30克，牛黄、龙脑、麝香各0.3克，安息香45克，酒浸，重汤煮令化，滤过滓，约取30克，金银箔各五十片。

【用法】上丸如皂角子大，人参汤下一丸，小儿量减。现代用法：水牛角、玳瑁、安息香、琥珀分别粉碎成细粉；朱砂、雄黄分别水飞成极细粉；将牛黄、麝香、冰片研细，与上述粉末配研、过筛、混匀。加适量炼蜜制成大蜜丸，每丸重3克，口服，每次1丸，每日1次，小儿减量。本方改为散剂，用水牛角浓缩粉，不用金银箔，名“局方至宝散”。每瓶装2克，每服2克，每日1次；小儿3岁以内每次0.5

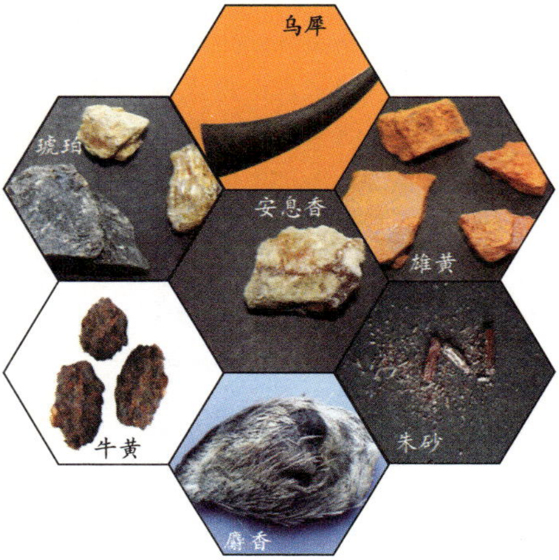

克，4～6岁每次1克；或遵医嘱。

【功效】清热开窍，化浊解毒。

【主治】痰热内闭心包证。神昏谵语，身热烦躁，痰盛气促，舌红、苔黄腻，脉滑数，以及中风、中暑、小儿惊厥属于痰热内闭者。

【运用】

1.辨证要点 本方常用于温热病痰热内闭、清窍被蒙之证。以身热烦躁、神昏谵语、痰盛气促、舌红苔黄腻、脉滑数为辨证要点。

2.加减变化 本方原书用人参汤化服，意在借助人参益气扶正，与辛香开窍药配伍，以增强醒神开窍之功，但当以脉虚为宜。对热闭脉实者，原方用童子尿合生姜汁化服，意在取童尿滋阴降火行瘀，姜汁辛散祛痰止呕之功。

3.现代运用 本方常用于脑震荡、急性脑血管病、流行性乙型脑炎、流行性脑脊髓膜炎、肝昏迷、尿毒症、冠心病心绞痛、中暑、癫痫等证属痰热内闭者。

4.使用注意 本方之药多辛燥，有耗阴竭液之弊，故神昏谵语由阳盛阴虚所致者，不宜使用；孕妇慎服。方中犀角现已禁用，临床可用水牛角代替。

行军散

《霍乱论》

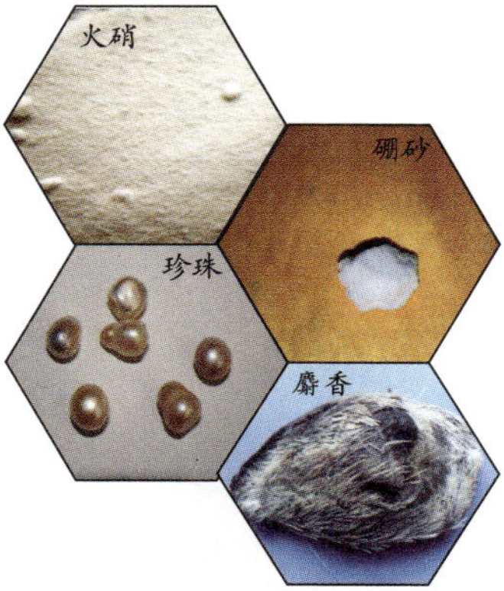

【组成】西牛黄、当门子（麝香）、珍珠、梅片、硼砂各3克，明雄黄（飞净）24克，火硝1克，飞金二十页。

【用法】八味各研极细如粉，再合研匀，瓷瓶密收，以蜡封之，每服三五分，凉开水调下。现代用法：口服，每次0.3克～1克，每日2～3次。

【功效】清热开窍，辟秽解毒。

【主治】霍乱痧胀及暑秽，吐泻腹痛，烦闷欲绝，头目昏晕，不省人事。并治口疮、咽痛，点目去风热障翳，搐鼻辟时疫之气。

本方外用搐鼻，取其辟秽化浊，可辟时疫之气。方中牛黄、冰片、珍珠、硼砂等具有清热解毒，防腐消翳之功，故又能治目赤翳障、喉痛、口疮。

本方以芳香开窍与辟秽解毒之品相伍，兼顾窍闭神昏与暑热秽毒之证。

【运用】

1.辨证要点 本方为治疗暑热秽浊、蒙蔽清窍的常用方。以吐泻腹痛、烦闷欲绝、头目昏晕、不省人事为辨证要点。

2.加减变化 腹胀较甚，欲泻不得出者，可用厚朴三物汤送服以行气通便；欲吐不能者，可先用盐汤探吐使上下俱通；欲吐泻不得，心腹大痛者，可煎檀香、乌药送服以行气止痛。

3.现代运用 本方常用于夏季中暑、急性胃肠炎、食物中毒等证属暑热秽浊者。外用可治疗口腔黏膜溃疡、咽炎、急性扁桃体炎等热毒病证。以本品适量涂抹于鼻腔内，有预防温疫之效。

4.使用注意 本方芳香走窜，且雄黄有毒，故不宜过服、久服；孕妇慎用。

第二节 温开

苏合香丸

《广济方》，录自《外台秘要》

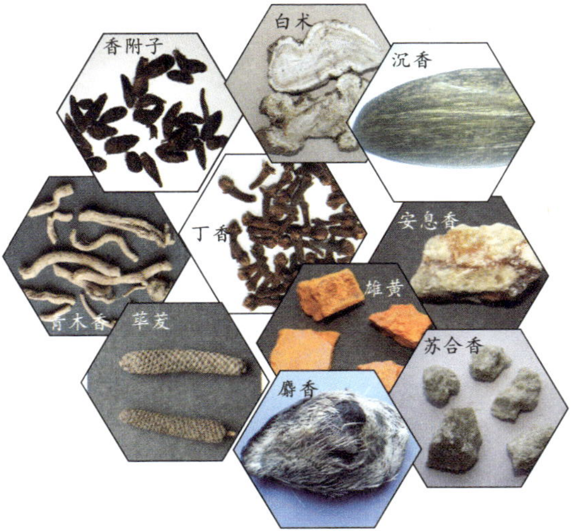

【组成】乞力伽（即白术）、光明砂（研）、麝香、诃梨勒皮、香附子（中白）、沉香（重者）、青木香、丁子香、安息香、白檀香、荜茇（上者）、犀角（水牛角代）各30克，薰陆香、苏合香、龙脑香各15克。

【用法】上为极细末，炼蜜为丸，如梧桐子大。腊月合之，藏于密器中，勿令泄气。每朝用四丸，取井花水于净器中研破服。老小每碎一丸服之，另取一丸如弹丸，蜡纸裹，绯袋盛，当心带之。冷水暖水，临时斟量。现代用法：以上15味，除苏合香、麝香、冰片、水牛角浓缩粉代犀角外，朱砂水飞成极细粉；其余安息香等十味粉碎成细粉；将麝香、冰片、水牛角浓缩粉研细，与上述粉末配研、过筛、混匀。再将苏合香炖化，加适量炼蜜与水制成蜜丸，低温干燥；或加适量炼蜜制成大蜜丸。口服，每次1丸，小儿酌减，每日1～2次，温开水送服。昏迷不能口服者，可鼻饲给药。

【功效】芳香开窍，行气止痛。

【主治】寒闭证。突然昏倒，牙关紧闭，不省人事，舌苔白，脉迟。亦治心腹卒痛，甚则昏厥，属寒凝气滞者。

本方配伍特点是集诸芳香药于一方，既长于辟秽开窍，又可行气温中止痛，且散收兼顾，补敛并施。

本方在《外台秘要》卷十三引唐《玄宗开元广济方》名乞力伽丸，《苏沈良方》更名为苏合香丸。原方以白术命名，提示开窍行气之方，不忘补气扶正之意。

【运用】

1.辨证要点 本方为温开法的代表方，又是治疗寒闭证以及心腹疼痛属于寒凝气滞证的常用方。临床应用以突然昏倒、不省人事、牙关紧闭、舌苔白、脉迟为辨证要点。

2.现代运用 本方常用于急性脑血管病、癫痫、癔病性昏厥、有毒气体中毒、老年痴呆症、肝昏迷、流行性乙型脑炎、冠心病心绞痛、心肌梗死等证属寒闭或寒凝气滞者。

3.使用注意 本方药物辛香走窜，有损胎气，孕妇慎用；脱证禁用。

紫金锭
（太乙神丹、玉枢丹）

《丹溪心法附余》

【组成】雄黄30克，文蛤一名，五倍子（捶碎，洗净，焙）90克，山慈菇（去皮，洗净，焙）60克，红芽大戟（去皮，净，焙干燥）45克，千金子一名，续随子（去壳，研，去油取霜）30克，朱砂15克，麝香9克。

【用法】上除雄黄、朱砂、千金子、麝香另研外，其余三味为细末，却入前四味再研匀，以糯米糊和剂，杵千余下，作饼子四十个，如钱大，阴干。体实者一饼作二服，体虚者一饼作三服，凡服此丹但得通利一二行，其效尤速；如不要行，以米粥补之。若用涂疮，立消。孕妇不可服。现代用法：上为细末，糯米糊作锭。外用，磨水外搽，涂于患处，每日3～4次。内服，1～3岁，每次0.3～0.5克；4～7岁，每次0.7～0.9克；8～10岁，每次1.0～1.2克；11～14岁，每次1.3～1.5克；15岁以上，每次1.5克。每日2～3次，温开水送服。

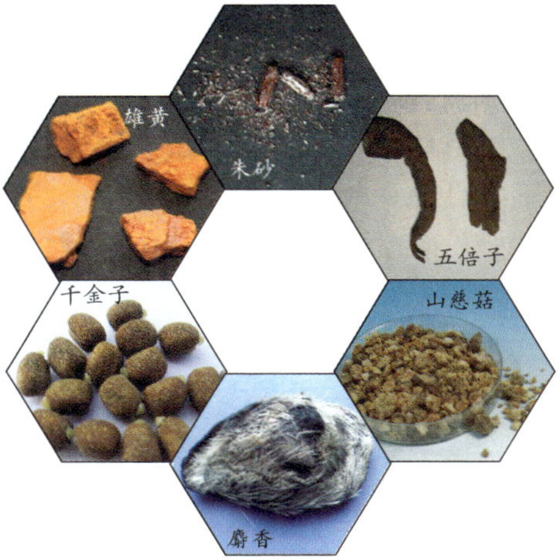

【功效】辟秽解毒，化痰开窍，消肿止痛。

【主治】暑令时疫。脘腹胀闷疼痛，恶心呕吐，泄泻，痢疾，舌润，苔厚腻或浊腻，并治痰厥。外敷治疗疔疮肿毒，虫咬损伤，无名肿毒，以及痄腮、丹毒、喉风等。

本方集诸解毒之品于一方，辟秽解毒与开窍化痰并用，重在解毒辟秽，兼以化痰开窍。

【运用】

1.辨证要点　本方为治暑令时疫之常用成药。以脘腹胀闷疼痛、呕恶泄痢、舌润、舌苔厚腻或浊腻为辨证要点。

2.加减变化　据《丹溪心法附余　卷二十四》记载，本方可用薄荷汁、生姜入井华水磨服以辟秽解毒；头痛，用酒入薄荷同研烂，外敷太阳穴上以疏风通络；小儿急慢惊风、五疳八痢，入薄荷一叶同井华水磨服以辟秽解毒；大人中风诸痫，用酒磨服以助药力行散。可资参考。

3.现代运用　本方常用于急性胃炎、慢性肝炎、伤寒、中毒性痢疾、慢性溃疡性结肠炎、食物中毒、流行性脑脊髓膜炎、癫痫、贲门癌、食管癌、白血病、嗜酸粒细胞增多症、扁桃体炎、急慢性咽炎、癃闭等，证属秽恶痰浊为病，气机闭塞，升降失常者；外用治疗皮肤及软组织急性化脓性感染，以及手癣、接触性皮炎、带状疱疹、药源性静脉炎、流行性腮腺炎等，证属邪实毒盛者。

4.使用注意　本方有毒，且攻逐力猛，故不可过服、久服；亡阳、厥脱之证禁用；孕妇、老年体弱者及气血虚弱者忌服。

第十一章 理气剂

第一节 行气

越鞠丸（芎术丸）

《丹溪心法》

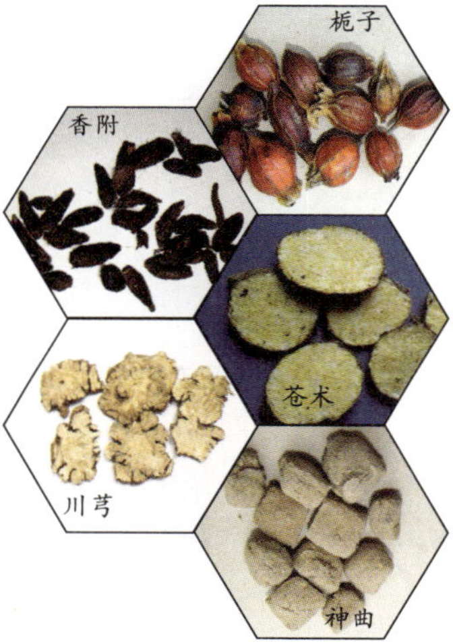

【组成】香附、川芎、苍术、栀子、神曲各6～10克。

【用法】上为末，水丸如绿豆大（原书未著用法用量）。现代用法：水丸，每服6～9克，温开水送服。亦可按参考用量比例作汤剂煎服。

【功效】行气解郁。

【主治】六郁证。胸膈痞闷，脘腹胀痛，嗳腐吞酸，恶心呕吐，饮食不消。

丹溪立方原义："凡郁皆在中焦"，其治重在调理中焦而升降气机。然临证难得六郁并见，宜"得古人之意而不泥古人之方"，应视何郁为主而调整其君药并加味运用，使方证相符，切中病机。

本方的配伍特点为，以五药治六郁，贵在治病求本；诸法并举，重在调理气机。

【运用】

1.辨证要点 本方是主治气血痰火湿食"六郁"的代表方。临床应用以胸膈痞闷、脘腹胀痛、饮食不消等为辨证要点。

2.加减变化 食郁偏重者，重用神曲，酌加麦芽、山楂以助消食；痰郁偏重者，酌加瓜蒌、半夏以助祛痰；湿郁偏重者，重用苍术，酌加泽泻、茯苓以助利湿；火郁偏重者，重用山栀，酌加黄连、黄芩以助清热泻火；气郁偏重者，可重用香附，酌加枳壳、木香、厚朴等以助行气解郁；血郁偏重者，重用川芎，酌加赤芍药、桃仁、红花等以助活血祛瘀。

3.现代运用 本方常用于胃神经官能症、慢性胃炎、胃及十二指肠溃疡、胆石症、肝炎、胆囊炎、痛经、月经不调、肋间神经痛等辨证属“六郁”者。

【临床报道】

李氏用本方加味治疗胃及十二指肠溃疡268例，获得满意疗效。基本方：香附、栀子、川芎、苍术、神曲各12克，加大黄10克，三七粉3克（冲服），随证加减。每日1剂，分3次，饭前20分钟服。忌冷、辣食物2个月，6剂为一个疗程，治疗中停服其他药物。结果：治愈198例，显效39例，有效14例，无效17例，总有效率93.65%。[李志谦等.越鞠丸加味治疗胃及十二指肠溃疡268例.山东中医杂志，1996，15（2）：67]

半夏厚朴汤

《金匮要略》

【组成】半夏12克，厚朴9克，茯苓12克，生姜15克，紫苏叶6克。

【用法】以水七升，煮取四升，分温四服，日三夜一服。现代用法：水煎服。

【功效】行气散结，降逆化痰。

【主治】梅核气。咽中如有物阻，咯吐不出，吞咽不下，胸膈满闷，或咳或呕，舌苔白润或白滑，脉弦缓或弦滑。

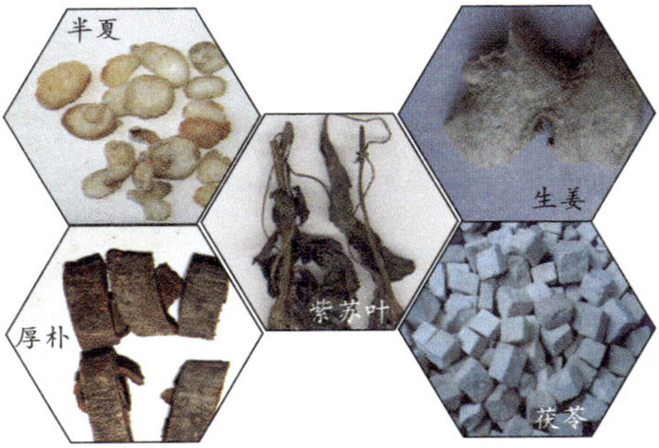

【运用】

1.辨证要点 本方为治疗情志不畅、痰气互结所致的梅核气的常用方。临床应用以咽中如有物阻、吞吐不得、胸膈满闷、舌苔白腻、脉弦滑为辨证要点。

2.加减变化 咽痛者，酌加桔梗、玄参以解毒散结，宣肺利咽；胁肋疼痛者，酌加延胡索、川楝子以疏肝理气止痛；气郁较甚者，可酌加郁金、香附以助行气解郁的功效。

3.现代运用 本方常用于癔病、慢性咽炎、慢性支气管炎、胃神经官能症、食道痉挛等属气滞痰阻者。

4.使用注意 方中多辛温苦燥之品，仅适宜于痰气互结而无热者。若见颧红口苦、舌红少苔属于气郁化火、阴伤津少者，虽具梅核气之特征，亦不宜使用本方。

【临床报道】

傅氏用本方治疗咽喉异物感症34例，取得较好效果。用药：半夏、厚朴、茯苓各12克，生姜、紫苏各10克。水煎服，每日1剂，随证加减。结果：治愈8例，显效20例，有效4例。[傅刚等.半夏厚朴汤加味治疗咽异感症34例疗效观察.中国中西医结合杂志，1993，13（3）：184]

枳实消痞丸

《兰室秘藏》

【组成】 干生姜、炙甘草、麦芽（曲）、白茯苓、白术各6克，半夏（曲）、人参各9克，厚朴（炙）12克，枳实、黄连各15克。

【用法】 上为细末，汤浸蒸饼为丸，如梧桐子大，每服五七十丸，白汤送下，食远服。现代用法：共为细末，水泛小丸或糊丸，每服6～9克，饭后温开水送下，每日2次；亦可作为汤剂，水煎服。

【功效】 行气消痞，健脾和胃。

【主治】 脾虚气滞，寒热互结证。心下痞满，不欲饮食，倦怠乏力，大便不调，舌苔腻略黄，脉弦无力。

本方行气药与益气药相配，行气不伤气，益气不壅滞；清热药与温里药相伍，辛开苦降，寒热同调；消食药与治湿药相配，以使脾运胃纳。

【运用】

1.辨证要点 本方为治疗脾虚气滞、寒热互结证的常用方。以心下痞满、倦怠乏力、舌苔腻略黄为辨证要点。

2.加减变化 气滞甚者，加砂仁、陈皮以行气和胃；中寒甚者，重用干姜，加肉桂以温中散寒。

3.现代运用 本方常用于慢性胃炎、慢性肠炎、萎缩性胃炎、胃及十二指肠溃疡、肠易激综合征等证属脾虚气滞、寒热互结者。

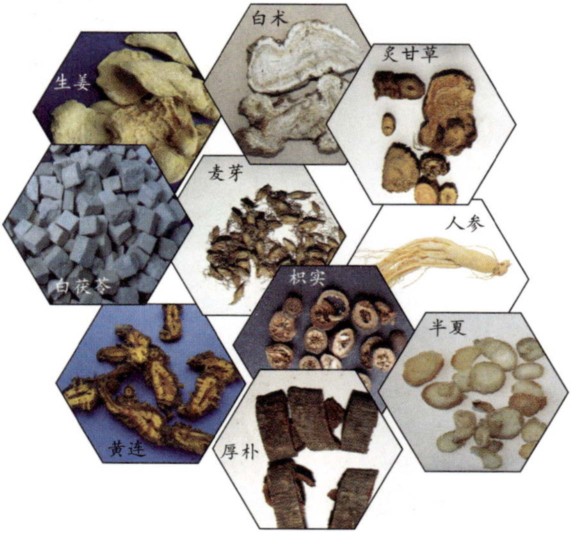

4.使用注意 脾胃虚寒者慎用本方。

【临床报道】

彭氏采用枳实消痞丸治疗功能性消化不良54例，并与吗丁啉治疗的西药对照组（50例）比较。结果：治疗组总有效率为92.6%，较对照组（74%）有显著性差异（P＜0.05）；能较好地改善临床症状。结果表明：枳实消痞丸具有促进消化、增强胃肠功能的显著疗效，是治疗功能性消化不良的满意方剂。[彭文洪等.枳实消痞丸治疗功能性消化不良.时珍国医国药，2000，11（4）：326]

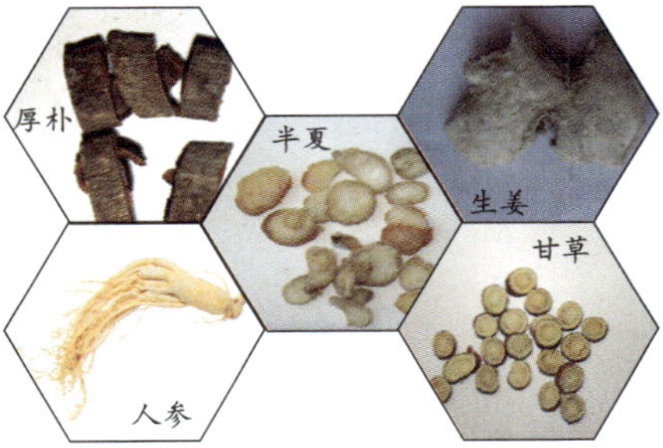

厚朴生姜半夏甘草人参汤

《伤寒论》

【组成】厚朴（炙，去皮）、生姜（切）各24克，半夏（洗）12克，甘草（炙）6克，人参3克。

【用法】上五味，以水一斗，煮取三升，去滓。温服一升，日三服。

【功效】温补脾胃，行气除满。

【主治】腹胀满，饮食不佳，四肢无力，或腹痛，或腹满时减复如故，舌淡、苔白，脉弱。

【运用】

1.辨证要点 以脘腹痞满或疼痛、饮食不佳、舌质淡、舌苔薄略腻、脉弱或浮为辨证要点。

2.加减变化 腹痛者，加木香、白芍药以行气止痛；少气者，加白术、黄芪以益气健脾；脾湿者，加白扁豆、薏苡仁以利湿健脾；便溏者，加山药、茯苓以渗湿止泻。

3.现代运用 本方可用于治疗西医临床中的慢性胃炎、慢性肠炎、慢性肝炎、慢性胆囊炎、慢性胰腺炎等，还可辅助治疗支气管炎、慢性支气管肺炎等。

4.使用注意 脾胃湿热证、脾胃阴虚证慎用本方。

【临床报道】

本方原用于脾虚腹胀证，基本指征是：脾胃气虚，心下痞硬，胸腹胀满，呕吐，舌苔水滑或垢腻，而舌质不见鲜红，脉大而重按嫌软。现代多用于治疗慢性胃炎、慢性肠炎、慢性胰腺炎、慢性消化功能紊乱、溃疡病、迁延性慢性肝炎、早期肝硬化等病。

35例古今医案统计资料结果：有中医诊断者26例，主要为外感、下利及其它原因所致的腹胀腹痛，如外感腹胀、泻利腹胀作痛、脾虚气滞腹胀、气臌、单腹胀等。有西医诊断者9例，为急性黄疸性肝炎、慢性乙型迁延性肝炎、肝硬化腹水、肺心病心衰、小儿消化不良、结核性腹膜炎、术后胃肠功能紊乱等。

厚朴温中汤

《内外伤辨惑论》

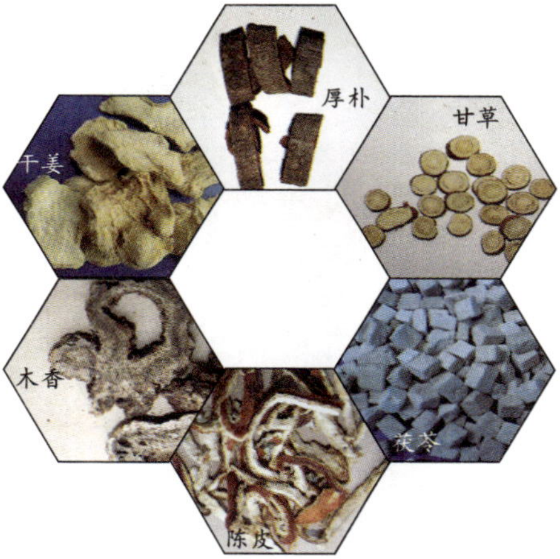

【组成】厚朴（姜制）、陈皮（去白）各30克，甘草（炙）、茯苓（去皮）、草豆蔻仁、木香各15克，干姜2克。

【用法】合为粗散，每服五钱匕（15克），水二盏，生姜三片，煎至一盏，去滓温服，食前。忌一切冷物。现代用法：按原方比例酌定用量，加姜三片，水煎服。

【功效】行气除满，温中燥湿。

【主治】脾胃寒湿气滞证。脘腹胀满或疼痛，不思饮食，四肢倦怠，舌苔白腻，脉沉弦。

【运用】

1.辨证要点 本方为治疗脾胃寒湿气滞的常用方。临床应用以脘腹胀痛、舌苔白腻为辨证要点。本方重点在于温中，对于客寒犯胃致脘痛呕吐者，亦可用之。

2.加减变化 兼身重肢肿者，可加大腹皮以下气利水消肿；痛甚者，可加良姜、肉桂以温中散寒止痛。

3.现代运用 本方常用于慢性胃炎、胃溃疡、慢性肠炎、妇女白带等属寒湿气滞者。

4.使用注意 服药期间，忌一切冷物。

【临床报道】

孙氏用厚朴温中汤加减治疗小儿肠痉挛56例。结果：治愈47例，有效8例，无效1例，有效率达98.21%，并与西药治疗组（颠茄、氯丙嗪）对照，疗效明显优于后者。[孙书坤.厚朴温中汤加减治疗小儿肠痉挛56例疗效观察.北京中医，1998，（1）：36]

暖肝煎

《景岳全书》

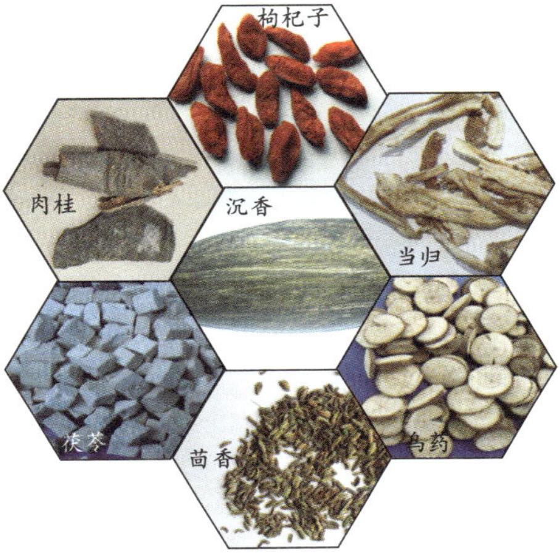

【组成】枸杞子9克，当归、乌药、小茴香、茯苓各6克，肉桂、沉香（木香亦可）3克。

【用法】水一盅半，加生姜三五片，煎七分，食远温服。现代用法：水煎服。

【功效】温补肝肾，行气止痛。

【主治】肝肾不足，寒滞肝脉证。睾丸冷痛，或小腹疼痛，疝气痛，畏寒喜暖，舌淡、苔白。脉沉迟。

本方补养、散寒、行气并重，运用时应视其虚、寒、气滞三者孰轻孰重，相应调整君臣药的配伍关系，使之更能切中病情。

【运用】

1.辨证要点　本方为治疗肝肾不足、寒凝气滞之睾丸、疝气或少腹疼痛的常用方。临床应用以睾丸、疝气或少腹疼痛、畏寒喜温、舌淡苔白、脉沉迟为辨证要点。

2.加减变化　原书于方后说："如寒甚者加吴茱萸、干姜，再甚者加附子。"说明寒有轻重，用药亦当相应增减，否则药不及病，疗效必差。睾丸痛甚者，加橘核、青皮以疏肝理气；腹痛甚者，加香附以行气止痛。

3.现代运用　本方常用于精索静脉曲张、附睾炎、睾丸炎、鞘膜积液、腹股沟疝等属肝肾不足、寒凝气滞者。

4.使用注意　若因湿热下注、阴囊红肿热痛者，切不可误用。

【临床报道】

贺氏用暖肝煎加减治疗疝气病251例，疗效满意。基本方：枸杞、当归、茯苓各15克，小茴香、乌药、肉桂各10克，沉香5克，随证加减。每日1剂，水煎服，7日为1疗程。结果：临床治愈195例，显效32例，有效6例，无效18例。总有效率92.8%。[贺启智等.暖肝煎加减治疗疝气病251例.陕西中医，1995，16（1）：15]

第二节 降气

苏子降气汤

《太平惠民和剂局方》

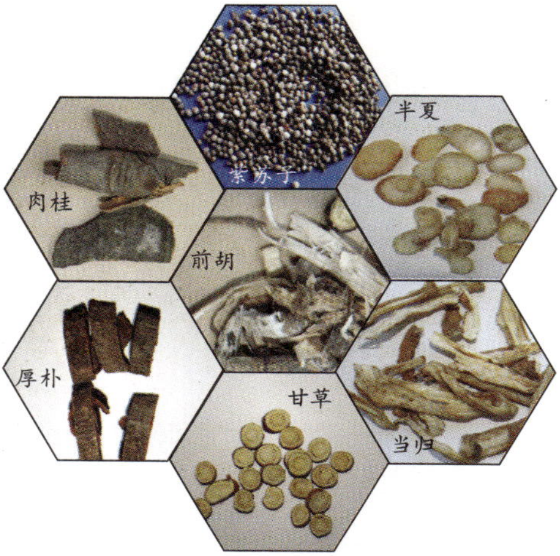

【组成】紫苏子、半夏（汤洗七次）各75克，川当归（去芦）45克，甘草60克，前胡（去芦）、厚朴（去粗皮，姜汁拌炒）各30克，肉桂（去皮）45克[一方有陈皮（去白）45克]。

【用法】上为细末，每服6克，水一盏半，入生姜二片，枣子一枚，紫苏叶五叶，同煎至八分，去滓热服，不拘时候。现代用法：加紫苏叶2克，生姜二片，枣子一枚，水煎服，用量按原方比例酌定。

【功效】降气平喘，祛痰止咳。

【主治】上实下虚喘咳证。咳喘痰多，胸膈满闷，喘咳短气，呼多吸少，或腰疼脚弱，肢体倦怠，或肢体浮肿，舌苔白滑或白腻，脉弦滑。

本方原书注“一方有陈皮去白一两半”，则理气燥湿祛痰之力增强。《医方集解》载：“一方无桂，有沉香”，则温肾之力减，纳气平喘之效增。

本方始载于唐《备急千金要方》卷七，原名为“紫苏子汤”。宋，宝庆年间此方加紫苏叶，更名为“苏子降气汤”而辑入《太平惠民和剂局方》。

【运用】

1.辨证要点　本方为治疗痰涎壅盛、上实下虚之喘咳的常用方。临床应用以胸膈满闷、痰多稀白、舌苔白滑或白腻为辨证要点。

2.加减变化　兼气虚者，可酌加人参等益气；兼表证者，可酌加杏仁、麻黄以宣肺平喘，疏散外邪；痰涎壅盛、喘咳气逆难卧者，可酌加沉香以加强其降气平喘的功效。

3.现代运用　本方常用于慢性支气管炎、支气管哮喘、肺气肿等属上实下虚者。

4.使用注意　本方药性偏温燥，以降气祛痰为主，对于肺肾阴虚的喘咳以及肺热痰喘之证，均不宜使用。

【临床报道】

乔氏以本方去肉桂、厚朴，加陈皮、砂仁、白术、旋覆花、黄芩、川断，治疗妊娠呕吐96例（初孕者89例，孕二次者7例；孕期在6～12周者92例，13周以上者4

例）。结果：1剂呕吐减轻，3剂痊愈者68例，占70.8%；3剂呕吐减轻，5剂痊愈者26例，占27.1%；2例服后无效，仅占2.1%。[乔圃.苏子降气汤加减治疗妊娠呕吐96例.新疆中医药，1995，（4）：20]

定喘汤

《摄生众妙方》

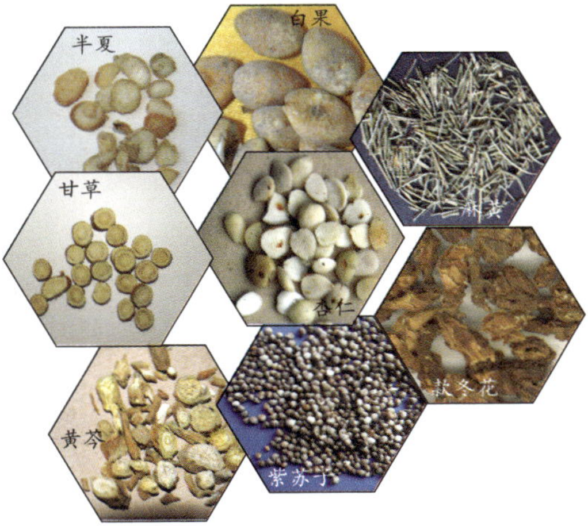

【组成】 白果、麻黄、款冬花、杏仁、半夏、桑白皮各9克，紫苏子、黄芩各6克，甘草3克。

【用法】 水煎服。

【功效】 宣肺降气，清热化痰。

【主治】 风寒外束，痰热内蕴之哮喘。咳嗽痰多气急，痰稠色黄，恶寒发热，舌苔黄腻，脉滑数。

【运用】

1.辨证要点 本方是治疗风寒外束、痰热内蕴之哮喘的常用方剂。以咳喘痰黄稠、微恶风寒、舌苔黄腻、脉滑数为辨证要点。

2.加减变化 肺热较甚者，可加鱼腥草、生石膏、金荞麦等以清泄肺热；痰稠咯吐不利者，可加蛤壳、胆星、瓜蒌以增强清肺化痰的功效。

3.现代运用 本方常用于治疗慢性支气管炎、支气管哮喘等属于痰热内蕴、外感风寒者。

4.使用注意 新感风寒、无汗而喘、内无痰热者及哮喘日久肺肾阴虚者，均不宜使用。

【临床报道】

胡氏用定喘汤加减治疗毛细支气管炎34例。基本方：定喘汤去白果加葶苈子，每日1剂，水煎分服，同时使用1种抗生素。与34例纯西药组（静脉滴注2种抗生素及地塞米松，少数用酚妥拉明或氨茶碱）进行对照。结果：治疗组咳喘平均消失时间为4.61±2.59（天），对照组为9.06±5.96（天）。[胡义保等.定喘汤加减治疗毛细支气管炎.江西中医药，1992，23（1）：28]

小半夏汤

《金匮要略》

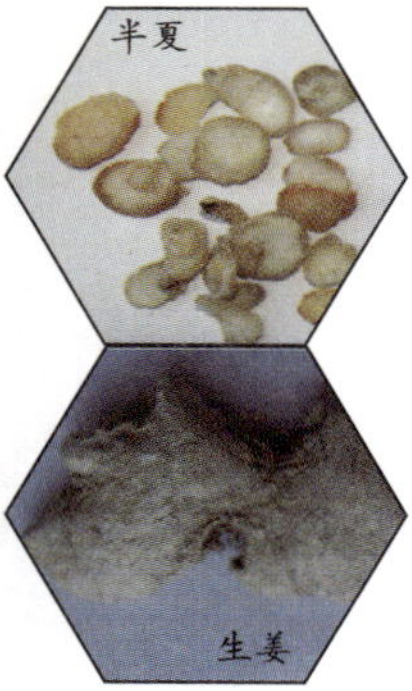

【组成】半夏20克，生姜10克。

【用法】以水七升，煮取一升半，分温再服。

【功效】化痰散饮，和胃降逆。

【主治】痰饮呕吐。呕吐痰涎，口不渴，或干呕呃逆，谷不得下，小便自利，舌苔白滑。

仲景所创该方，对于后世痰饮呕吐或胃气上逆证的治疗具有重要的指导意义，已成为祛痰化饮或和胃降逆止呕的常用配伍组合。

【运用】

1.辨证要点 本方为治疗痰饮呕吐的基础方。临床应用以呕吐不渴、舌苔白滑为辨证要点。

2.现代运用 本方常用于胃炎、内耳眩晕症及化疗后所致的胃肠反应等属痰饮呕吐者。

3.使用注意 忌羊肉、饧。

【临床报道】

周氏用加味小半夏药膜穴位贴敷防治化疗所致呕吐50例，有效率为88%，无毒副作用，安全易施。[周俊琴等.加味小半夏药膜防治化疗所致呕吐的临床观察.中国中医药科技，1999，6（5）：338]

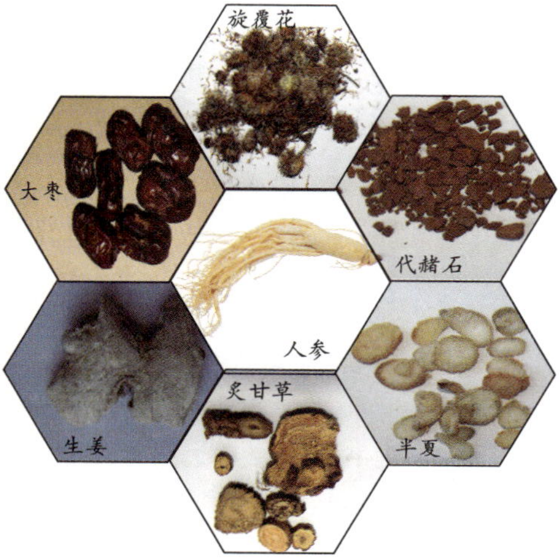

旋覆代赭汤

《伤寒论》

【组成】旋覆花、代赭石、半夏各9克，人参、炙甘草各6克，生姜10克，大枣四枚。

【用法】水煎服。

【功效】降逆化痰，益气和胃。

【主治】胃气虚弱，痰浊内阻证。心下痞硬，嗳气不除，或反胃呕逆，吐涎沫，舌淡、苔白滑，脉弦而虚。

【运用】

1.辨证要点 本方主治胃虚痰阻、气逆不降之证。临床以心下痞硬、嗳气频作、呕吐、呃逆、舌苔白滑、脉弦虚为辨证要点。

2.加减变化 痰多者，可加陈皮、茯苓以和胃化痰；胃气不虚者，可去大枣、人参、甘草；胃寒较甚者，可改生姜为干姜，并酌加柿蒂、丁香以温胃降逆。

3.现代运用 临床常用本方加减治疗胃虚痰阻的胃神经官能症、慢性胃炎、胃扩张、胃及十二指肠溃疡、神经性呕逆、幽门不全梗阻等属胃虚痰阻者。

【临床报道】

王氏用旋覆代赭汤加味防治恶性肿瘤化疗的恶心呕吐反应72例，同时设西药恩丹西酮为对照，对化疗呕吐反应的防治效果进行前瞻性临床自身交叉对照研究。结果：中药组对顺铂化疗与非顺铂化疗的呕吐有效率分别为97.7%、93.5%，高于西药对照组的87.8%、87.1%，但无统计学意义。说明该方能有效防治恶性肿瘤患者化疗的恶心呕吐反应。[王亚非等.旋覆代赭汤加味防治恶性肿瘤化疗呕吐反应的临床研究.中国中西医结合杂志，1998，18（5）：273]

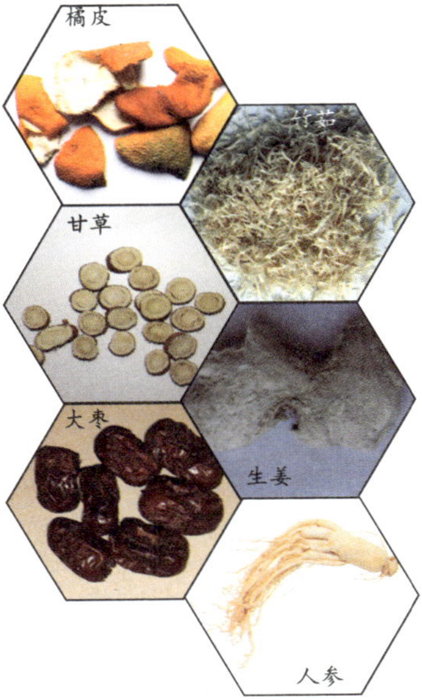

橘皮竹茹汤

《金匮要略》

【组成】橘皮、竹茹各12克，生姜9克，人参3克，大枣5枚，甘草6克。

【用法】水煎服。

【功效】降逆止呃，益气清热。

【主治】胃虚有热，气逆不降之呃逆。呃逆或干呕，舌红嫩，脉虚数。

【运用】

1.辨证要点 本方为治疗胃虚有热，气逆不降而呃逆、干呕或呕吐的常用方。临床以呃逆、呕吐、舌红嫩、脉虚数为辨证要点。

2.加减变化 胃热呕逆气阴两伤者，可加茯苓、麦冬、枇杷叶以养阴和胃；兼胃阴不足者，可加石斛、麦冬等以滋养胃阴。

3.现代运用 本方常用于治疗妊娠呕吐、幽门不全梗阻、腹部手术致呃逆不止等属胃虚有热者。

4.使用注意 若呃逆呕吐属虚寒者或实热者，不宜使用。

【临床报道】

徐氏用本方加减消除肿瘤患者化疗期间的消化道反应。将41例患者随机分为中西药组和西药组，西药组用维生素B6、灭吐灵常规治疗，中西药组在用西药的基础上加橘皮竹茹汤煎剂内服，结果中西药组除1例无效外，其余20例均顺利通过化疗，与单纯西药组相比，疗效显著优于西药组（$P<0.05$）。[徐祖德.中西药联用治疗肿瘤化疗消化道反应的观察.黑龙江中医药，1991，（3）：19]

第十二章　理血剂

第一节　活血祛瘀

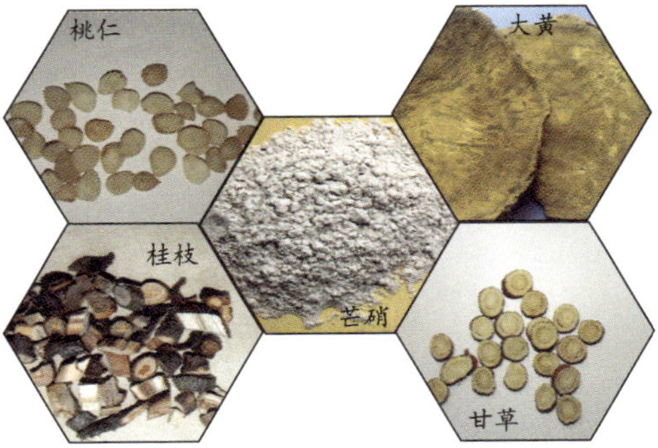

桃核承气汤

《伤寒论》

【组成】桃仁（去皮尖）12克，大黄12克，桂枝（去皮）、甘草（炙）、芒硝各6克。

【用法】上四味，以水七升，煮取二升半，去滓，内芒硝，更上火，微沸，下火，先食，温服五合，日三服，当微利。现代用法：作汤剂，水煎前四味，芒硝冲服。

【功效】逐瘀泻热。

【主治】下焦蓄血证。少腹急结，小便自利，神志如狂，甚则烦躁谵语，至夜发热；以及血瘀经闭，痛经，脉沉实而涩者。

【运用】

1.辨证要点　本方为治疗瘀热互结、下焦蓄血证的常用方。临床应用以少腹急结、小便自利、脉沉实或涩为辨证要点。

2.加减变化　后世对本方的运用有所发展，不论何处的瘀血证，只要具备瘀热互结这一基本病机，均可加减使用。跌打损伤、瘀血停留、疼痛不已者，加当归尾、赤芍药、苏木、红花、三七等以活血祛瘀止痛；妇人血瘀经闭、痛经以及恶露不下等症，常配合四物汤同用；兼气滞者，酌加乌药、香附、青皮、枳实、木香等以理气止痛；火旺而血郁于上之吐血、衄血，可以本方釜底抽薪，引血下行，并可酌加丹皮、生地黄、栀子等以清热凉血。

3.现代运用　本方常用于急性盆腔炎、附件炎、胎盘滞留、肠梗阻、子宫内膜异位症、急性脑出血等属瘀热互结下焦者。

4.使用注意 表证未解者，当先解表，而后用本方。因本方为破血下瘀之剂，故孕妇禁用。

【临床报道】

李氏用桃核承气汤加鳖甲、三七粉、土鳖虫、益母草为基本方，治疗盆腔子宫内膜异位症89例，于经前7～10天开始服药，服至月经第5天停止，每日1剂，2个月经周期为一个疗程。结果：临床痊愈31例，显效37例，有效16例，无效5例，总有效率94.4%。临床观察发现证属气滞血瘀者疗效较好；寒凝肾虚血瘀者疗效较差。[李颖.活血通腑法治疗盆腔子宫内膜异位症89例临床观察.新中医，1996，（3）：24]

血府逐瘀汤

《医林改错》

【组成】 桃仁12克，红花、当归、生地黄、牛膝各9克，赤芍药、枳壳各6克，川芎、桔梗各5克，柴胡、甘草各3克。

【用法】 水煎服。

【功效】 活血祛瘀，行气止痛。

【主治】 胸中血瘀证。胸痛，头痛日久不愈，痛如针刺而有定处，或呃逆日久不止，或内热烦闷，或心悸失眠，急躁易怒，入暮潮热，唇暗或两目暗黑，脉涩或弦紧。

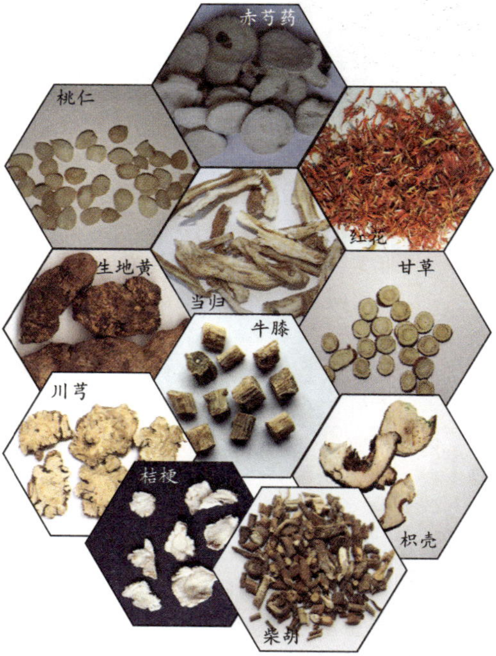

【运用】

1.辨证要点 本方为治疗血瘀胸中的常用方。以胸痛、痛有定处、舌暗红或有瘀斑为辨证要点。

2.加减变化 气机郁滞较重，加香附、川楝子、青皮等以疏肝理气止痛；瘀痛入络，可加穿山甲、全蝎、三棱、地龙、莪术等以破血通络止痛；胁下有痞块、属血瘀者，可酌加郁金、丹参、水蛭、磨虫等以活血破瘀，消积化滞；血瘀经闭、痛经者，可用本方去桔梗，加益母草、香附、泽兰等以活血调经止痛。

3.现代运用 本方常用于加减治疗风湿性心脏病、冠心病心绞痛、胸部挫伤与肋软骨炎之胸痛，以及脑血栓形成、高血压、神经官能症、脑震荡后遗症之头痛头晕等属血瘀气滞者。

4.使用注意 本方活血祛瘀药物较多，孕妇忌服。

【临床报道】

血府逐瘀汤对于冠心病、心绞痛、高血压病、脑震荡后遗症之头痛等属瘀阻气滞者，疗效甚佳。陆氏以血府逐瘀汤加味，治疗冠心病患者84例，并设西药治疗对照36例。结果：治疗组心电图疗效优于对照组，其中对ST—T段的改善与对照组比较差异有显著性意义（$P<0.05$）；治疗组对胸痛、憋气、胸闷、乏力、心悸症状的疗效也优于对照组。[陆乾人等.血府逐瘀汤加味治疗冠心病84例.中国中西医结合杂志，1995，15（1）：4]

补阳还五汤

《医林改错》

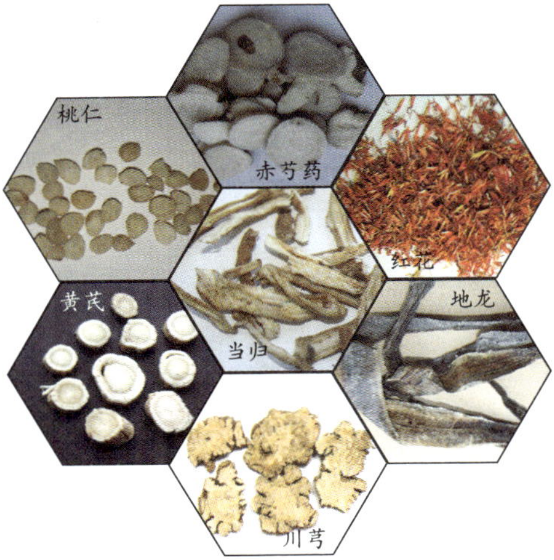

【组成】 生黄芪120克，当归尾、赤芍药各6克，川芎、桃仁、红花、地龙各3克。

【用法】 水煎服。

【功效】 补气，活血，通络。

【主治】 中风后遗症。半身不遂，口眼㖞斜，语言蹇涩，口角流涎，下肢痿废，小便频数，或遗尿不禁，舌苔白，脉缓。

【运用】

1.辨证要点 本方是治疗中风后气虚血滞所致半身不遂的常用方剂。以半身不遂、口眼㖞斜、舌苔白、脉缓或脉细弱无力为辨证要点。

2.加减变化 方中生黄芪用量宜重，一般可以从30～60克开始，逐渐增加；痰多者，可加天竺黄、制半夏以化痰；偏寒者，可加熟附子以温经散寒；脾胃虚弱者，可加白术、党参以补气健脾；语言不利者，可加郁金、石菖蒲、远志等以开窍化痰。

3.现代运用 本方对冠心病后遗症、脑血管意外后遗症、小儿麻痹后遗症，以及其他原因引起的瘫痪、截瘫，或单侧上肢或下肢痿软等属气虚血瘀者，均可酌情使用。

4.使用注意 愈后还须继续服用一段时间，以巩固疗效，防止复发。

【临床报道】

本方对缺血性中风及脑出血恢复期或后遗症期均有较好疗效。黄氏等将68例急性脑梗死患者随机分为治疗组与对照组，每组34例，治疗组用补阳还五汤加低分子右旋糖酐治疗；对照组用低分子右旋糖酐和肠溶阿司匹林治疗，观察治疗前后三碘甲状腺原氨酸（T3）、甲状腺素（T4）、游离三碘甲状腺原氨酸（FT3）、游离甲状腺素（FT4）、促甲状腺素（TSH）水平的变化与临床疗效。结果：治疗组疗效优于对照组（$P<0.05$）。治疗后治疗组的T3、FT3和TSH由治疗前的低水平升高至正常范围，两组用药后各项指标变化比较，在T3、FT3、TSH有明显变化（$P<0.01$）。临床研究表明了补阳还五汤在低分子右旋糖酐改善微循环作用的基础上发挥了更有效的治疗作用，对脑梗死急性期所致的下丘脑一垂体一甲状腺功能紊乱及激素分泌异常有显著恢复作用。[黄婷等.补阳还五汤对急性脑梗死下丘脑一垂体一甲状腺轴内分泌激素变化的影响及临床观察.浙江中西医结合杂志，2000，10（5）：257]

复元活血汤

《医学发明》

【组成】 大黄30克，柴胡15克，当归、桃仁、瓜蒌根各9克，红花、穿山甲、甘草各6克。

【用法】 水煎服。

【功效】 活血祛瘀，疏肝通络。

【主治】 跌打损伤，瘀血留于胁下，痛不可忍。

【运用】

1.辨证要点 本方主要用于跌打损伤。以胁肋瘀肿疼痛、痛不可忍为辨证要点。

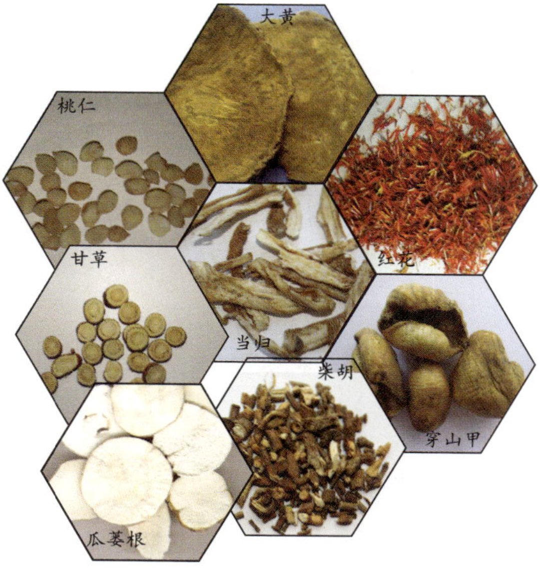

2.加减变化 气滞甚者，可加香附、木香、枳壳以行气止痛；疼痛较甚者，可加三七粉或酌加川芎、郁金、没药等以增强活血祛瘀的功效。

3.现代运用 本方常用于治疗肋间神经痛、肋软骨炎等血瘀气滞者。

4.使用注意 运用本方，服药后应“以利为度”，若虽“得利痛减”，而病未痊愈，需继续服药者，必须更换方剂或调整原方剂量。孕妇忌服。

【临床报道】

褚氏用复元活血汤为基本方，水煎服，每日1剂，分2次服，治胸胁部软组织挫伤30例。结果：疗效优者10例，疗效良者19例，疗效差者1例，优良率为96.67%。对照组用布洛芬治疗20例，优良率仅75.00%，两组比较有极显著性差异（P＜0.01），说明治疗组疗效优于对照组。[褚强.复元活血汤治疗胸部挫伤30例.浙江中医杂志，2001，36（4）：156]

温经汤

《金匮要略》

【组成】 吴茱萸9克，当归、芍药、川芎、人参、桂枝、阿胶、牡丹皮（去心）、生姜、甘草各6克，半夏6克，麦冬（去心）9克。

【用法】 上十二味，以水一斗，煮取三升，分温三服。现代用法：水煎服，阿胶烊冲。

【功效】 温经散寒，养血祛瘀。

【主治】 冲任虚寒、瘀血阻滞证。漏下不止，血色暗而有块，淋漓不畅，或月经超前或延后，或逾期不止，或一月再行，或经停不至，而见少腹里急，腹满，傍晚发热，手心烦热，唇口干燥，舌质暗红，脉细而涩。亦治妇人宫冷，久不受孕。

本方的配伍特点有二，一是方中温清补消并用，但以温经补养为主；二是大队温补药与少量寒凉药配伍，能使全方温而不燥、刚柔相济，以成温养化瘀之剂。

【运用】

1.辨证要点 本方为妇科调经的常用方，主要用于冲任虚寒而有瘀滞的月经不调、痛经、崩漏、不孕等。临床应用以月经不调、小腹冷痛、经血夹有瘀块、时有烦热、舌质暗红、脉细涩为辨证要点。

2.加减变化 寒凝而气滞者，加乌药、香附以理气止痛；小腹冷痛甚者，去麦冬、丹皮，加小茴香、艾叶，或桂枝易为肉桂以增强散寒止痛的功效；气虚甚者，加白术、黄芪以益气健脾；傍晚发热甚者，加地骨皮、银柴胡以清虚热；漏下不止而血色暗淡者，去丹皮，加艾叶、炮姜以温经止血。

3.现代运用 本方常用于功能性子宫出血、慢性盆腔炎、痛经、不孕症等属冲任虚寒、瘀血阻滞者。

4.使用注意 月经不调属实热或无瘀血内阻者忌用，服药期间忌食生冷之品。

【临床报道】

温经汤对于功能性子宫出血、痛经、不孕症等属冲任虚寒，瘀血阻滞者，疗效颇佳。张氏以温经汤水煎服，每日1剂，连服3个月，治疗子宫内膜异位症45例，并与口服安宫黄体酮治疗该病40例作对照。结果：治疗组痊愈7例，显效14例，有效17例，无效7例，总有效率为84.44%；对照组痊愈3例，显效8例，有效14例，无效15例，总有效率为62.50%。用Ridit分析法，二者差异有显著性（$P<0.05$）。[张永洛等.温经汤治疗子宫内膜异位症45例临床观察.中国中医药科技，1998，5（4）：243]

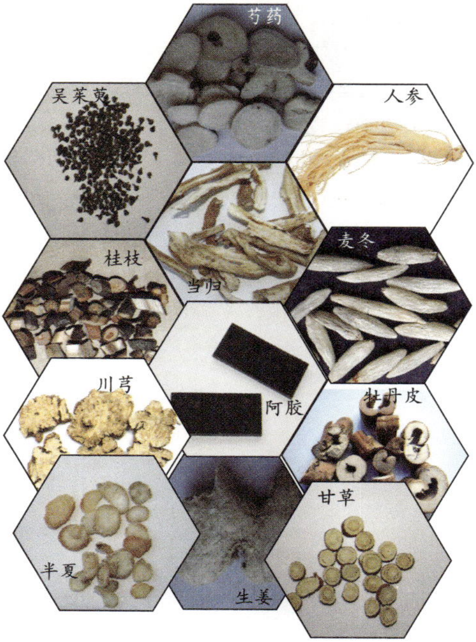

生化汤

《傅青主女科》

【组成】 全当归24克，川芎9克，桃仁（去皮尖，研）6克，干姜（炮黑）、甘草（炙）2克。

【用法】 黄酒、童便各半煎服。现代用法：水煎服，或酌加黄酒同煎。

【功效】 养血祛瘀，温经止痛。

【主治】 血虚寒凝，瘀血阻滞证。产后恶露不行，小腹冷痛。

【运用】

1.辨证要点 本方为妇女产后常用方，甚至有些地区民间习惯作为产后必服之剂，虽多属有益，但应以产后血虚瘀滞偏寒者为宜。临床应用以产后恶露不行、小腹冷痛为辨证要点。

2.加减变化 瘀滞较甚、腹痛较剧者，可加五灵脂、延胡索、蒲黄、益母草等

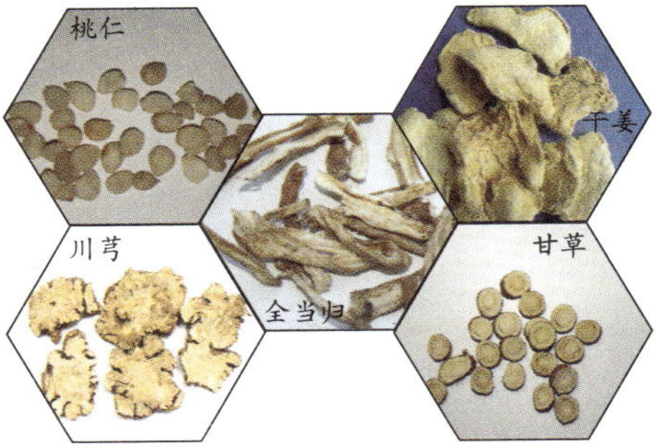

以祛瘀止痛；恶露已行而腹微痛者，可减去破瘀的桃仁；气滞明显者，加香附、木香、乌药等以理气止痛；小腹冷痛甚者，可加肉桂以温经散寒。

3.现代运用 本方常用于产后子宫复旧不良、产后宫缩疼痛、胎盘残留等属产后血虚寒凝、瘀血内阻者。

4.使用注意 若产后血热而有瘀滞者不宜使用；若恶露过多、出血不止，甚则汗出气短神疲者，当属禁用。

【临床报道】

王氏对98例孕10～16周要求药物流产的健康妇女根据药物流产后B超情况进行分组。药物流产后做B超示宫内未见残留物为对照组，有少量残留物为治疗组，较多残留及药物流产失败为清宫组。对治疗组流产后加服生化汤，与对照组、清宫组比较，观察药物流产后阴道出血量及时间。结果：治疗组服用生化汤后阴道出血时间与清宫组接近，与对照组相比平均缩短约4天左右，有显著性差异（$P<0.01$）；出血量也较对照组少，但$P>0.05$无统计学意义。结论：生化汤在药物终止孕10～16周妊娠中对缩短流产后阴道出血时间上有一定的作用，值得推广。[王瑾蔚等.生化汤缩短药物流产后阴道出血的观察.实用妇产科杂志，2000，16（4）：213]

失笑散

《太平惠民和剂局方》

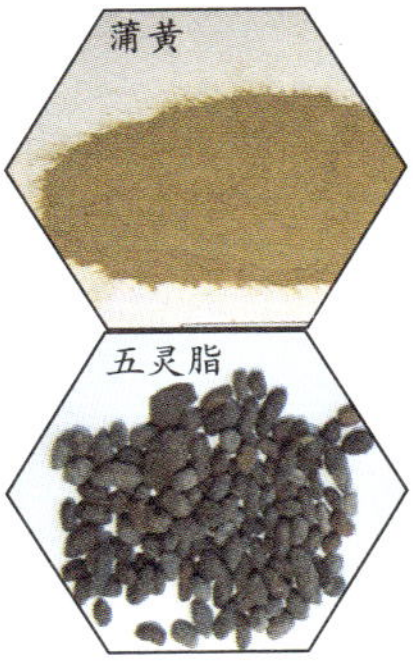

【组成】 蒲黄、五灵脂各6克。

【用法】 共为细末，每次服6克，用黄酒或醋冲服；亦可作汤剂，用量酌定。

【功效】 活血祛瘀，散结止痛。

【主治】 瘀血停滞。心胸刺痛，脘腹疼痛，或产后恶露不行，或月经不调，少腹急痛等。

【运用】

1.辨证要点 本方是治疗瘀血作痛的常用基础方，尤以肝经血瘀者为宜。以心腹刺痛、或妇人月经不调、少腹急痛为辨证要点。

2.加减变化 兼寒证者，可加小茴香、炮姜；气滞较甚者，可加香附、川楝子、延胡索；兼见血虚者，可与四物汤同用。

3.现代运用 本方加味可治疗慢性胃炎、痛经、心绞痛及宫外孕等属瘀血停滞者。

4.使用注意 本方孕妇禁用，脾胃虚弱及妇女月经期慎用。

【临床报道】

失笑散对于痛经、闭经、冠心病、宫外孕等属瘀血停滞证者疗效颇佳。张氏用失笑散胶囊（失笑散经剂型改革而成）从经期前2天开始口服，每天2次，每次3粒，连服7～10天，经净停服，3个月经周期为一个疗程。结果：本组86例，痊愈26例，显效30例，有效21例，无效9例，总有效率为89.5%。治疗前后痛经评分及持续时间的变化，经统计学处理有显著性差异。[张丽君等.失笑胶囊治疗原发性痛经86例.北京中医杂志，1997，19：18]

活络效灵丹

《医学衷中参西录》

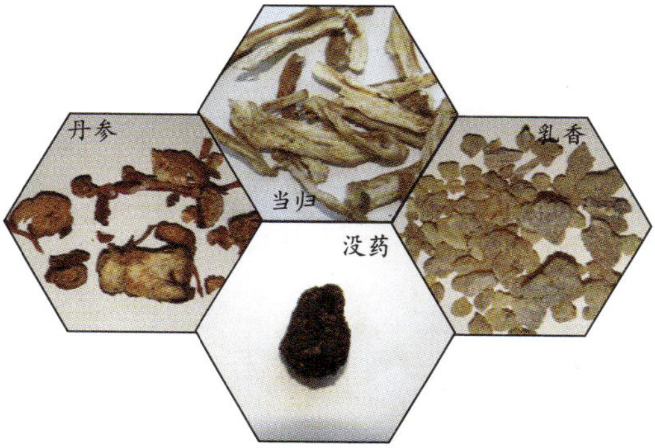

【组成】当归、丹参、乳香、没药各15克。

【用法】上四味作汤服。若为散，一剂分作四次服，温酒送下。现代用法：水煎服。

【功效】活血祛瘀，通络止痛。

【主治】气血凝滞证。心腹疼痛，或腿臂疼痛，或跌打瘀肿；或内外疮疡，以及症瘕积聚等。

全方活血辅以行气，化瘀兼以养血，活血止痛，消肿生肌之功颇佳。正如原书所言："此方于流通气血之中，大具融化气血之力……治内外疮疡，心腹四肢疼痛，凡病之由于气血凝滞者，恒多奇效。"

【运用】

1.辨证要点 本方为治疗气血凝滞心腹腿臂诸痛的常用方。以瘀痛明显为辨证要点。

2.加减变化 臂痛者，可加桂枝以温通上行；腿痛者，可加牛膝以助活血祛瘀并引药下行；脏腑内痛者，可加贝母、三七以行血散结消痈；妇女瘀血腹痛者，可加生五灵脂、桃仁以祛瘀止痛；疮疡红肿属阳者，可加连翘、金银花以清热解毒。

3.现代运用 本方常用于冠状动脉粥样硬化性心脏病、心绞痛、异位妊娠、脑血栓形成、坐骨神经痛、急性腰扭伤、颈椎病、肋间神经痛等证属气血凝滞者。

4.使用注意 孕妇慎用；方中乳香、没药辛苦香烈，用量过大易致恶心呕吐。

【临床报道】

足跟痛 用本方加减：当归、丹参、牛膝、威灵仙、鹿角霜、川断、五加皮各15克，乳香、没药、木瓜各10克。阴虚者加石斛、生地黄各15克，黄柏12克；气虚者加党参、黄芪各12～15克。治疗足跟痛60例，男28例，女32侧；年龄最小30岁，最大71岁。结果：行走，久站，跑步无疼痛，随访3个月不复发为治愈，共45例；行走站立无疼痛，但劳累或久行仍有微痛为显效，共14例；无效1例；总有效率为98.3%。

桂枝茯苓丸

《金匮要略》

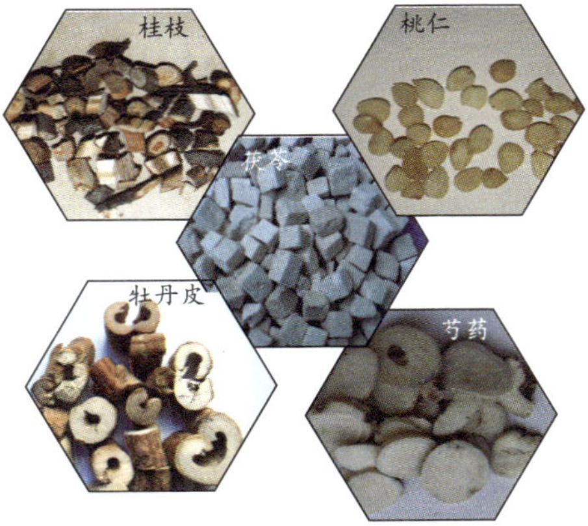

【组成】 桂枝、茯苓、牡丹皮（去心）、桃仁（去皮尖，熬）、芍药各9克。

【用法】 上三味，末之，炼蜜和丸，如兔屎大，每日食前服3克，不知，加至三丸。现代用法：共为末，炼蜜和丸，每日服3～5克。

【功效】 活血化瘀，缓消症块。

【主治】 瘀阻胞宫证。妇人素有症块，妊娠漏下不止，或胎动不安，血色紫黑晦暗，腹痛拒按，或经闭腹痛，或产后恶露不尽而腹痛拒按者，舌质紫暗或有瘀点，脉沉涩。

本方配伍特点有二，一为既用桂枝以温通血脉，又佐丹皮、芍药以凉血散瘀，寒温并用，则无耗伤阴血之弊。二为漏下之症，采用行血之法，体现通因通用之法，俾 块得消，血行常道，则出血得止。

《妇人良方》以本方更名为夺命丸，用治妇人小产，子死腹中而见“胎上抢心，闷绝致死，冷汗自出，气促喘满者。”《济阴纲目》将本方改为汤剂，易名为催生汤，用于妇人临产见腹痛、腰痛而胞浆已下时，有催生之功。

【运用】

1.辨证要点 本方为治疗瘀血留滞胞宫、妊娠胎动不安、漏下不止的常用方。

临床应用以少腹有 块、血色紫黑晦暗、腹痛拒按为辨证要点。妇女经行不畅、闭经、痛经，以及产后恶露不尽等属瘀阻胞宫者，亦可以本方加减治之。

2.加减变化 疼痛剧烈者，宜加没药、延胡索、乳香等以活血止痛；瘀血阻滞较甚者，可加川芎、丹参等以活血祛瘀；气滞者，加陈皮、香附等以理气行滞；出血多者，可加蒲黄、茜草等以活血止血。

3.现代运用 本方常用于子宫肌瘤、子宫内膜异位症、附件炎、卵巢囊肿、慢性盆腔炎等属瘀血留滞者。

4.使用注意 对妇女妊娠而有瘀血症块者，只能渐消缓散，不可峻猛攻破。原方对其用量、用法规定甚严，临床使用切当注意。

【临床报道】

钱氏将子宫内膜异位症患者，随机分为两组。治疗组23例，用桂枝茯苓丸加血竭粉、淫羊藿，煎汤服，每天1剂，每周服5天，3个月为一个疗程，结果：服药1～2个疗程，显效9例，有效12例，无效2例，总有效率为91.3%。对照组22例，用西药丹那唑，亦服药3个月为一个疗程，结果：服药1～2个疗程，显效6例，有效9例，无效7例，总有效率为68.2%。经X2检验，两组疗效有显著性差异（P＜0.05）。1年后随访，中药组复发率仅17.4%，西药组复发率为31.8%。[钱铮.桂枝茯苓丸加味治疗子宫内膜异位症的临床研究.辽宁中医杂志，2000，27（4）：170]

鳖甲煎丸

《金匮要略》

【组成】 鳖甲（炙）、赤硝各90克，柴胡、蜣螂（熬）各45克，芍药、牡丹（去心）、廑虫（熬）各37克，蜂巢（炙）30克，乌扇（烧）、黄芩、鼠妇（熬）、干姜、大黄、桂枝、石韦（去毛）、厚朴、紫葳、阿胶各22.5克，桃仁、瞿麦各15克，人参、半夏、葶苈各7.5克。

【用法】 上二十三味，取煅灶下灰一斗，清酒一斛五斗，浸灰，候酒尽一半，着鳖甲于中，煮令泛烂如胶漆，绞取汁，内诸药，煎为丸，如梧桐子大。空心服七丸，日三服。现代用法：除硝石、鳖甲胶、阿胶外，20味烘干碎断，加黄酒600克拌匀，加盖封闭，隔水炖至酒尽药熟，干燥，与硝石等三味混合粉碎成细粉，炼蜜为丸，每丸重3克。每次服1～2丸，每日2～3次，温开水送下。

【功效】 行气活血，祛湿化痰，软坚消症。

【主治】 疟母、症瘕。疟疾日久不愈，胁下痞硬（或硬）成块，结成疟母；以及症瘕结于胁下，推之不移，腹中疼痛，肌肉消瘦，饮食减少，时有寒热，女子月经闭止等。

【运用】

1.辨证要点 本方为治疗疟母、症瘕的常用方。临床应用以症瘕结于胁下、推之不移、腹中疼痛、肌肉消瘦、饮食减少、时有寒热、女子月经闭止等为辨证要点。

2.加减变化 寒湿甚者，去大黄、黄芩，加肉桂、附子；气滞甚者，加木香、枳壳；腹水甚者，加车前、大腹皮、茯苓、椒目等；湿热甚者，去桂枝、干姜，加栀子、茵陈。

3.现代运用 本方常用于肝硬化、肝脾肿大、肝癌、卵巢囊肿、子宫肌瘤等证属正气日衰、气滞血瘀者。

4.使用注意 忌苋菜、生葱、胡荽、羊肉、饧等物；虚人忌用，体力较强者亦不宜久用；孕妇禁用。

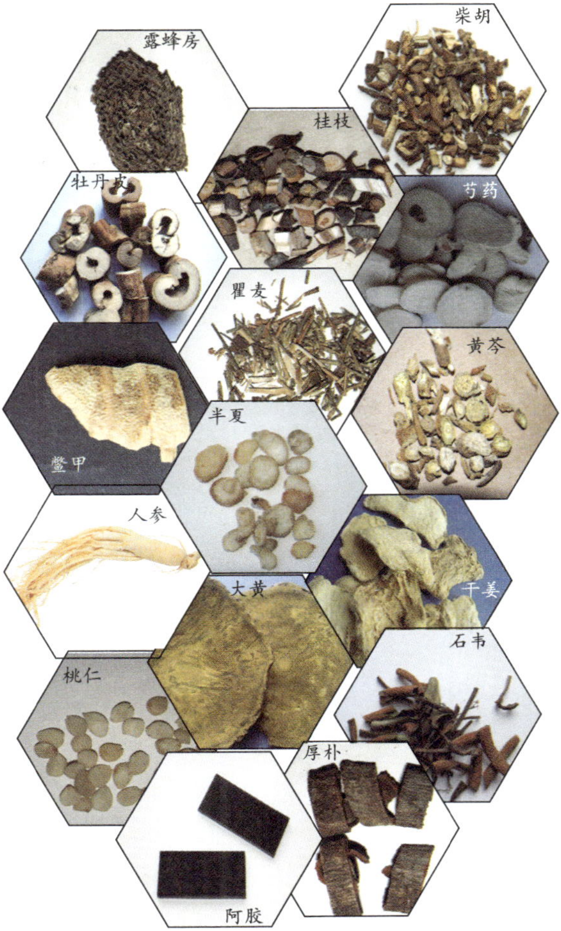

【临床报道】

血吸虫病肝脾肿大：李氏用鳖甲煎丸配合阿魏消痞丸治疗晚期血吸虫病肝脾肿大41例。用法：鳖甲煎丸每次1.5～2克，阿魏消痞丸，每次3～5克，二方混合服用，每日三次，饭前半小时服，23天为一疗程。结果：41例中脾脏缩小1～3公分者20人，4～6公分者13人，不缩小但软化者7人，无效者1人，有效率80%以上；其中29例肝肿大者，缩小1～2公分者10人；3～5公分者4人；不增不减而软化者13人，无效2人。此外17例大便带脓血者，服药后均转为正常大便。

大黄䗪虫丸

《金匮要略》

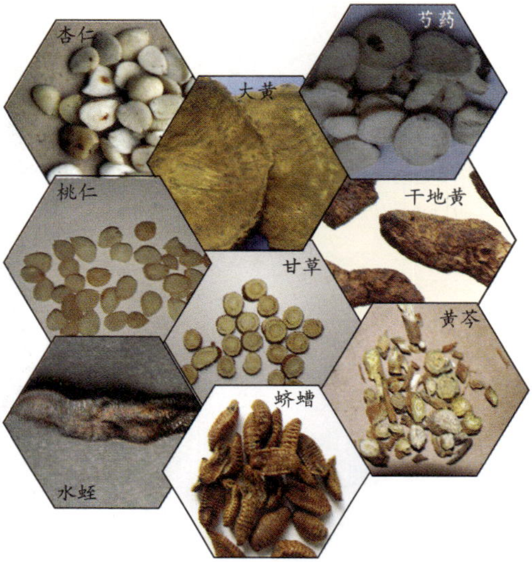

【组成】大黄（蒸）7.5克，干地黄30克，芍药12克，甘草9克，桃仁、杏仁、虻虫、蛴螬各6克，黄芩6克，水蛭百枚6克，干漆3克，䗪虫3克。

【用法】上十二味，末之，炼蜜和丸小豆大，酒饮服五丸，日三服。现代用法：共为细末，炼蜜为丸，重3克，每服1丸，温开水送服；亦可作汤剂，水煎服。

【功效】活血消症，祛瘀生新。

【主治】瘀血内停之干血痨。形体虚羸，腹满不能饮食，肌肤甲错，两目黯黑，或潮热，或闭经，舌质紫黯，或边有瘀斑，脉象迟涩。

本方破血逐瘀力强，补虚扶正，寓补于攻，破血而不伤血。《金匮心典》云其："润以濡其干，虫以动其瘀，通以去其闭。"

【运用】

1.辨证要点 本方为治疗干血痨的主方。以瘀积日久、体瘦食少、两目黯黑、脉涩为辨证要点。

2.加减变化 本方多用丸剂，临证可根据需要选用相关药物煎汤送服。

3.现代运用 本方适用于肝硬化、慢性活动性肝炎、肥胖性脂肪肝、周围血管疾病、脑栓塞、慢性白血病、再生障碍性贫血以及肺癌、肝癌等证属正气亏损、瘀血内停者。

4.使用注意 方中破血祛瘀之品较多，补虚扶正不足，虽有"去病补虚"之意，但在干血去后，还应另选方药以补虚；孕妇禁用；有出血倾向者慎用；初服时少数患者可能会出现轻度腹泻，一周左右即可消失；皮肤过敏者停服。

【临床报道】

慢性活动性肝炎：用本方治疗慢性活动性肝炎40例。治愈17例，症状体征消失，肝功能恢复正常，HBSAg转阴；有效19例，症状体征消失，肝功能恢复正常，HBSAg呈阳性，或肝功能损害减轻，但未恢复正常，HB-Sag呈阳性者；无效4例。

第二节　止血

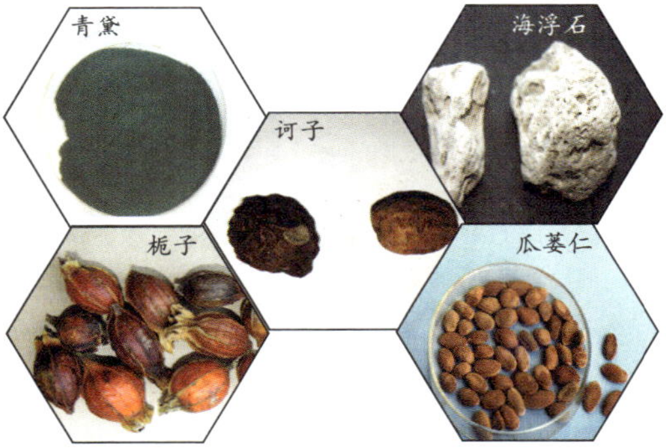

咳血方

《丹溪心法》

【组成】青黛、诃子各6克，山栀子、瓜蒌仁、海浮石各9克。

【用法】水煎服。

【功效】清肝宁肺，凉血止血。

【主治】肝火犯肺之咯血。咳嗽痰稠带血，咯吐不爽，心烦易怒，胸胁作痛，咽干口苦，颊赤便秘，舌红、苔黄，脉弦数。

【运用】

1.辨证要点　本方主要用于治疗肝火灼肺的咯血。以咳痰带血、胸胁作痛、口苦颊赤、舌红苔黄、脉弦数为辨证要点。

2.加减变化　火盛伤阴者，可加麦冬、沙参以清热养阴；咳甚痰多者，可加天竺黄、浙贝母以化痰止咳。

3.现代运用　本方常用于治疗支气管扩张、肺结核等病咯血而属肝火犯肺者。

4.使用注意　因本方属寒凉降泄之剂，故肺肾阴虚及脾虚便溏者，不宜使用。

【临床报道】

董氏等治疗78例支气管扩张咯血。用咳血方加墨旱莲、白茅根、白及各10克，阿胶15克（烊化），藕节二枚为基本方。水煎服，每日1剂，分3次凉服，5天为一个疗程。服药期间卧床休息，避免大便用力，勿抽烟，同时忌酒、鱼、虾、大椒等辛辣刺激食品。服用一个疗程后，显效52例，有效17例，无效9例，总有效率为88.5%。[董振龙等.咳血方加味治疗支气管扩张咯血78例。中国中医急症1998；7（4）：190]

小蓟饮子

《济生方》，录自《玉机微义》

【组成】生地黄、小蓟、滑石、木通、蒲黄、藕节、淡竹叶、当归、山栀子、甘草各9克。

【用法】上咀，每服半两（15克），水煎，空心服。现代用法：作汤剂，水煎服，用量据病证酌情增减。

【功效】凉血止血，利水通淋。

【主治】下焦热结之血淋、尿血。尿中带血，小便频数，赤涩热痛，舌红脉数。

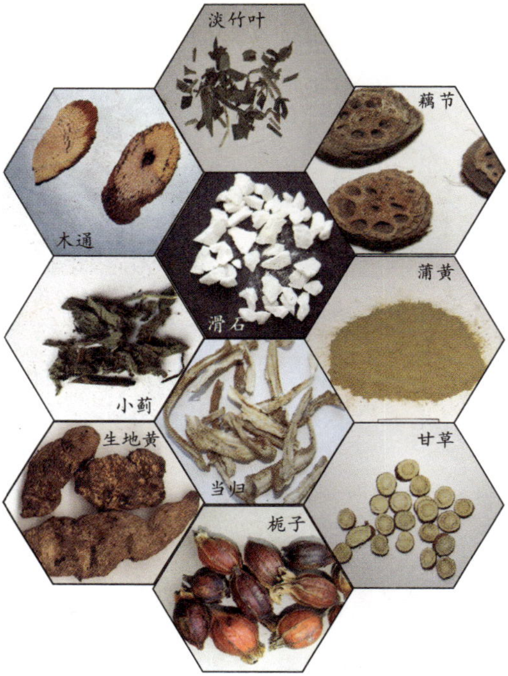

方中小蓟凉血止血，为君药；藕节、蒲黄凉血止血，并能消瘀，使血止而不留瘀，滑石、木通、淡竹叶清热利尿而通淋，共为臣药；栀子清泻三焦之火，导热下行，生地黄养阴清热，当归养血和血，共为佐药；甘草调药和中，为使药。本方止血之中寓以化瘀，清利之中兼以养阴。合而用之，共奏凉血止血、利尿通淋之功。

【运用】

1.辨证要点 本方是治疗下焦热结之血淋、尿血的常用方剂。以尿中带血或尿血、小便赤涩热痛、舌红、脉数为辨证要点。

2.加减变化 方中甘草应以生甘草为宜，以增强清热泻火之力；血淋、尿血日久，气阴两伤者，可减滑石、木通等寒滑渗利之品，酌加黄芪、太子参、阿胶等以补气养阴；尿道刺痛者，可加琥珀末1.5克吞服以通淋化瘀止痛。

3.现代运用 本方常用于治疗急性泌尿系感染及泌尿系结石而属下焦瘀热者。

4.使用注意 方中药物多属寒凉通利之品，只宜于实热证。若血淋、尿血日久兼寒或阴虚火动或气虚不摄者，均不宜使用。

【临床报道】

王氏以小蓟饮子为基本方，随证加减，水煎早晚服，每日1剂，6日为一个疗程，治疗38例过敏性紫癜。服药期间停用一切可致敏的药物。结果：治愈36例（症状全部消失，阳性体征转阴，为防止复发，治愈者均再服药一个疗程以巩固疗效）；好转2例（症状部分消失，体表仍有部分紫癜）。[王东等.小蓟饮子加减治疗过敏性紫癜38例报告.安徽中医临床杂志，2000，12（3）：254]

槐花散

《普济本事方》

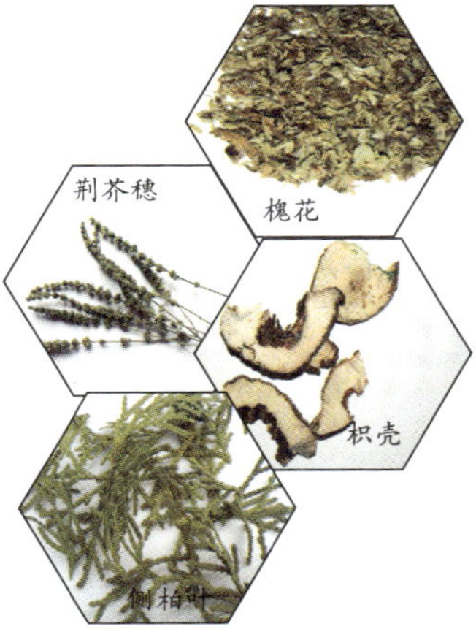

【组成】槐花（炒）（12克），侧柏叶（杵，焙）（12克），荆芥穗（6克），枳壳（麸炒）（6克）。

【用法】上为细末，用清米饮调下二钱，空心食前服。现代用法：为细末，每服6克，开水或米汤调下；亦可作汤剂，水煎服，用量按原方比例酌定。

【功效】清肠止血，疏风行气。

【主治】风热湿毒，壅遏肠道，损伤血络证。便前出血，或便后出血，或粪中带血，以及痔疮出血，血色鲜红或晦暗，舌红苔黄脉数。

【运用】

1.辨证要点　本方是治疗肠风、脏毒下血的常用方。临床应用以便血、血色鲜红、舌红、脉数为辨证要点。

2.加减变化　大肠热甚者，可加入黄芩、黄连等以清肠泄热；便血日久血虚者，可加入当归、熟地黄等以养血和血；脏毒下血紫暗者，可加入茯苓、苍术等以祛湿毒；便血较多者，荆芥可改用荆芥炭，并加入地榆炭、黄芩炭、棕榈炭等以加强止血的功效。

3.现代运用　本方常用于治疗痔疮、结肠炎或其他大便下血属风热或湿热邪毒、壅遏肠道、损伤脉络者。肠癌便血亦可应用。

4.使用注意　本方药性寒凉，故只可暂用，不宜久服。便血日久属气虚或阴虚者，以及脾胃素虚者均不宜使用。

【临床报道】

高氏以本方为主治疗肛门下鲜血360例，其中便前下鲜血56例，便后下鲜血274例，便时带鲜血30例。每日1剂，3天为一个疗程。服药期间，忌辛辣煎炸、肥甘厚腻之品。结果：显效102例，有效256例，无效2例，总有效率达99.4%。[高峰等.槐花散加味治疗肛门下鲜血360例.福建中医药，1997，28（6）：29]

第十三章 治风剂

第一节 疏散外风

川芎茶调散

《太平惠民和剂局方》

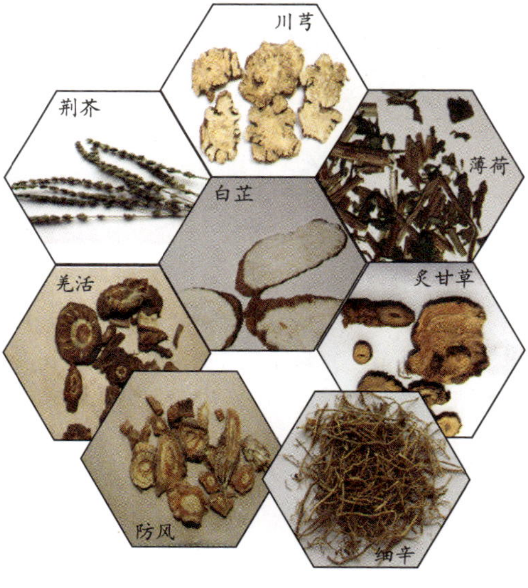

【组成】川芎、荆芥、薄荷各12克，白芷、羌活、炙甘草各6克，防风4.5克，细辛3克。

【用法】以上药共为细末，每次服6克，清茶调下；亦作汤剂，用量按原方比例酌定。

【功效】疏风止痛。

【主治】外感风邪头痛。偏正头痛或巅顶作痛，恶寒发热，目眩鼻塞，舌苔薄白，脉浮。

【运用】

1.辨证要点　本方为主治风邪头痛的常用方剂。临床使用当以头痛、鼻塞、脉浮为辨证要点。

2.加减变化　风热者，可去细辛、羌活，加菊花、蔓荆子；风寒甚者，可重用川芎，并可酌加生姜、紫苏叶；头痛日久不愈，可配僵蚕、全蝎、桃仁等以搜风活血止痛。

3.现代运用　本方常用于偏头痛、神经性头痛以及感冒、流感、慢性鼻炎、副鼻窦炎所引起的头痛，属风邪的患者。

4.使用注意　本方药多辛散，若为气虚、血虚或肝。肾阴亏、肝阳上亢、肝风内动引起的头痛，非本方所宜。

【临床报道】

本方是治疗血管神经性头痛的良方，只要辨证准确，变通应用，不论病之新久，痛之缓急，都可标除本清，头痛得解。谈氏以本方为主，痰湿型合半夏白术天麻汤加减、瘀血型合血府逐瘀汤出入、肝经郁热型合丹栀逍遥散化裁，病程长者加全蝎、蜈蚣等活血通络，治疗血管神经性头痛52例。结果：痊愈16例（头痛及伴随症状消失，观察1年未复发），显效19例（症状基本消失，偶有轻微头痛），有效12例（头痛减轻，间歇延长），无效5例（治疗30天后症状无改善，或加重），总有效率90.4%。[谈娴娴.川芎茶调散加减治疗血管神经性头痛52例.浙江中医杂志，1998，33（2）：61]

防风通圣散

《宣明论方》

【组成】防风、荆芥、连翘、麻黄、薄荷、川芎、当归、白芍药、炒白术、栀子、大黄（酒蒸）、芒硝各15克，石膏、黄芩、桔梗各30克，甘草60克，滑石90克。

【用法】为末，每服二钱，水一大盏，生姜三片，煎至六分，温服。（近代用法：作汤剂，或为丸，吞服三四钱，开水送下。）

【功效】解表通里，疏风清热。

【主治】风热壅盛，表里俱实。症见憎寒壮热，头目昏眩，目赤睛痛，口苦口干，咽喉不利。胸膈痞闷，咳呕喘满，涕唾稠黏，大便秘结，小便赤涩。并治疮疡肿毒，肠风痔漏，惊狂谵语，手足 ，丹瘢瘾疹等证。

本方为解表、清里、攻下三法并用立方。方中麻黄辛温解表，宣肺解表；大黄泻热通便；石膏清热泻火，解表、清里、攻下并重，共为主药。防风、荆齐、薄荷、连翘助麻黄疏风解表，使风邪汗出而解，并可防寒化热；芒硝协大黄清热通便；黄芩清泄肺胃之热，山栀、滑石清热利尿，使里热从二便而下，共为辅药。更以当归、川芎、白芍药养血活血，养肝散风，白术健脾燥湿，桔梗宣肺化痰与苦寒泻降之药升降并用。使降中有升，共为佐药。甘草和中缓急。调和诸药，为使药。此方为表里、气血、三焦通治之剂，使汗不伤表下不伤里，故名曰“通圣”。

【运用】

1.辨证要点 本方以憎寒壮热无汗、口苦咽干、二便秘涩、舌苔黄腻、脉数为辨证要点。

2.加减变化 涎嗽者，加半夏半两（姜制）。

3.现代运用 本方用于治疗感冒、急性结膜炎、头面部疖肿、高血压、肥胖症、习惯性便秘、痔疮等属于风热壅盛、表里俱实者。

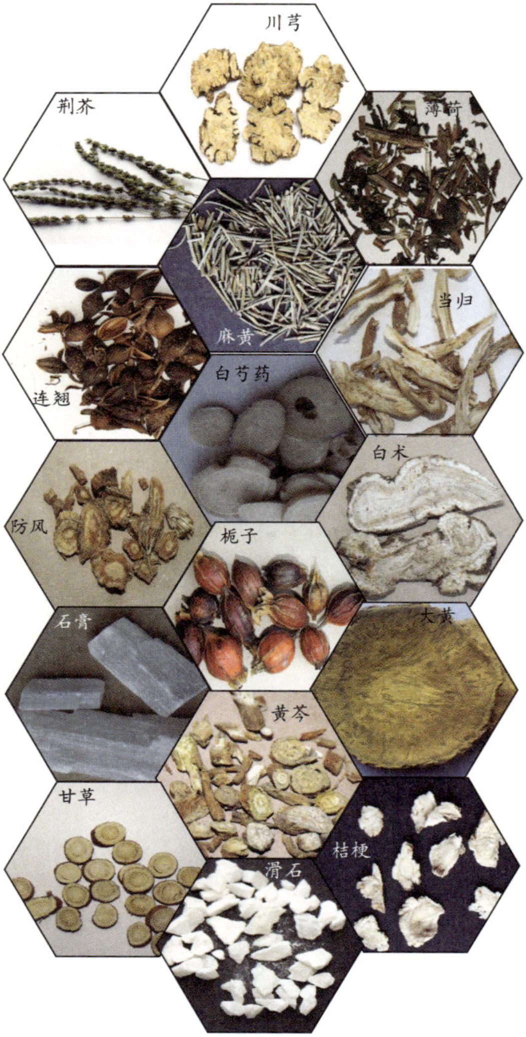

4.使用注意 若时毒饥馑之后胃气亏损者，须当审察，非大满大实不用。

【临床报道】

将防风通圣散改为汤剂治疗顽固性头痛27例，疗效显着。患者均表现为持续性或反复发作性头痛，病程3个月以上，经多种治疗效果不佳，并排除颅内占位性病变及颅内炎症所致之头痛。其中偏头痛及类偏头痛型血管性头痛6例；非偏头痛型血管性头痛8例，肌收缩性头痛7例，神经官能性头痛3例，鼻副鼻窦炎伴发头痛1例，高血压所致头痛2例。治疗以防风通圣散作为基本方，无大便秘结，去大黄、芒消；无小便黄赤，去山栀、滑石；头昏眼花者，加菊花。结果，治愈19例，显效5例，有效2例，无效1例，未见副作用。作者认为：本方药味太多，应加筛选，可以防风、荆芥、薄荷、麻黄发汗解表，川芎、当归、白芍药活血和营作为主药，随证加减。

大秦艽汤

《素问病机气宜保命集》

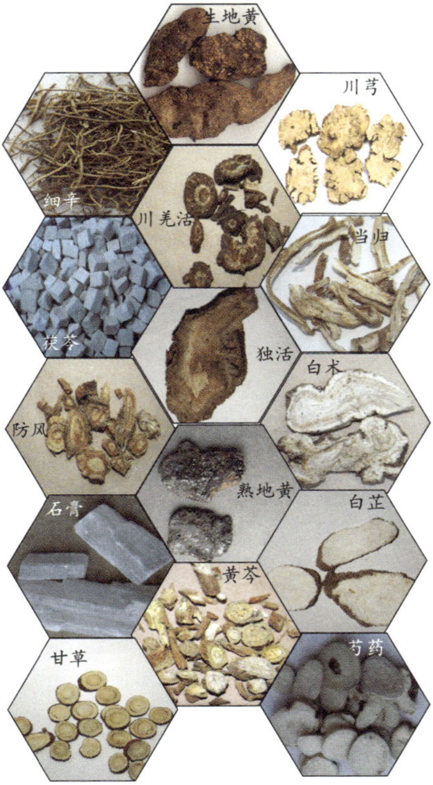

【组成】秦艽90克，甘草、川独活、川芎、当归、白芍药、石膏各60克，川羌活、防风、黄芩、吴白芷、白术、生地黄、熟地黄、白茯苓各30克，细辛15克。

【用法】上十六味，锉。每服30克，水煎，去滓，温服。现代用法：上药用量按比例酌减，水煎，温服，不拘时候。

【功效】疏风清热，养血活血。

【主治】风邪初中经络证。口眼 斜，舌强不能言语，手足不能运动，或恶寒发热，舌苔白或黄，脉浮数或弦细。

【运用】

1.辨证要点　本方是治疗风邪初中经络的常用方。临床应用以口眼 斜、舌强不能言语、手足不能运动、微恶风发热、舌苔薄微黄、脉浮数为辨证要点。

2.加减变化　无内热者，可去石膏、黄芩等清热之品，专以疏风养血通络为治。原方有“如遇天阴，加生姜煎七八片；如心下痞，每两加枳实一钱同煎”的用法，可资参考。

3.现代运用　本方常用于颜面神经麻痹、缺血性脑卒中等属于风邪初中经络者。对风湿性关节炎属于风湿热痹者，亦可斟酌加减用之。

4.使用注意　本方辛温发散之品较多，若属内风所致者，不可使用。

【临床报道】

李氏选择缺血性中风中的中经络，脉络空虚，风热瘀血，痹阻经络的证候作为观察对象，以大秦艽汤加减治疗38例。以秦艽、羌活、黄芩、当归、赤芍药、党参各12克，川芎、川牛膝各15克，生地黄、石膏、桑枝各30克为基本方，每日1剂，水煎服，28天为一个疗程。结果：痊愈16例（能独立行走，生活基本自理，肌力达5级），显效8例（能持拐杖行走，生活部分自理，肌力达4级），有效10例（症状体征改善，肌力进步），无效4例（症状体征无改善或恶化），总有效率89.4%。治疗后肌力的增长较治疗前比较有极显著性差异（P＜0.01）。[李涛等.大秦艽汤加减治疗急性缺血性中风38例.中医研究，1995，8（3）：21]

小活络丹
（原名活络丹）

《太平惠民和剂局方》

【组成】川乌、草乌、天南星、地龙各180克，乳香、没药各66克。

【用法】以上药为细末，混匀，加炼蜜制成大蜜丸，每丸重3克。口服，每次1丸，每日2次，用陈酒或温开水送服。

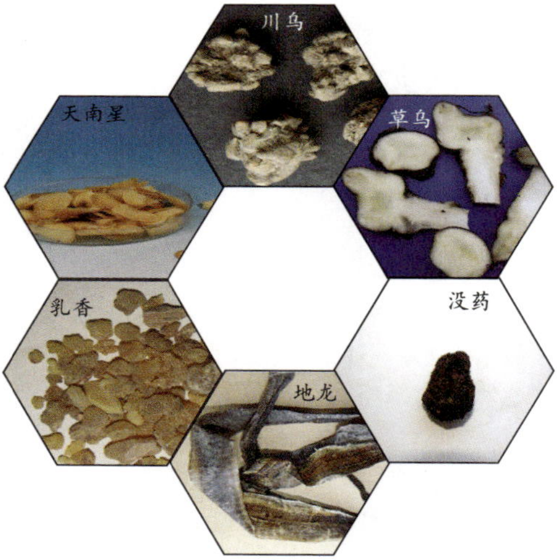

【功效】祛风除湿，化痰通络，活血止痛。

【主治】风寒湿痹。肢体筋脉挛痛，麻木拘急，关节屈伸不利，疼痛游走不定。亦治中风，手足不仁，日久不愈；或经络中有湿痰瘀血，而见腰腿沉重，或腿臂间作痛。

【运用】

1.辨证要点 本方为治疗风寒湿邪留滞经络的常用方。以肢体筋脉挛痛、关节屈伸不利、舌淡苔白为辨证要点。

2.加减变化 兼见肝肾气血不足者，可配独活寄生丸同服。

3.现代运用 风湿性关节炎、类风湿性关节炎、脑血管意外后遗症等属寒痰瘀阻者，亦可以本方治之。

4.使用注意 本方性燥峻烈，以体质壮实，痹证偏于寒者为宜；阴虚内热、肝阳上亢及孕妇等均应慎用。

【临床报道】

崔氏用本方随证加减，每日1剂，水煎，分早晚2次温服；药渣外敷疼痛部位，

20天为一个疗程，治疗坐骨神经痛32例。结果：痊愈20例（疼痛完全消失，活动自如，直抬腿试验＞75°），显效7例（疼痛消失，劳动后或天气变化有轻微疼痛），有效3例（疼痛较治疗前减轻，夜间能入睡，直抬腿试验＜60°），无效2例（症状和体征同治疗前）。总有效率93.8%。[崔万胜.小活络丹治疗坐骨神经痛32例.内蒙古中医药,1992，(3)：24]

牵正散

《杨氏家藏方》

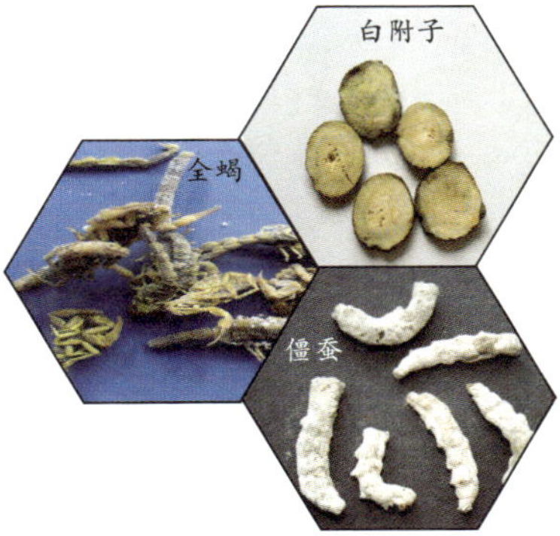

【组成】白附子、僵蚕、全蝎各3克。

【用法】以上药共为细末，每次服3克，热酒或温开水送下；亦可作汤剂，用量据原方比例酌定。

【功效】祛风化痰，通络止痉。

【主治】风痰阻滞经络证。口眼　斜，或面肌时时抽动。

【运用】

1.辨证要点　本方适用于风痰阻滞经络而偏于寒性者。临床当以猝然口眼　斜、舌淡苔白为辨证要点。

2.加减变化　面肌抽动甚者，可酌加天麻、蜈蚣、地龙等祛风通络止痉之品以增强疗效；临证时可酌加白芷、防风、红花等以加强疏风活血的作用。

3.现代运用　面神经痉挛、面神经麻痹、三叉神经痛、偏头痛等属风痰痹阻经络者，均可加减应用。

4.使用注意　口眼　斜因气虚血瘀或肝风内动所致者，本方忌用。另外，白附子、全蝎为有毒之品，用量不宜过大。

【临床报道】

王氏以本方加鳝鱼500克（剪去尾部，放入砂锅中，加清水500ml，让其游动20分钟后，加入牵正散），水煎服，每日1剂，并配合用鳝鱼血于临睡前涂于患侧面颊、额头等处，治疗面瘫98例。结果：痊愈97例（自觉症状消失，外观正常），好转1例（自觉症状好转，外观轻度口角不对称），一般治疗4～5天即愈。[王成文.牵正散加鳝鱼血治疗面瘫98例临床观察.中国民间疗法，1997，（2）：31]

玉真散

《外科正宗》

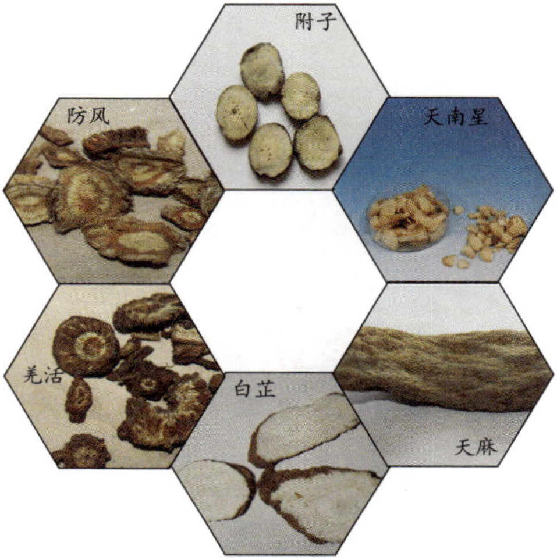

【组成】 天南星、防风、白芷、天麻、羌活、白附子各等份。

【用法】 上为细末，每服6克，热酒一盅调服，更敷伤处。若牙关紧急，腰背反张者，每服9克，用热童便调服。现代用法：共为细末，每次3～6克，每日3次，用热酒或童便调服；外用适量，敷患处。亦可作汤剂，用量酌定。服药后须盖被取汗，并宜避风。

【功效】 祛风化痰，定搐止痉。

【主治】 破伤风。牙关紧急，口撮唇紧，身体强直，角弓反张，甚则咬牙缩舌，脉弦紧。

本方实由《普济本事方》玉真散发展而成。原方只用南星、防风两味，主治破伤风。《外科正宗》在此基础上增加白附子、羌活、白芷、天麻，故其祛风化痰止痉之力较前方为胜。

【运用】

1.辨证要点 本方为治疗破伤风的常用方。临床应用以创伤史、牙关紧急、身体强直、角弓反张、脉弦紧为辨证要点。

2.加减变化 本方祛风化痰的功较强，而解痉之力不足，运用时常加入全蝎、蜈蚣、蝉蜕等以增强解痉定搐的功效；痰多者，可加竹沥、贝母以化痰。

3.现代运用 本方常用于破伤风、面神经麻痹、三叉神经痛等属于风邪袭于经络者。

4.使用注意 方中药性偏于温燥，易耗气伤津，破伤风而见津气两虚者，不宜使用；肝经热盛动风者忌用。另外，白附子、天南星均有毒性，用量宜慎，孕妇忌服。

【临床报道】

张氏以本方加全蝎、蜈蚣、川芎、延胡索为基础方，治疗三叉神经痛28例。结果：痊愈20例（面部疼痛完全消失，停药后3个月无复发），好转6例（面部疼痛发作次数明显减少，疼痛程度明显减轻，或面部疼痛消失，停药3个月后又复发者），无效2例（疼痛发作次数及程度无变化，或虽有好转但达不到标准者）。[张庆龙.玉

真散加味治疗三叉神经痛28例.中医研究，2000，13（3）：52]

消风散

《外科正宗》

【组成】荆芥、防风、蝉蜕、牛蒡子、苍术、苦参、知母、石膏、当归、胡麻仁、生地黄各6克，木通、生甘草各3克。

【用法】水煎服。

【功效】疏风养血，清热除湿。

【主治】风疹、湿疹。皮肤疹出色红，或遍身云片斑点，瘙痒，抓破后渗出津水，舌苔白或黄，脉浮数。

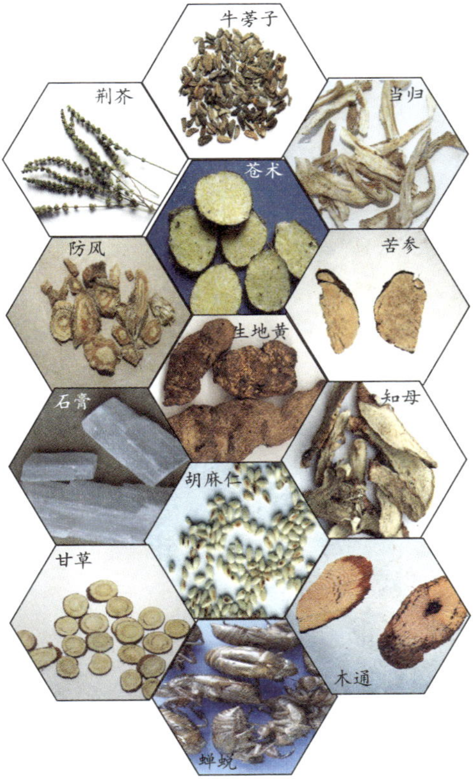

【运用】

1.辨证要点　本方为治疗风疹、湿疹的常用方。以皮肤瘙痒、疹出色红或遍身云片斑点、脉浮数为辨证要点。

2.加减变化　湿热甚者，可加车前子、地肤子以清热利湿；风热偏盛者，可加连翘、金银花以疏风清热解毒；血热甚者，可加牡丹皮、紫草、赤芍药等以清热凉血。

3.现代运用　本方常用于治疗荨麻疹、过敏性皮炎、稻田性皮炎、药物性皮炎、神经性皮炎等属风湿患者。

4.使用注意　服用本方时，不宜食辛辣、鱼腥、烟酒、浓茶等，以免影响疗效。

【临床报道】

邓氏治疗荨麻疹患者54例，分中药组和西药组进行观察。中药组30例，运用本方每日1剂，水煎服；药渣加水煮沸先熏后洗，每日1次。西药组24例，用葡萄糖酸钙、维生素C静注，并加口服扑尔敏。均治疗2个月后判定疗效。治疗结果：治愈（风团消退，临床体征消失，不再复发），中药组25例，西药组13例；好转（风团消退30%，或消退后复发间隔延长，瘙痒等症状减轻），中药组4例，西药组9例；无效（风团和瘙痒无明显改善，或消退不足30%），中药组1例，西药组2例。总有效率，中药组为96.6%，西药组为91.6%。中药组治愈率明显高于西药组（P＜0.05）。中药组复发率明显低于西药组（P＜0.01）。认为本方治疗荨麻疹具有治愈率高，复发率低，副作用轻微，用药安全等优势。[邓金古.消风散加减治疗慢性荨麻疹疗效观察.现代中西医结合杂志，2000，9（21）：2105]

第二节　平熄内风

羚角钩藤汤

《通俗伤寒论》

【组成】羚羊角片4.5克，钩藤、菊花、茯神、生白芍药各9克，桑叶6克，川贝母12克，鲜地黄、淡竹茹各15克，生甘草2.4克。

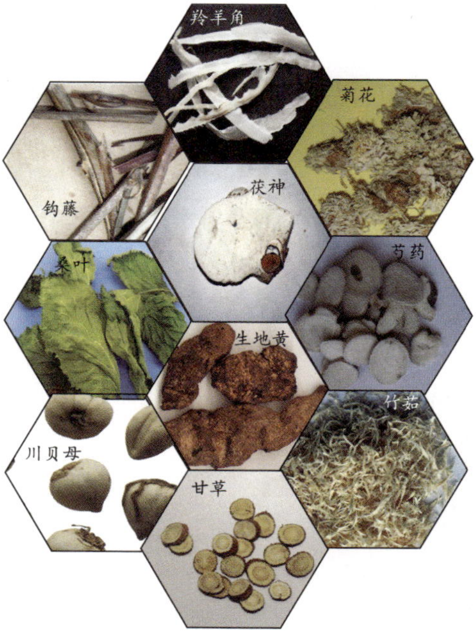

【用法】水煎服。

【功效】凉肝熄风，增液舒筋。

【主治】肝热生风证。高热不退，烦闷躁扰，手足抽搐，发为痉厥，甚则神昏，舌绛而干，或舌焦起刺，脉弦而数。

【运用】

1.辨证要点　本方专为热极风动而设。以高热烦躁、手足抽搐、舌绛、脉弦数为辨证要点。

2.加减变化　邪热内闭、神志昏迷者，可配合清热开窍之剂，如紫雪、安宫牛黄丸等。

3.现代运用 本方用于妊娠子痫、流行性乙型脑炎以及高血压引起的眩晕、头痛、抽搐等属肝经热盛者。

4.使用注意 若温病后期，热势已衰，阴液大亏，虚风内动者，不宜应用。

【临床报道】

庄氏用羚角钩藤汤加减，配合西医常规用药，治疗乙型脑炎72例。其中卫气型（轻、中型）45例，气营型（重型）18例，营血型（极重型）9例。药用羚羊角2克，生甘草3克，知母、钩藤、白芍药、金银花、菊花、生地黄、桑叶各6克为基础方。每日1剂，水煎服。结果：治愈66例（急性期症状在10天内消失，恢复期在发病后6个月内症状及体征消失者），好转3例（恢复期症状与体征有明显改善，急性期症状消失，留有后遗症），无效3例（治疗后症状无改善，或恶化，甚或死亡者），总有效率为95.8%。与常规西药治疗组比较，差别有非常显著性意义（$P<0.01$）。[庄云英.中西医结合治疗乙型脑炎72例临床观察.湖南中医杂志，1998，14（6）：8]

镇肝熄风汤

《医学衷中参西录》

【组成】怀牛膝、生赭石各30克，生龙骨、生牡蛎、生龟板、生白芍药、玄参、天冬各15克，川楝子、茵陈、生麦芽各6克，甘草4.5克。

【用法】水煎服。

【功效】镇肝熄风，滋阴潜阳。

【主治】肝阳上亢，气血上逆之类中风。头目眩晕，耳鸣目胀，脑部热痛，心中烦热，面色如醉，或时常嗳气，或肢体渐觉不利，口角渐形斜，甚或眩晕颠仆，昏不知人，移时始醒，或醒后不能复原，脉弦长有力。

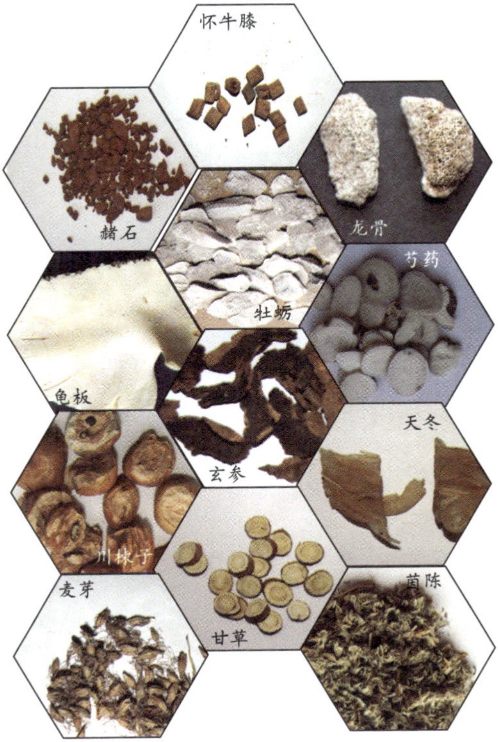

【运用】

1.辨证要点　本方为治疗类中风的常用方剂，凡中风前后，辨证为阴虚阳亢、肝风内动者均可运用。以头目眩晕、脑部热痛、面色如醉、脉弦长有力为辨证要点。

2.加减变化　痰多者，加胆南星以清热化痰；心中热甚者，加生石膏以清热；大便不实者，减赭石、龟板，加赤石脂；尺脉重按虚者，加山萸肉、熟地黄以补益肝肾。

3.现代运用　本方用于高血压、血管性头痛等属肝肾阴亏、肝阳上亢者。

4.使用注意　若属气虚血瘀之中风，则不宜使用本方。

【临床报道】

刘氏以本方为主，治疗脑血栓形成52例。每日1剂，水煎分3次服，半个月为一个疗程。经治疗1～6个疗程，结果：痊愈32例，显效13例，有效5例，无效2例，总有效率为96.1%。[刘薇.镇肝熄风汤治疗脑血栓形成52例.黑龙江中医药，1997，（3）：28]

天麻钩藤饮

《中医内科杂病证治新义》

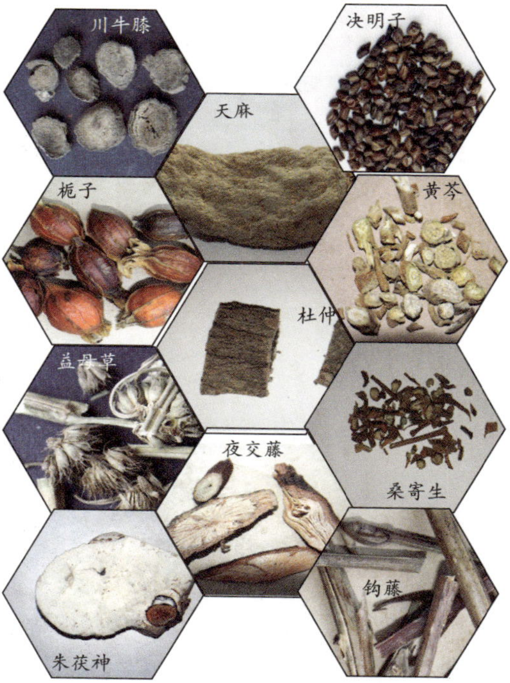

【组成】天麻、山栀、黄芩、杜仲、益母草、桑寄生、夜交藤、朱茯神各9克，钩藤、川牛膝12克，决明子18克。

【用法】水煎，分2～3次服。

【功效】平肝熄风，清热活血，补益肝肾。

【主治】肝阳偏亢，肝风上扰证。头痛，眩晕，失眠多梦，或口苦面红，舌红、苔黄，脉弦或数。

【运用】

1.辨证要点　本方是治疗肝阳偏亢、肝风上扰的常用方。临床应用以头痛、眩晕、失眠、舌红苔黄、脉弦为辨证要点。

2.加减变化 肝火盛、口苦面赤、心烦易怒者，加夏枯草、龙胆草以加强清肝泻火的功效；眩晕头痛剧者，可酌加龙骨、羚羊角、牡蛎等以增强平肝潜阳熄风的功效；脉弦而细者，宜加枸杞子、生地黄、何首乌以滋补肝肾。

3.现代运用 本方常用于高血压病、内耳性眩晕、急性脑血管病等属于肝阳上亢、肝风上扰者。

【临床报道】

伍氏以天麻钩藤饮为主方治疗高血压性脑出血64例，每日1剂，水煎服，并配合西药常规治疗，2周为一个疗程，治疗4周。结果：基本痊愈9例，显著进步29例，有效21例，无效2例，死亡3例。[伍大华等.天麻钩藤饮为主治疗高压性脑出血64例总结.湖南中医杂志，2000，16（6）：10]

第十四章 治燥剂

第一节 轻宣外燥

杏苏散

《温病条辨》

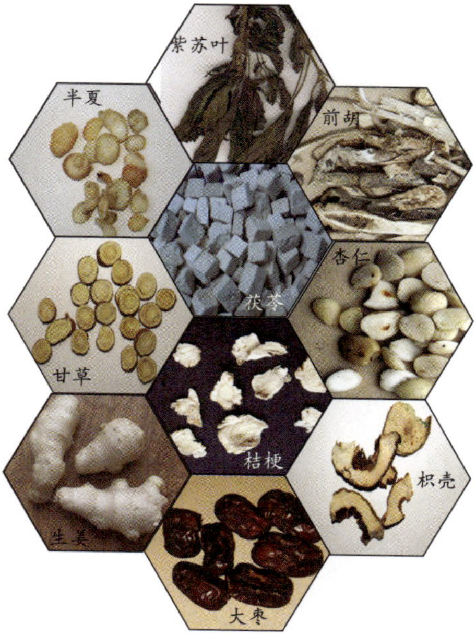

【组成】紫苏叶、半夏、茯苓、前胡、杏仁各9克，苦桔梗、枳壳、橘皮各6克，甘草3克，生姜三片，大枣三枚（原书未著用量）。

【用法】水煎温服。

【功效】轻宣凉燥，理肺化痰。

【主治】外感凉燥证。恶寒无汗，头微痛，咳嗽痰稀，鼻塞咽干，舌苔白、脉弦。

【运用】

1.辨证要点　本方为治疗轻宣凉燥的代表方，也是治疗风寒咳嗽的常用方。临床应用以恶寒无汗、咳嗽痰稀、咽干、舌苔白、脉弦为辨证要点。

2.加减变化　汗后咳不止者，去羌活、紫苏叶，加苏梗以降肺气；无汗、脉弦甚或紧者，加羌活以解表发汗；头痛兼眉棱骨痛者，加白芷以祛风止痛；兼泄泻腹满者，加厚朴、苍术以化湿除满；热甚者，加黄芩以清解肺热。

3.现代运用　本方常用于慢性支气管炎、上呼吸道感染、肺气肿等证属外感凉燥（或外感风寒轻证）、肺失宣降、痰湿内阻者。

【临床报道】

谢氏用本方加减治疗风寒咳嗽87例，收到满意的疗效。将杏苏散中的前胡易为白前，并加荆芥、紫菀、款冬花。每日1剂，水煎分2次温服。结果：痊愈73例，好转12例，无效2例。服药最少1剂，最多5剂，大多数2～3剂。[谢维朝.杏苏散加减治疗风寒咳嗽87例.广西中医药，1985，8（6）：37]

桑杏汤

《温病条辨》

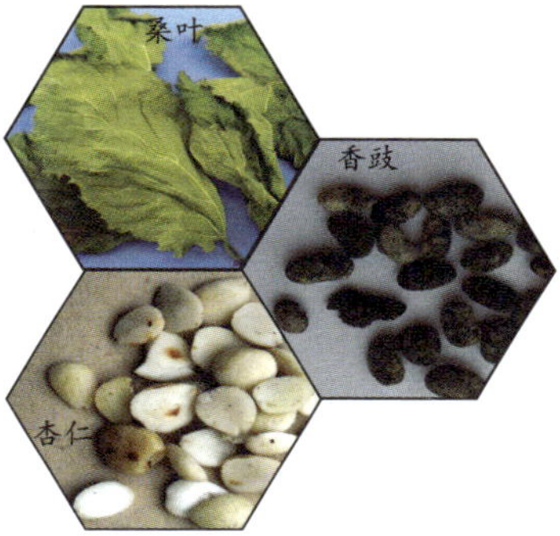

【组成】桑叶、象贝、香豉、栀皮、梨皮各3克，杏仁4.5克，沙参6克。

【用法】水二杯，煮取一杯，顿服之，重者再作服。现代用法：水煎服。

【功效】清宣温燥，润肺止咳。

【主治】外感温燥证。身热不甚，口渴，咽干鼻燥，干咳无痰或痰少而粘，舌红、苔薄白而干，脉浮数而右脉大者。

【运用】

1.辨证要点　本方为治疗温燥伤肺轻证的常用方。临床应用以身热不甚、干咳无痰或痰少而粘、右脉数大为辨证要点。

2.现代运用　本方常用于上呼吸道感染、急慢性支气管炎、百日咳、支气管扩张咯血等证属外感温燥、邪犯肺卫者。

【临床报道】

薛氏用桑杏汤治疗百日咳72例，有69例服药1剂后痉咳的次数和时间均有不同程度的减少，其中24例服药3剂，33例服药5～10剂，痉咳完全停止，精神、食欲渐复正常。[薛景勋.桑杏汤治疗百日咳.新中医，1979，（3）：43]

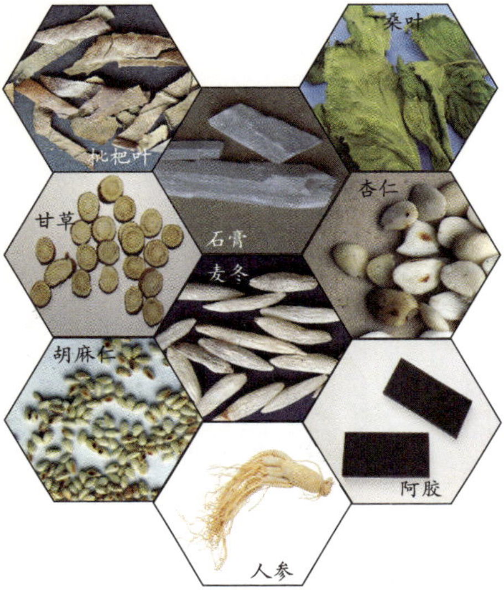

清燥救肺汤

《医门法律》

【组成】 桑叶（经霜者，去枝、梗，净叶）9克，石膏（煅）8克，麦冬（去心）4克，甘草、胡麻仁（炒，研）各3克，真阿胶3克，人参、杏仁（泡，去皮尖，炒黄）各2克，枇杷叶（刷去毛，蜜涂，炙黄）3克。

【用法】 水一碗，煎六分，频频二三次，滚热服。现代用法：水煎，频频热服。

【功效】 清燥润肺，养阴益气。

【主治】 温燥伤肺，气阴两伤证。身热头痛，干咳无痰，气逆而喘，咽喉干燥，鼻燥，心烦口渴，胸满胁痛，舌干少苔，脉虚大而数。

【运用】

1.辨证要点　本方为治疗温燥伤肺重证的常用方。临床应用以身热、干咳无痰、气逆而喘、舌红少苔、脉虚大而数为辨证要点。

2.加减变化　热甚者，加水牛角、羚羊角以清热凉血；痰多者，加瓜蒌、川贝以润燥化痰。

3.现代运用　本方常用于肺炎、支气管哮喘、支气管扩张、急慢性支气管炎、肺癌等属燥热犯肺、气阴两伤者。

【临床报道】

谢氏用清燥救肺汤加减治疗慢性喉痹73例（慢性咽炎49例，慢性扁桃体炎24例）。基本方：冬桑叶、枇杷叶、沙参、麦冬、麻仁各15克，石膏20克，阿胶、杏仁、蝉衣、僵蚕、紫菀、百部、前胡各12克，桔梗6克，甘草5克。2日1剂，1日3次。结果：痊愈（症状完全消失，咽部或扁桃腺充血消失，淋巴滤泡消失或缩小）59例，好转（咽部或扁桃腺充血消失，但偶有咽部不适，轻微咳嗽）12例，无效（服药2周后症状与体征仍无明显改善）2例。有效率97.26%。痊愈病例最短7天，最长21天，平均12.69天。[谢如等.清燥救肺汤治疗慢性喉痹73例.实用中西医结合杂志，1992，5（9）：533]

第二节　滋阴润燥

增液汤

《温病条辨》

【组成】玄参30克，麦冬（连心）、细生地黄各24克。

【用法】水八杯，煮取三杯，口干则与饮令尽；不便，再作服。现代用法：水煎服。

【功效】增液润燥。

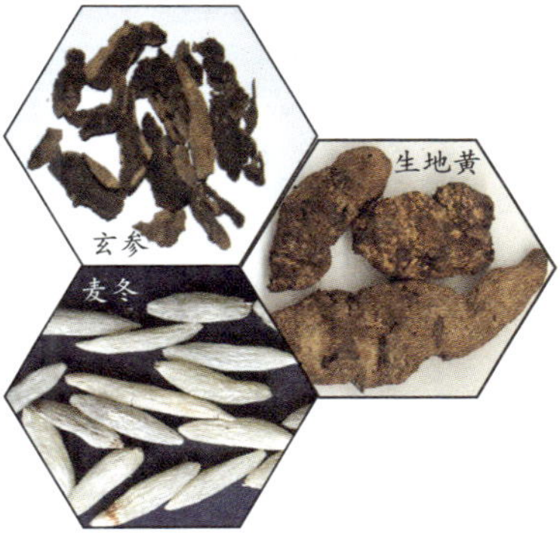

【主治】阳明温病，津亏便秘证。大便秘结，口渴，舌干红，脉细数或沉而无力。

【运用】

1.辨证要点　本方为治疗津亏肠燥所致大便秘结的常用方，又是治疗多种内伤阴虚液亏病证的基础方。临床应用以便秘、口渴、舌干红、脉细数或沉而无力为辨证要点。

2.现代运用　本方常用于温热病津亏肠燥便秘以及习惯性便秘、糖尿病、慢性咽喉炎、复发性口腔溃疡、慢性牙周炎、皮肤干燥综合征、肛裂等证属阴津不足者。

3.使用注意　本方增液有余，攻下不足，是为津液少而燥结不甚者而设，若阳明里实热结所致便秘，则非所宜，如津液不足，燥结正甚者亦非本方所能胜任。

【临床报道】

张氏用增液汤治疗便秘50例，疗效满意。50例中男33例，女17例，病程最长8年，最短20余天。结果：大便秘结3天之内恢复正常者为显效，有41例；6天内恢复正常者为有效，有9例。总有效率为100%。本方对热病伤津、口渴舌绛、阴虚为主所致便秘有显著疗效。[张宝忠.增液汤治疗便秘50例疗效观察.中医药信息，1987,（1）：26]

麦冬汤

《金匮要略》

【组成】麦冬42克，半夏6克，人参9克，甘草6克，粳米3克，大枣4枚。

【用法】上六味，以水一斗二升，煮取六升，温服一升，日三夜一服。现代用法：水煎服。

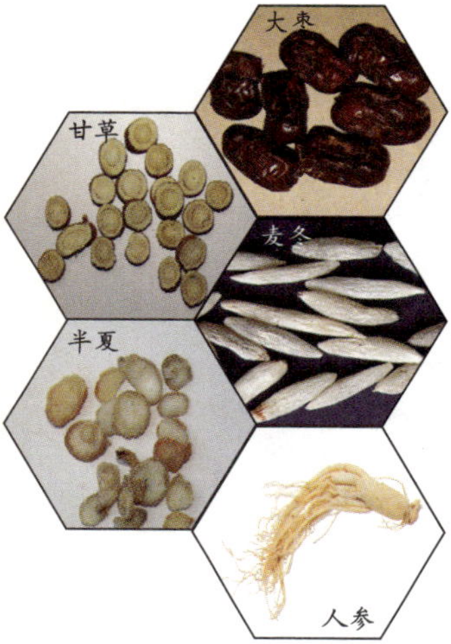

【功效】清养肺胃，降逆下气。

【主治】虚热肺痿。咳嗽气喘，咽喉不利，咯痰不爽，或咳唾涎沫，口干咽燥，手足心热，舌红、少苔，脉虚数。胃阴不足证。呕吐，纳少，呃逆，口渴咽干。

本方配伍特点有二：一是体现“培土生金”法；二是于大量甘润剂中少佐辛燥之品，主从有序，润燥得宜，滋而不腻，燥不伤津。

【运用】

1.辨证要点 本方为治疗肺胃阴虚、气机上逆所致咳嗽或呕吐的常用方。临床应用以咳唾涎沫、短气喘促或口干呕逆、舌干红少苔、脉虚数为辨证要点。

2.加减变化 阴虚胃痛、脘腹灼热者，可加白芍药、石斛以增加养阴益胃止痛的功效；津伤甚者，可加玉竹、沙参以养阴液。

3.现代运用 本方常用于慢性咽喉炎、慢性支气管炎、支气管扩张、矽肺、肺结核等属肺胃阴虚，气火上逆者。亦治慢性萎缩性胃炎、胃及十二指肠溃疡、妊娠呕吐等属胃阴不足、气逆呕吐者。

4.使用注意 肺痿属于虚寒者不能用本方。

【临床报道】

孙氏等用本方加减治疗非特异性炎症型右肺中叶综合征60例。加减方为：麦冬、陈皮各9克，半夏、桔梗、杏仁、贝母、瓜蒌皮、枇杷叶、茯苓、化橘红、太子参、炙甘草各10克，明党参、冬瓜子各15克。每剂浓缩煎成300毫升，每天早晚分服。结果：治愈57例，占95%。其中服药3～5天治愈41例，服药10天治愈10例，服药2个月以上治愈6例；无效3例，占5%。对已治愈的57例随访观察，近期（1～6个月）未见复发，2～4年复发2例。[孙家宝等.麦冬汤加减治疗非特异性炎症型右肺中叶综合征60例.中国中西医结合杂志，1994，14（10）：632]

养阴清肺汤

《重楼玉钥》

【组成】大生地黄6克，玄参9克，麦冬9克，贝母（去心）、牡丹皮、白芍药（炒）各5克，生甘草、薄荷各3克。

【用法】水煎服。一般每日服1剂，重证可每日服2剂。

【功效】养阴清肺，解毒利咽。

【主治】白喉之阴虚燥热证。喉间起白如腐，不易拭去，并逐渐扩展，病变甚速，咽喉肿痛，初起或发热或不发热，鼻干唇燥，或咳或不咳，呼吸有声，似喘非喘，脉数无力或细数。

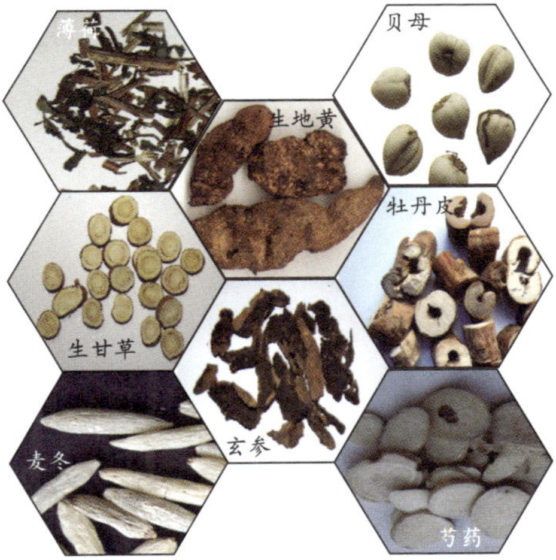

【运用】

1.辨证要点　本方是治疗阴虚白喉的常用方。临床应用以喉间起白如腐、不易拭去、咽喉肿痛、鼻干唇燥、脉数无力为辨证要点。

2.加减变化　阴虚甚者，加熟地黄滋阴补肾；燥热甚者，加鲜石斛、天冬以养阴润燥；热毒甚者，加连翘、金银花以清热解毒。并可配合应用《重楼玉钥》之吹药方：青果炭6克，川贝母、黄柏、儿茶、薄荷各3克，冰片、凤凰衣各1.5克。各研细末，再入乳钵内和匀，加冰片研细，瓶装备用。

3.现代运用　本方常用于急性咽喉炎、急性扁桃体炎、鼻咽癌等证属阴虚燥热者。

4.使用注意　白喉忌表，尤忌辛温发汗，据原方后记载："如有内热及发热，不必投表药，照方服去，其热自除。"

【临床报道】

王氏用养阴清肺汤加减治疗慢性咽炎200例，每日1剂，分2次早晚服，痊愈125例，好转70例，无效5例，总有效率为97.5%。[王云芳.养阴清肺汤治疗慢性咽炎.陕西中医学院学报，1993，16（1）：45]

百合固金汤

《慎斋遗书》

【组成】熟地黄、生地黄、当归各9克，贝母6克、麦冬9克、百合12克，白芍药6克、甘草3克，桔梗6克、玄参3克。

【用法】水煎服。

【功效】滋养肺肾，止咳化痰。

【主治】肺肾阴亏，虚火上炎证。咳嗽气喘，痰中带血，咽喉燥痛，头晕目眩，午后潮热，舌红、少苔，脉细数。

【运用】

1.辨证要点　本方为治疗肺肾阴亏、虚火上炎而致咳嗽痰血证的常用方。临床应用以咳嗽气喘、咽喉燥痛、舌红少苔、脉细数为辨证要点。

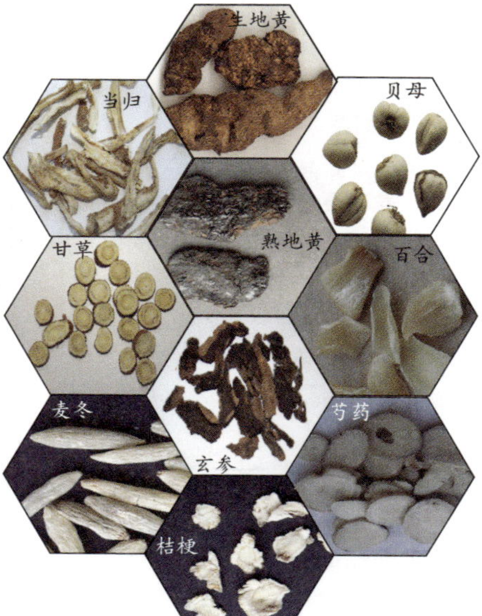

2.加减变化　咳喘甚者，可加五味子、杏仁、款冬花以止咳平喘；痰多而色黄者，加黄芩、胆南星、瓜蒌皮以清肺化痰；咳血重者，可去桔梗之升提，加白茅根、白及、仙鹤草以止血。

3.现代运用　本方常用于肺结核、慢性咽喉炎、慢性支气管炎、支气管扩张咯血、自发性气胸等属肺肾阴虚、虚火上炎者。

【临床报道】

杨氏用本方加减治疗支气管扩张咯血50例。基本方：生地黄、麦冬、百合、仙鹤草各15克，白芍药、当归、元参各12克，白茅根30克，贝母、甘草6克。随证加减，水煎服，每日1剂，连服15～20剂。结果：经支气管碘油造影摄片及支气管镜复查者27例，支气管扩张情况均有好转。余23例因咯血停止，不愿做造影复查。50例治疗后均进行了随访，1年者27例，3年者11例，4年者12例，多数患者咯血停止，咳嗽减轻，痰量明显减少，体重增加，远期疗效均较明显。[杨国安.百合固金汤加减治疗支气管扩张咯血50例.湖北中医杂志，1995，17（5）：14]

防己地黄汤

《金匮要略》

【组成】防己1.5克，桂枝、防风各4.5克，甘草3克。

【用法】上四味，以酒一杯，浸之一宿，绞取汁。生地黄二斤， 咀，蒸之如斗米饭久，以铜器盛其汁。更绞地黄汁，和，分再服。

【功效】养心清热，散邪定狂。

【主治】发狂而精神萎靡，善动妄行而困乏，视物模糊如见鬼状，无人独语不休而见人则止，无寒热，舌淡红，脉虚。

【运用】

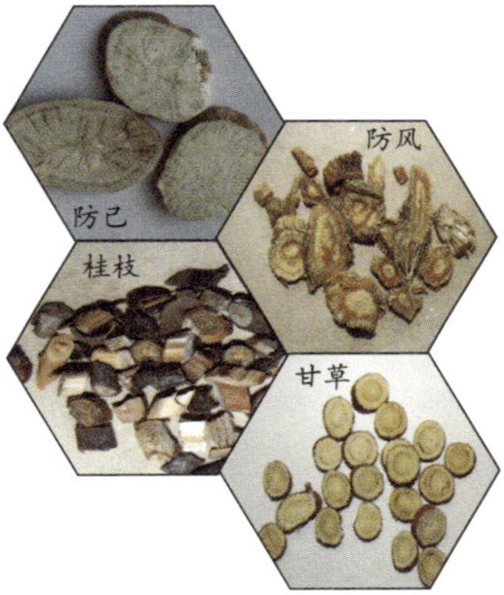

1.辨证要点 本方以善动妄行而困倦或言语失常、精神萎靡不振、舌质红、舌苔薄或腻、脉浮或弱为辨证要点。

2.加减变化 急躁者，加栀子、黄连以清心除烦；失眠者，加朱砂、生铁落以重镇安神；心阴虚者，加沙参、麦冬、生地黄以滋补阴血；痰盛者，加胆南星、远志以开窍化痰。

3.现代运用 本方可用于治疗西医临床中的精神分裂症抑郁型、早老性痴呆、老年性痴呆、小儿多动症、小儿发育迟缓等。只要符合其主治病变证机，也可加减运用，辅助治疗如心律失常、心肌炎、心肌缺血等。

4.使用注意 瘀血证、痰热证慎用本方。

【临床报道】

痹证：刘氏以防己地黄汤加味治疗急性风湿性关节炎50例，所选病例均有明显的游走性关节疼痛，血沉明显增速，最高达162mm/h（魏氏法），部分病人伴低热或中等度发热，自汗，少数病例皮肤出现环形红斑。50例中，风湿活动首次发作者12例，有反复发作史1～20余年者38例。本证乃风寒湿3气杂至与气血相搏，营气不通，郁而化热所致，治以祛风胜湿，活血通络，清热凉血为法，方用防己地黄汤（木防己、生地黄各15克，防风、桂枝、甘草各9克）为主，加入蒲公英30克（或野菊花30克），以助控制风湿活动，治疗期间停用任何西药，嘱患者充分休息。结果50例中，显效25例（关节酸痛消失，血沉在2～3周内降至正常范围）有效18例（关节酸痛消失或减轻，血沉在4周内降至正常范围，或2～3周内明显下降，但未达到正常水平），无效7例（关节酸痛及血沉变化不大）。

地黄饮子

《圣济总录》

【组成】熟干地黄（焙）12克，巴戟天（去心）、山茱萸（炒）、石斛（去根）、肉苁蓉（酒浸，切焙）、附子（炮裂，去皮脐）、五味子（炒）、肉桂（去粗皮）、白茯苓（去黑皮）、麦冬（去心，焙）、石菖蒲、远志（去心）各15克。

【用法】上为粗末，每服三钱匕（9～15克），水一盏，加生姜三片，大枣二枚，擘破，同煎七分，去滓，食前温服。现代用法：加姜枣水煎服。

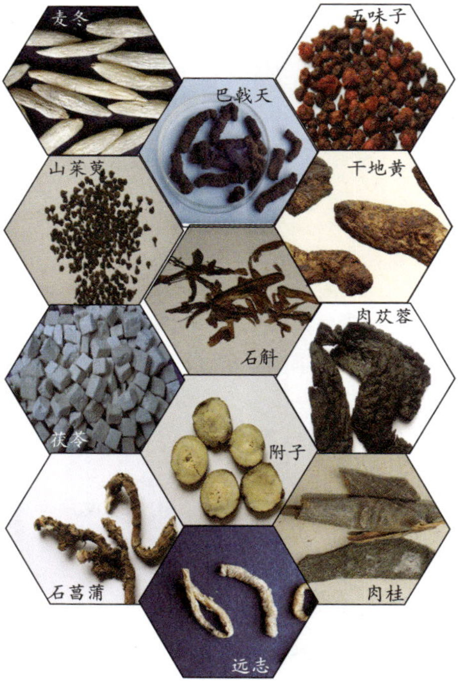

【功效】滋肾阴，补肾阳，开窍化痰。

【主治】下元虚衰，痰浊上泛之喑痱证。舌强不能言，足废不能用，口干不欲饮，足冷面赤，脉沉细弱。

本方原名地黄饮，《黄帝素问宣明论方》在原方基础上加少许薄荷，名“地黄饮子”，薄荷疏郁而轻清上行，清利咽喉窍道，对痰阻窍道更为适合。

【运用】

1.辨证要点 本方为治疗肾虚喑痱的常用方。临床应用以舌喑不语、足废不用、足冷面赤、脉沉细弱为辨证要点。

2.加减变化 兼有气虚者，酌加人参、黄芪以益气；喑痱以阴虚为主、痰火偏盛者，去官桂、附子，酌加竹沥、川贝母、天竺黄、胆南星等以清化痰热；属痱而无喑者，减去石菖蒲、远志等宣通开窍之品。

3.现代运用 本方常用于晚期高血压病、中风后遗症、脑动脉硬化、脊髓炎等慢性疾病过程中出现的阴阳两虚者。

4.使用注意 本方偏于温补，故对气火上升，肝阳偏亢而阳热之象明显者，不宜应用。

【临床报道】

任氏用地黄饮子加减治疗脑卒中恢复期肢体瘫痪46例，每日1剂，配合静脉点滴脉络宁20毫升，每日1次，14日为一个疗程。结果：基本治愈（肌力达Ⅳ～Ⅴ级，生活自理）11例；显效（偏瘫明显恢复，肌力提高2级以上，生活基本自理）22例；好转（肌力提高1级，生活不能自理）11例；无效（治疗前后病情无明显改善）2例。其中有效患者多在一个疗程后出现疗效。[任向毅.地黄饮子治疗脑卒中恢复期肢体瘫痪46例.河北中医，1999，21（1）：36]

第十五章 祛湿剂

第一节 燥湿和胃

平胃散

《简要济众方》

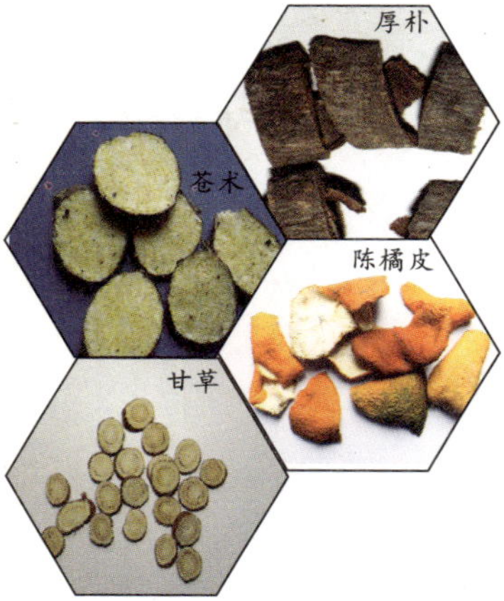

【组成】苍术（去黑皮，捣为粗末，炒黄色）120克，厚朴（去粗皮，涂生姜汁，炙令香熟）90克，陈橘皮（洗令净，焙干）60克，甘草（炙黄）30克。

【用法】上为散。每服6克，水一中盏，加生姜二片，大枣二枚，同煎至六分，去滓，食前温服。现代用法：共为细末，每服4～6克，姜枣煎汤送下；或作汤剂，水煎服，用量按原方比例酌减。

【功效】燥湿健脾，行气和胃。

【主治】湿滞脾胃证。脘腹胀满，不思饮食，口淡无味，恶心呕吐，嗳气吞酸，肢体沉重，倦怠嗜卧，大便溏薄，常多自利，舌苔白厚腻，脉缓。

【运用】

1.辨证要点　本方为燥湿运脾的常用方。临床以脘腹胀满、舌苔白厚腻为辨证要点。

2.加减变化　属寒湿者，宜加肉桂、干姜以温化寒湿；湿郁化热者，宜加黄连、黄芩以清热燥湿；兼食滞者，宜加神曲、山楂以消食化滞；气滞甚者，宜加木香、砂仁以行气宽中；兼表证者，宜加藿香或苏叶以芳香解表。

3.现代运用　本方常用于治疗慢性胃炎、胃及十二指肠溃疡、胃肠神经官能症、消化不良等属于湿滞脾胃者。

4.使用注意　本方苦辛温燥，易耗伤阴血，故脾虚无湿或阴虚之人及孕妇，均应忌用。

【临床报道】

巢氏以本方治疗慢性胃炎效果颇佳。共治疗46例，其中浅表性胃炎12例，浅表萎缩性胃炎26例，萎缩性胃炎8例，一个月为一个疗程。结果：痊愈8例，显效18例，有效16例，无效4例（均为萎缩性胃炎患者）。20例做幽门螺旋杆菌检测，抑杀有效率为60%，清除率为30%。[巢因慈等.论平胃散的组方特点及其临床运用.南京中医学院学报，1995，11（2）：29]

藿香正气散

《太平惠民和剂局方》

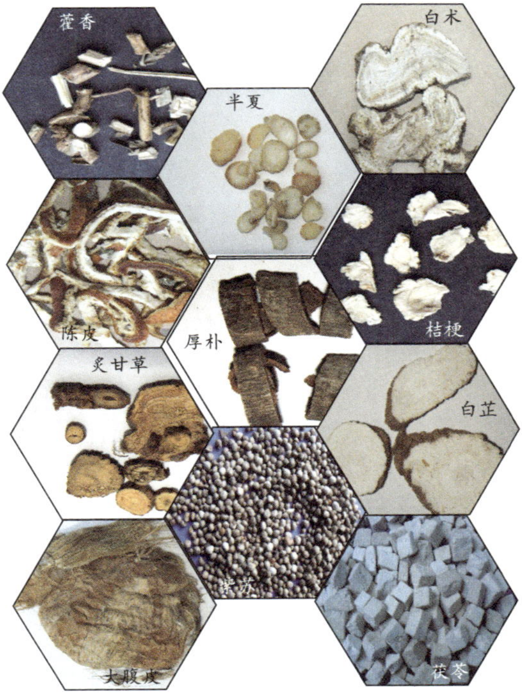

【组成】藿香90克，炙甘草75克，半夏、白术、陈皮、厚朴、桔梗各60克，白芷、紫苏、茯苓、大腹皮各30克。

【用法】以上药共为细末，每次服6克，生姜、大枣煎汤热服；或作汤剂水煎服。

【功效】解表化湿，理气和中。

【主治】外感风寒，内伤湿滞证。霍乱吐泻，发热恶寒，头痛，胸膈满闷，脘腹疼痛，恶心呕吐，肠鸣泄泻，舌苔白腻，以及山岚瘴疟等。

【运用】

1.辨证要点　本方为治外感风寒、内伤湿滞的常用方。以恶寒发热、呕吐泄泻、脘闷腹痛、舌苔白腻为辨证要点。

2.加减变化　兼食积、脘闷腹胀者，可加莱菔子、神曲以消食导滞；腹泻甚者，可加薏苡仁、白扁豆以祛湿止泻；表邪偏重、恶寒无汗者，可加香薷以助其解表；小便短少者，可加车前子、泽泻以利水除湿。

3.现代运用　本方常用于治疗流行性感冒、夏秋季节性感冒、急性胃肠炎、胃肠型感冒、消化不良等属于外感风寒、内伤湿滞者。

4.使用注意 湿热霍乱、伤食吐泻均不宜。

【临床报道】

王氏用藿香正气散治疗感冒、呕吐、泄泻60例，随机分为两组，一组水煎服，另一组用饮片精制颗粒配方冲服，每组各30例。治疗结果：饮片水煎服组及精制颗粒组总体疗效分别为：痊愈24例，19例；显效5例，10例；有效各1例。[王永山等.饮片精制颗粒配方藿香正气散治疗感冒、呕吐、泄泻60例临床观察.中医药信息，1998，（1）：28]

第二节　清热祛湿

茵陈蒿汤

《伤寒论》

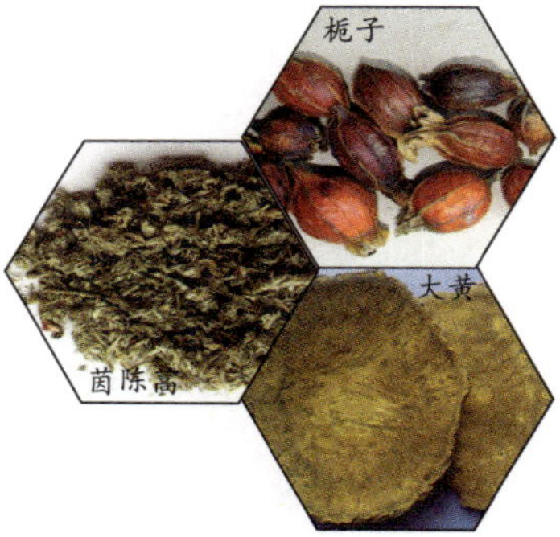

【组成】 茵陈蒿18克，栀子、大黄各9克。

【用法】 水煎服。

【功效】 清热，利湿，退黄。

【主治】 湿热黄疸。一身面目俱黄，黄色鲜明，腹微满，口中渴，小便不利或小便短赤，舌苔黄腻，脉象滑数。

【运用】

1.辨证要点 本方为治疗阳黄的常用方。临床以一身俱黄、色黄鲜明、小便不利、舌苔黄腻、脉滑数为辨证要点。

2.加减变化 胁痛、脘腹胀痛者，可加枳实、郁金以疏肝理气止痛；兼见寒热往来、头痛口苦者，可加黄芩、柴胡以和解退热；湿邪较重者，可加泽泻、茯苓以利水渗湿；恶心呕吐、食少纳呆者，可加神曲、竹茹等消食止呕；热邪较盛者，可加龙胆草、黄柏以清热祛湿。

3.现代运用 本方广泛用于治疗急性黄疸型肝炎、胆石症、胆囊炎、钩端螺旋体病，以及疟疾、伤寒、败血症等所引起的黄疸，属于湿热内蕴者。

4.使用注意 黄疸有阳黄与阴黄之分，本方所治之证属于阳黄，如属阴黄，则非本方所宜。

【临床报道】

宋氏以茵陈蒿汤治疗新生儿高胆红素血症64例，另设对照组32例，对照组用常规治疗方法，治疗组加用茵陈蒿汤。结果：治疗后血胆红素降至102.6μmol/L以下，所需天数，治疗组明显少于对照组（P＜0.05），治疗后第1日和日平均胆红素的下降值，治疗组均优于对照组（P＜0.05和P＜0.01）。[宋春兰等.茵陈蒿汤治疗新生儿高胆红素症64例.河南中医，2001，21（5）：3]

茵陈五苓散

《金匮要略》

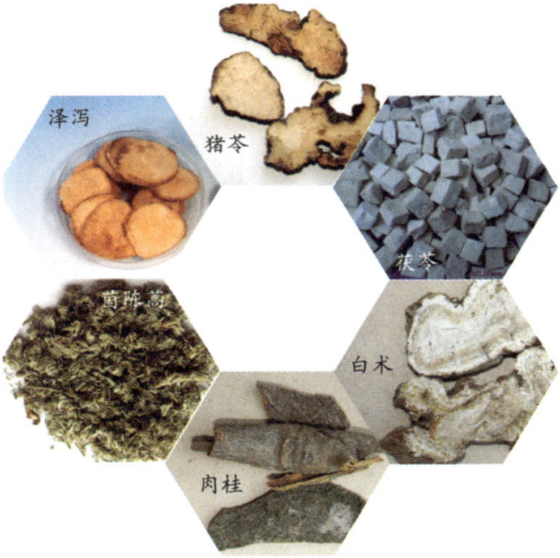

【组成】茵陈蒿末30克，五苓散15克。

【用法】上二物，和，先食，饮方寸匕，日三服。

【功效】泄湿清热退黄。

【主治】身、目、便黄，小便短少，无汗，身体四肢困重，恶动，或身面黄肿，胃纳呆滞，泛呕，舌淡红、苔黄而腻厚，脉滑或濡缓。

方中茵陈清利湿热，使肝胆或脾胃湿热之邪尽从下去；泽泻渗湿利湿而清热；猪苓利水渗湿；茯苓健脾渗湿而利小便；白术健脾燥湿；桂枝温阳化气。

【运用】

1.辨证要点 本方以身、目、便黄以及无汗、身体四肢困重、舌质淡红、舌苔黄或腻厚、脉滑或濡缓为辨证要点。

2.加减变化 腹胀者，加陈皮、苍术以燥湿醒脾行气；湿重者，加车前子、滑石以渗利湿浊；大便溏者，加山药、白扁豆、薏苡仁以健脾渗湿止泻。

3.现代运用 本方可用于治疗西医临床中的慢性病毒性肝炎、慢性迁延性肝炎、心源性黄疸、胆囊炎、慢性胃炎、病毒性肝炎、高胆素血症等，还可辅助治疗湿疹、荨麻疹、皮肤疮疡等。

4.使用注意 气血虚弱证慎用本方。

【临床报道】

传染性肝炎：用茵陈五苓散治疗传染性肝炎3例，肝功能均转为正常，黄疸指数迅速下降。其中一例肝功能损坏较严重，故恢复时间较长。治疗过程无副作用，肝脏肿大及消化系统症状逐步消失，精神恢复迅速。

八正散

《太平惠民和剂局方》

【组成】瞿麦、萹蓄、车前子、木通、滑石、山栀子、大黄、炙甘草各500克。

【用法】以上诸药共为细末，每次服6～9克，加灯心草少量，水煎温服；亦可作汤剂，用量按原方比例酌定。

【功效】清热泻火，利水通淋。

【主治】湿热淋证。尿频尿急，溺时涩痛，淋漓不畅，小便浑赤，甚或癃闭不通，小腹急满，口燥咽干，舌苔黄腻，脉滑数。

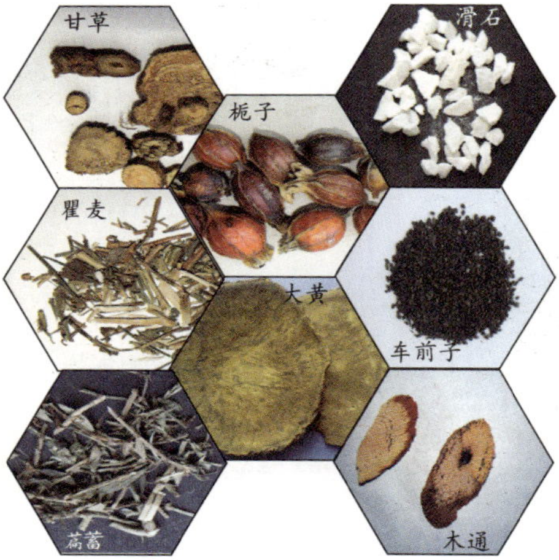

【运用】

1.辨证要点　本方为治疗湿热淋证的常用方剂。临床以尿频尿急、尿时涩痛、小便浑赤、舌苔黄腻、脉滑数为辨证要点。

2.加减变化　湿热蕴结而致石淋涩痛者，宜加海金沙、金钱草以化石通淋；热伤膀胱血络、小便出血者，宜加白茅根、小蓟、旱莲草以凉血止血；小便浑浊较甚者，宜加石菖蒲、萆以分清化浊。

3.现代运用　本方常用于治疗急性肾盂肾炎、尿道炎、膀胱炎、急性前列腺炎、泌尿系结石等病属下焦湿热者。

4.使用注意　肾虚劳淋者，本方不宜使用；孕妇慎用。

【临床报道】

赵氏用八正合剂（以八正散为基础，运用现代制药工艺加工而成）治疗尿路感染46例，其中下尿路感染26例，急性肾盂肾炎10例，慢性肾盂肾炎急性发作7例，前列腺炎3例。结果：近期治愈18例，显效13例，有效9例，无效6例，总有效率86.9%。对主要症状的治疗改善率如下：小便灼热刺痛有效率91.4%，小便频急短数有效率87.5%，腰酸腰疼有效率68.8%。且使用过程中未发现任何毒副作用。[赵纪生等.八正合剂治疗尿路感染46例的临床观察与体会.陕西中医学院学报，1998，21（4）：25]

三仁汤

《温病条辨》

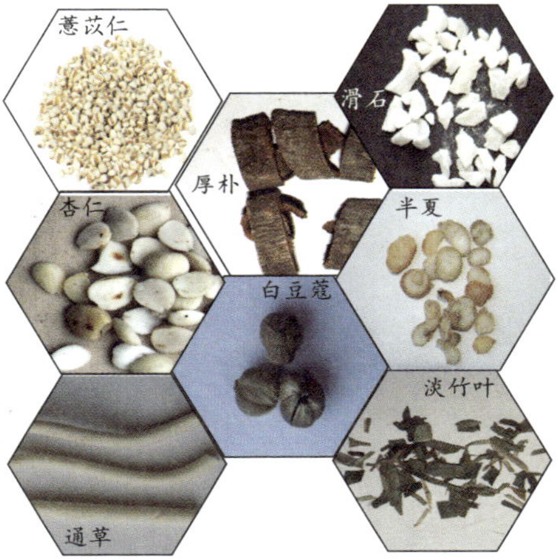

【组成】生薏苡仁、滑石各18克，杏仁、半夏各15克，白豆蔻、厚朴、通草、淡竹叶各6克。

【用法】水煎服。

【功效】宣畅气机，清利湿热。

【主治】湿重于热之湿温病。头痛恶寒，身重疼痛，面色淡黄，胸闷不饥，午后身热，舌苔白不渴，脉弦细而濡。

【运用】

1.辨证要点　本方为治疗湿温的常用方。临床以头痛恶寒、身重、胸闷不饥、午后身热、舌苔白不渴、脉弦细而濡为辨证要点。

2.加减变化　寒热往来者，可加青蒿、草果以退寒热；兼有卫表症状者，可加香薷、藿香以解表化湿；夹有秽浊者，可加石菖蒲、佩兰以芳香化浊。

3.现代运用　本方常用于治疗肠伤寒、胃肠炎、肾盂肾炎、肾小球肾炎、布氏杆菌病，以及关节炎等属湿重于热者。

4.使用注意　热重湿轻者不可用。

【临床报道】

吴氏用三仁汤加减治疗急性发热38例，服药3剂后症状消失，体温退至正常者15例，服用5剂后正常者17例，7剂后正常者4例，10剂后退至正常者2例。体温降至正常后复查血常规均恢复正常。[吴金莲.三仁汤治疗急性发热38例.湖南中医杂志，2001，17（1）：39]

连朴饮

《霍乱论》

【组成】川连（姜汁炒）、石菖蒲、制半夏各3克，制厚朴6克，淡豆豉（炒）、栀子各9克，芦根60克。

【用法】水煎温服。

【功效】清热化湿，理气和中。

【主治】湿热霍乱。上吐下泻，胸脘痞闷，心烦躁扰，小便短赤，舌苔黄腻，脉滑数。

本方与藿香正气散均为治疗霍乱吐泻之常用方。藿香正气散解表化湿，理气和中，宜于外感风寒，内伤湿滞之霍乱吐泻，多伴有恶寒发热等表证；本方则以清热祛湿，理气和中为功，用于湿热蕴伏，清浊相干所致之霍乱吐泻，以吐为主，伴见胸脘烦闷、小便短赤、舌苔黄腻、脉滑数等症。

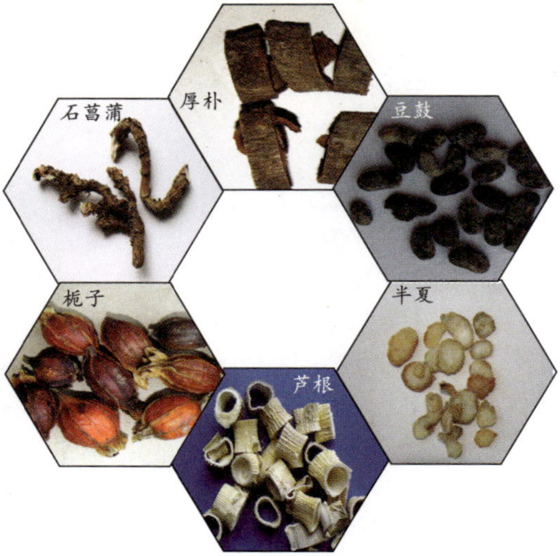

【运用】

1.辨证要点 本方为治疗湿热并重之霍乱的常用方。临床应用以吐泻烦闷、小便短赤、舌苔黄腻、脉滑数为辨证要点。

2.加减变化 本方主治湿热霍乱以吐为主者，若腹泻重者，可加薏苡仁、白扁豆以渗湿止泻。

3.现代运用 本方常用于肠伤寒、急性胃肠炎、副伤寒等证属湿热并重者。

【临床报道】

李氏用连朴饮治疗伤寒与副伤寒35例，均为首次发病，主症为发热、食欲不振、胸脘痞闷、身困乏力。35例均治愈。服药4日热退者19例，6日热退者16例，平均退热时间为5天。[李德俭.王氏连朴饮加减治疗伤寒与副伤寒35例疗效观察.浙江中医杂志，1985，（6）：253]

当归拈痛汤

（拈痛汤）

《医学启源》

【组成】羌活、甘草、茵陈（酒炒）各15克，防风、苍术、当归身、知母（酒洗）、猪苓、泽泻各9克，人参、苦参（酒浸）、葛根各6克，升麻、白术、黄芩（炒）各3克。

【用法】上锉，如麻豆大。每服一两（30克），水二盏半，先以水拌湿，候少时，煎至一盏，去滓温服。待少时，美膳压之。现代用法：水煎服。

【功效】利湿清热，疏风止痛。

【主治】湿热相搏，外受风邪证。遍身肢节烦痛，或肩背沉重，或脚气肿痛，脚膝生疮，舌苔白腻微黄，脉弦数。

【运用】

1.辨证要点　本方为治疗风湿热痹及湿热脚气属湿邪偏重的常用方。临床应用以肢节沉重肿痛、舌苔白腻微黄、脉数为辨证要点。

2.加减变化　身痛甚者，可加海桐皮、姜黄以活血通络止痛；脚膝肿甚者，可加木瓜、防己以祛湿消肿。

3.现代运用　本方常用于风湿性关节炎、类风湿性关节炎属湿热内蕴而兼风湿表证者。

【临床报道】

侯氏用当归拈痛汤加减治疗痛风20例，治愈3例，有效15例，无效2例，总有效率为90%。[侯臻等.当归拈痛汤加减治疗痛风20例报道.甘肃中医，2001，14（6）：30]

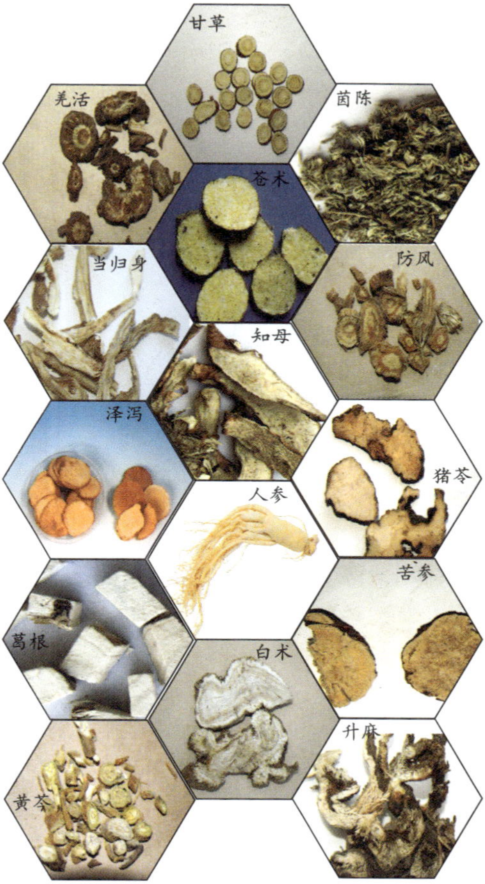

二妙散

《丹溪心法》

【组成】黄柏（炒）、苍术（米泔水浸，炒）各15克。

【用法】上二味为末，沸汤，入姜汁调服。现代用法：为散剂，各等份，每次服3～5克，或为丸剂，亦可作汤剂，水煎服。

【功效】清热燥湿。

【主治】湿热下注证。筋骨疼痛，或两足痿软，或足膝红肿疼痛，或湿热带

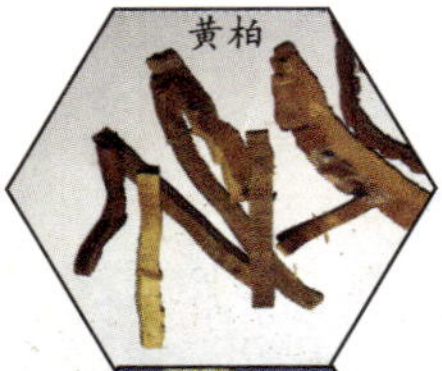

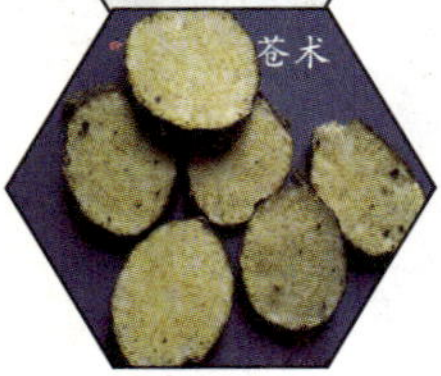

下，或下部湿疮、湿疹，小便短赤，舌苔黄腻者。

【运用】

1.辨证要点　本方为治疗湿热下注所致痿、痹、脚气、带下、湿疮等病证的基础方，其清热燥湿之力较强，宜于湿热俱重之证。临床应用以足膝肿痛、小便短赤、舌苔黄腻为辨证要点。

2.加减变化　运用本方宜根据病证之不同适当加味。湿热脚气者，宜加木瓜、薏苡仁、槟榔等以渗湿降浊；湿热痿证者，可加木瓜、　荟草、萆　等祛湿热，强筋骨；下部湿疮、湿疹者，可加土茯苓、赤小豆等清湿热，解疮毒。

3.现代运用　本方适用于风湿性关节炎、阴道炎、阴囊湿疹等属湿热下注者。

4.使用注意　湿多热少者，不宜使用。

【临床报道】

张氏用二妙散加防己、土茯苓、蚕砂等为基本方治疗痛风急性发作34例，配合外敷如意金黄散。结果：显效14例，有效15例，无效5例。[张友安.二妙散加味配合金黄散外敷治疗痛风急性发作34例.山西中医，2001，17（1）：21]

第三节　利水渗湿

五苓散

《伤寒论》

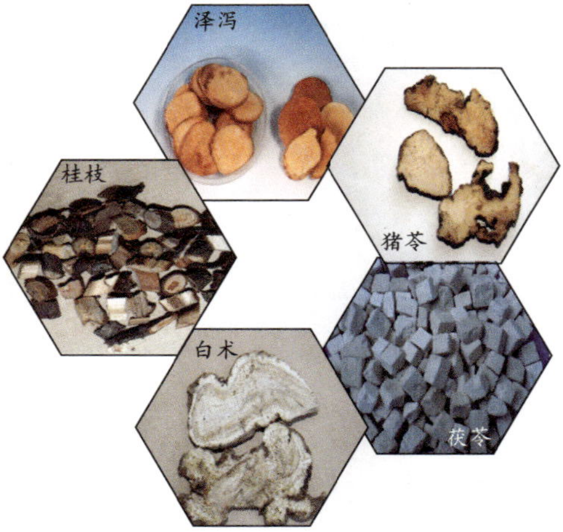

【组成】泽泻15克，猪苓、茯苓、白术各9克，桂枝6克。

【用法】为散剂，每次服3～6克；或作汤剂，水煎服。

【功效】利水渗湿，温阳化气。

【主治】伤寒太阳膀胱蓄水证。小便不利，头痛微热，烦渴欲饮，甚则水入即吐，舌苔白，脉浮。水湿内停。水肿，泄泻，小便不利，以及霍乱等。痰饮。脐下动悸，吐涎沫而头眩，或短气而咳者。

【运用】

1.辨证要点　本方是治疗水湿痰饮内停的要方。临床当以水肿或泄泻、小便不利、舌苔白、脉浮为辨证要点。

2.加减变化　水气壅盛者，可加桑白皮、生姜皮、大腹皮等加强利水渗湿的功效；水肿兼有表证者，可加紫苏叶、麻黄以解表宣肺；肾阳不足、腰痛腿弱者，桂枝易肉桂或加附子以温壮肾阳。

3.现代运用　本方常用于治疗肾炎、心脏病、肝硬化引起的水肿，以及急性肠炎、脑积水、尿潴留、梅尼埃病等病，证属水湿内停者。

4.使用注意　本方渗利作用强，不宜常服；湿热者忌用。

【临床报道】

邹氏以五苓散为基本方加味治疗早期肾功能不全患者20例，结果：显效6例，有效8例，无效3例，恶化3例，总有效率为70%。[邹凤华等.五苓散为主治疗早期肾功能不全20例.中医药信息，2002，19（1）：48]

猪苓汤

《伤寒论》

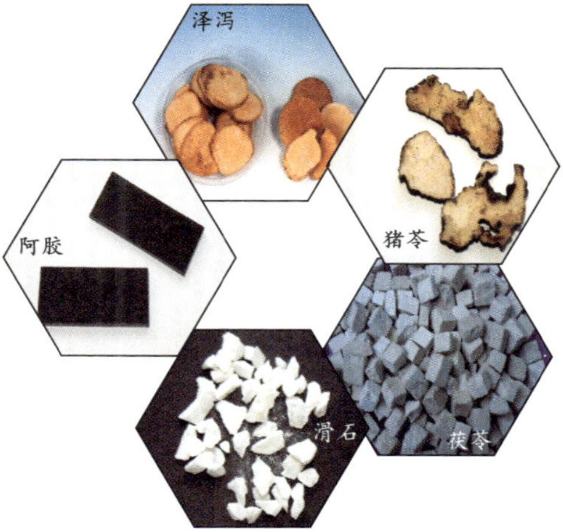

【组成】猪苓（去皮）、茯苓、泽泻、阿胶、滑石（碎）各10克。

【用法】以水四升，先煮四味，取二升，去滓，内阿胶烊消，温服七合，日三服。现代用法：水煎服，阿胶分二次烊化。

【功效】利水，养阴，清热。

【主治】水热互结证。小便不利，发热，口渴欲饮，或心烦不寐，或兼有咳嗽、呕恶、下利。舌红、苔白或微黄，脉细数。又治血淋，小便涩痛，点滴难出，小腹满痛者。

本方与五苓散均为利水渗湿之常用方，其中泽泻、猪苓、茯苓为两方共有药物，皆治小便不利、身热口渴。然五苓散证乃因水湿内盛，膀胱气化不利而致，故配伍桂枝温阳化气兼解太阳未尽之邪，白术健脾燥湿，共成温阳化气利水之剂；本方所治之证乃因邪气入里化热，水热互结，灼伤阴津而成里热阴虚，水气不利之证，故配伍滑石清热利湿，阿胶滋阴润燥，共成利水清热养阴之方。

【运用】

1.辨证要点 本方以利水为主，兼以养阴清热，主治水热互结而兼阴虚之证。临床应用以小便不利、口渴、身热、舌红、脉细数为辨证要点。

2.加减变化 本方可用于热淋、血淋、尿血之属于水热互结而兼阴虚者。尿血、血淋者，可加大蓟、小蓟、白茅根以凉血止血；热淋，可加车前子、栀子以清热利水通淋。

3.现代运用 本方适用于泌尿系感染、膀胱炎、肾炎、产后尿潴留等属水热互结兼阴虚者。

4.使用注意 因本方为渗利之剂，若内热盛，汗出多而渴者忌用。

【临床报道】

刘氏用猪苓汤加味治疗肾积水45例，取得良好疗效。治疗结果：痊愈38例，好转3例，无效4例，总有效率91.1%。[刘守洪.猪苓汤治疗肾积水45例.山东中医杂志，1995，14（8）：345]

防己黄芪汤

《金匮要略》

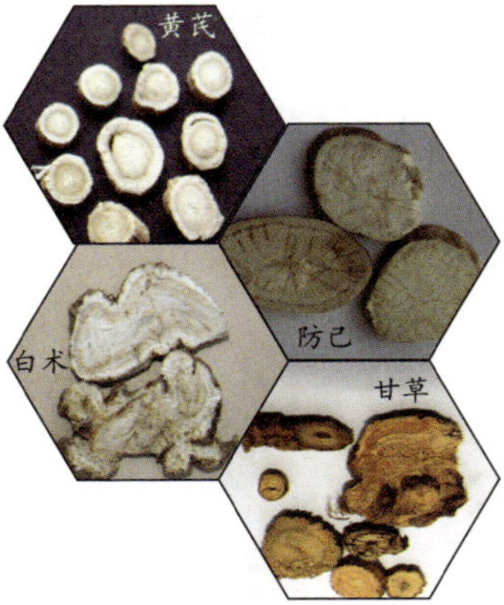

【组成】防己12克，黄芪15克，白术9克，炙甘草6克。

【用法】加生姜四片，大枣一枚，水煎服。

【功效】益气祛风，健脾利水。

【主治】气虚之风水或风湿证。汗出恶风，身重或肿，小便不利，舌淡、苔白，脉浮。

【运用】

1.辨证要点 本方是治疗脾虚气弱、风湿郁滞之风水、风湿证的要方。临床以汗出恶风、小便不利、舌淡苔白、脉浮为辨证要点。

2.加减变化 兼肝脾不和而腹痛者，可加白芍药以调肝而缓急止痛；兼见肺气不宣而气喘者，可加紫苏叶、炙麻黄以平喘；湿盛腰腿重者，可加苍术、茯苓以健脾燥湿；肝肾虚寒、腰膝冷痛者，可加杜仲、肉桂、细辛以补肾温阳，温散寒邪；

风湿偏甚、全身肢节沉重疼痛较重者，可加独活、秦艽、木瓜以增强祛风除湿的功效。

3.现代运用 本方常用于治疗心源性水肿、慢性肾小球肾炎、风湿性关节炎等证属表虚湿重者。

4.使用注意 营卫不和之汗出恶风者，本方忌用。

【临床报道】

马氏用防己黄芪汤加党参、黄精、山药等为基本方治疗慢性肾炎蛋白尿16例。结果：临床治愈14例，好转2例。[马知惠.防己黄芪汤加味治疗慢性肾炎蛋白尿16例报告.河北中医，1985，（2）：22]

第四节 温化寒湿

苓桂术甘汤

《金匮要略》

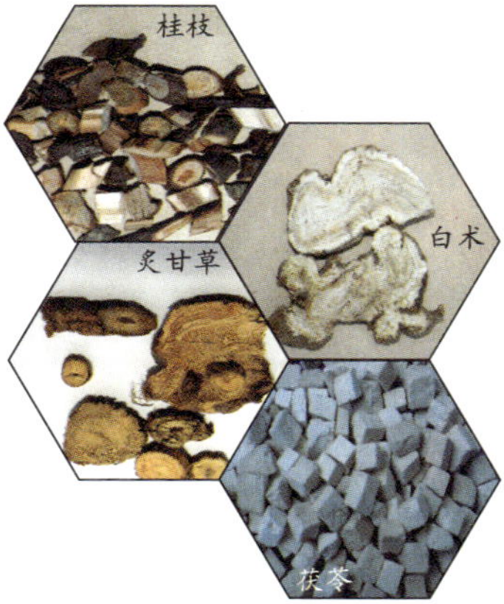

【组成】茯苓12克，桂枝9克，白术、炙甘草各6克。

【用法】水煎服。

【功效】温阳化饮，健脾利湿。

【主治】中阳不足之痰饮病。胸胁支满，目眩心悸，或短气而咳，舌苔白滑，脉弦滑。

【运用】

1.辨证要点 本方为治疗痰饮的常用方剂。临床以胸胁支满、目眩心悸、舌苔白滑为辨证要点。

2.加减变化 脾气虚甚者，可加黄芪、党参以益气补脾；痰涎较多者，可加陈皮、半夏以理气化痰。

3.现代运用 本方常用于治疗支气管哮喘、慢性支气管炎、心力衰竭、心律失常、心包积液等属于脾虚痰饮者。

4.使用注意 本方药性偏温，痰饮兼夹内热者不宜使用。

【临床报道】

余氏用苓桂术甘汤加味治疗水饮眩晕74例，其中水湿困脾型30例，服3剂痊愈21例，服4～6剂痊愈7例，服9剂痊愈2例；脾阳素虚型19例，服6剂痊愈4例，服7～12

剂痊愈5例，服13～15剂痊愈9例，1例好转；劳倦伤脾型25例，服3～6剂痊愈16例，服7～9剂痊愈8例，服12剂痊愈1例。[余仲卿.苓桂术甘汤加味治疗水饮眩晕74例.北京中医杂志，1993，（4）：19]

甘草干姜茯苓白术汤
（又名肾著汤）

《金匮要略》

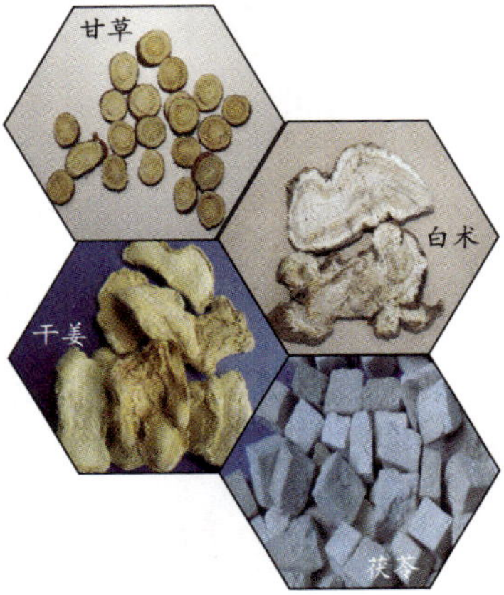

【组成】甘草、白术各6克，干姜、茯苓各12克。

【用法】上四味，以水五升，煮取三升，分温三服。现代用法：水煎服。

【功效】祛寒除湿。

【主治】肾著病。身重，腰下冷痛，腰重如带五千钱，饮食如故，口不渴，小便自利，舌淡、苔白，脉沉迟或沉缓。

【运用】

1.辨证要点 本方为治寒湿腰痛的常用方。以腰重冷痛、舌苔白不渴、脉沉迟或沉缓为辨证要点。

2.加减变化 沉重较甚者，加薏苡仁、苍术以增祛湿健脾的功效；冷痛较甚者，加附子以助温经散寒止痛的功效。

3.现代运用 本方常用于风湿性关节炎、类风湿性关节炎、腰肌劳损、坐骨神经痛等，证属寒湿者。

【临床报道】

半身出汗：本方治疗半身出汗12例，病程最长2.5年，最短半年；有布氏杆菌病史者2例，风心病史1例，非特异性结肠炎病史3例。病者皆有脾阳不足，寒湿内盛的症状，如汗出、身冷、畏寒等。结果治愈9例，好转3例。服药最少2剂，最多12剂。

真武汤

《伤寒论》

【组成】附子、茯苓、芍药、生姜各9克，白术6克。

【用法】水煎服。

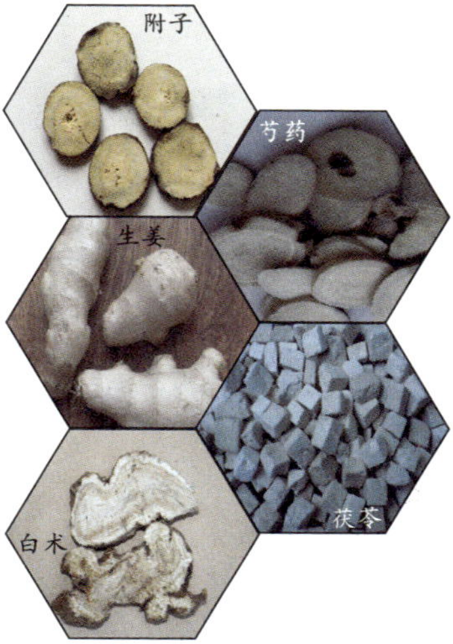

【功效】温阳利水。

【主治】脾肾阳虚，水饮内停证。小便不利，四肢沉重疼痛，腹痛下利，或肢体水肿，舌淡胖嫩，有齿痕，舌苔白，脉沉。太阳病发汗太过，阳虚水泛。汗出不解，其人仍发热，心下悸，头眩，振振欲擗地。

【运用】

1.辨证要点　本方为温阳利水的著名方剂。临床以小便不利、四肢沉重或水肿、舌苔白脉沉为辨证要点。

2.加减变化　呕者，去附子，加倍生姜、半夏以温胃止呕；咳者，可加细辛、干姜、五味子以温肺化饮；下利者，可去芍药，加干姜以温脾助运。

3.现代运用　本方常用于治疗心源性水肿、慢性肾小球肾炎、甲状腺功能低下、慢性肠炎、慢性支气管炎、耳源性眩晕等属脾肾阳虚水泛者。

4.使用注意　湿热内停所致之小便不利、水肿者忌用。

【临床报道】

用真武汤加味治疗非IgA系膜增生性肾小球肾炎65例，并与用西药强的松治疗的45例进行临床对照观察，治疗4个月。结果显示：治疗组疗效明显优于对照组（P<0.01）。治疗组蛋白尿、血尿较治疗前明显改善（P<0.05），且系膜增生越严重疗效越差（P<0.01）。真武汤加味对非IgA系膜增生性肾小球肾炎的蛋白尿和血尿有明显治疗作用，且疗效与病理损害的严重性有关。[胡瑞等.真武汤加味治疗非IgA系膜增生性肾小球肾炎临床观察.天津中医，2001，18（6）：3]

实脾散
（又名实脾饮）

《重订严氏济生方》

【组成】附子、干姜、茯苓、白术、木瓜、厚朴、木香、草果仁、大腹皮各6克，炙甘草3克。

【用法】加入生姜五片，大枣一枚，水煎温服。

【功效】温阳健脾，行气利水。

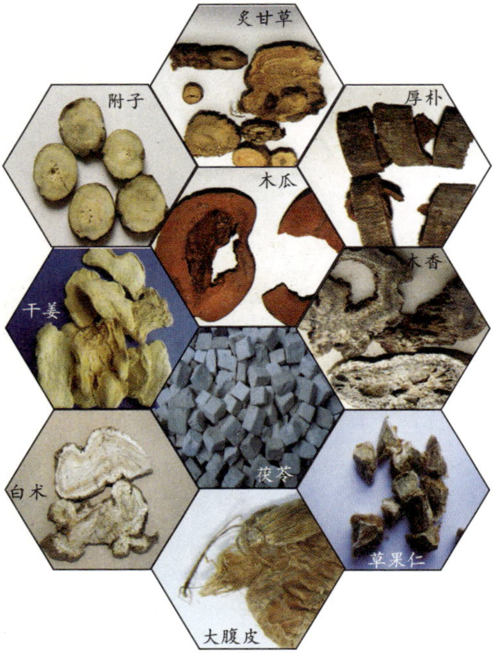

【主治】阳虚水肿。身半以下肿甚，手足不温，口中不渴，胸腹胀满，小便短少，大便溏薄，舌苔厚腻，脉沉迟。

【运用】

1.辨证要点　本方为治疗阴水的主要方剂。临床以半身以下肿甚、胸腹胀满、舌淡、舌苔厚腻、脉沉迟为辨证要点。

2.加减变化　水肿胀满较甚者，合五皮饮以增强行气利水的功效；小便不利、肿甚者，可加猪苓、泽泻、车前子、桂枝等以加强利水消肿的功效；兼脾肺气虚、神疲食少便溏者，可去大腹皮，加黄芪、人参以增强益气健脾的功效。

3.现代运用　本方常用于治疗早期肝硬化、慢性肾炎、心源性水肿等属阴水者。

4.使用注意　阳水证忌用。

【临床报道】

王氏以实脾散加猪苓、王不留行为主方，随证加减，治疗64例肝硬化、肝癌腹水患者。临床腹水全部消退者36例，好转13例，有效8例，无效7例，总有效率89.06%。[王国君.实脾饮加减治疗肝硬化顽固性腹水64例.内蒙古中医药，1993，（2）：5]

第五节　祛风胜湿

羌活胜湿汤

《脾胃论》

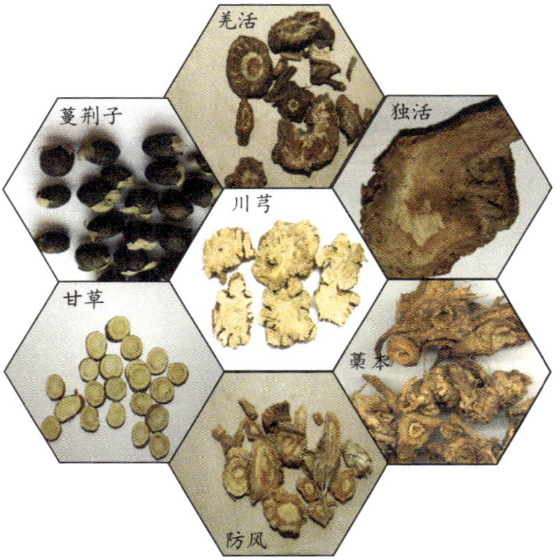

【组成】羌活、独活各6克，藁本、防风、甘草（炙）各3克，蔓荆子2克，川芎1.5克。

【用法】上㕮咀，都作一服，水二盏，煎至一盏，去滓，食后温服。现代用法：作汤剂，水煎服。

【功效】祛风，胜湿，止痛。

【主治】风湿在表证。头痛身重，肩背疼痛不可回顾，或腰脊疼痛，难以转侧，恶寒微热，舌苔白，脉浮。

【运用】

1.辨证要点　本方为治疗风湿在表、头痛身重的常用方剂。临床以头痛身重、疼痛难以转侧、舌苔白、脉浮为辨证要点。

2.加减变化　属湿热身重、关节热痛者，可加黄柏、防己、苍术、薏苡仁、忍冬藤等以清热祛湿；身重以腰部为甚者，乃寒湿较重，可加制附片、防己，重者再加川乌以温经散寒，助阳化湿。

3.现代运用　本方常用于治疗感冒、神经性头痛、风湿性关节炎等证属风湿在表者。

4.使用注意　服药后应避风寒，不可发汗太过；对于素体阴血俱虚者忌用。

独活寄生汤

《备急千金要方》

【组成】独活9克，肉桂心、防风、细辛、秦艽、桑寄生、杜仲、牛膝、茯苓、川芎、人参、当归、芍药、干地黄、甘草各6克。

【用法】水煎服。

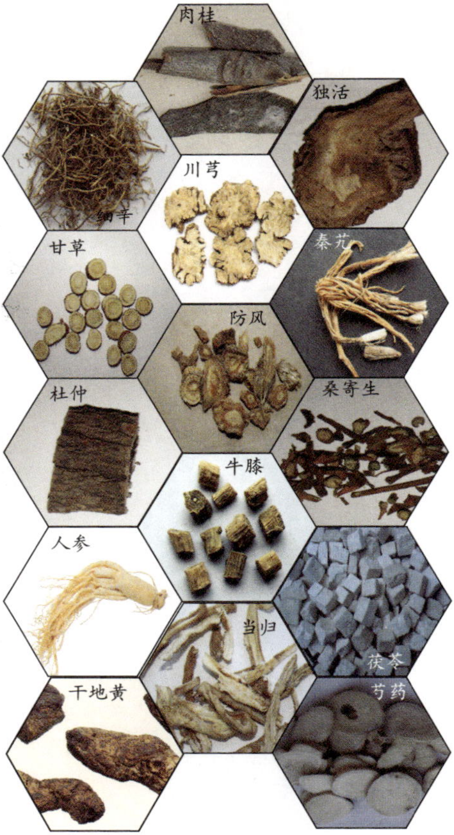

【功效】祛风湿，止痹痛，益肝肾，补气血。

【主治】痹证日久，肝肾两虚，气血不足。腰膝疼痛，四肢屈伸不利，关节疼痛，或肌肉麻木不仁，畏寒喜温，舌淡、苔白，脉细弱。

【运用】

1.辨证要点 本方为治疗痹证日久、肝肾气血不足之证的常用方剂。临床以腰膝疼痛、关节屈伸不利、心悸气短、舌苔白、脉细弱为辨证要点。

2.加减变化 寒邪偏重者，可加干姜、附子以温阳散寒；疼痛较甚者，可酌加红花、制川乌、地龙、白花蛇等以搜风通络，活血止痛；正虚不甚者，可去人参、地黄；湿邪偏重者，可加苍术、防己以祛风除湿。

3.现代运用 本方常用于治疗类风湿性关节炎、慢性风湿性关节炎、腰肌劳损、坐骨神经痛等证属肝肾两亏、气血不足者。

4.使用注意 湿热痹证者本方忌用。

【临床报道】

周氏以独活寄生汤为基本方加减，配合手法及骨盆牵引治疗腰椎间盘突出症56例。10天为一个疗程，经三个疗程治疗，显效26例，有效28例，无效2例，总有效率96.4%。[周永朴等.中医辨证论治腰椎间盘突出症56例报告.中医正骨，2000，12（12）：42]

第十六章 祛痰剂

第一节 燥湿化痰

二陈汤

《太平惠民和剂局方》

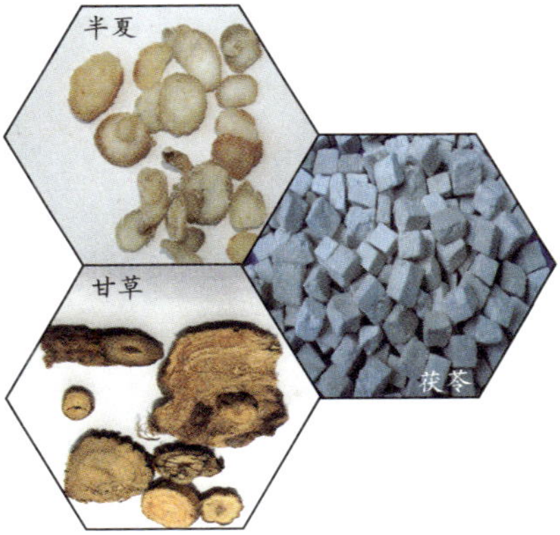

【组成】半夏、橘红各15克，白茯苓9克，炙甘草5克。

【用法】加生姜3克，乌梅一个，水煎服。

【功效】燥湿化痰，理气和中。

【主治】湿痰证。咳嗽痰多，色白易咳出，胸膈痞闷，恶心呕吐，肢体困倦，不欲饮食，或头眩心悸，舌苔白润，脉滑。

【运用】

1.辨证要点　本方为治疗湿痰的主方。临床以痰多色白易咳出、胸膈痞闷、舌苔白腻或白润、脉缓滑为辨证要点。

2.加减变化　肺热而痰黄黏稠者，可加瓜蒌、胆星；咳嗽痰多而兼有恶风发热者，可加前胡、紫苏叶、荆芥；气滞而胸满较甚者，可加枳壳、桔梗；肺寒而痰白清稀者，可加细辛、干姜、五味子；风痰上扰而头晕目眩者，可加僵蚕、天麻以熄风化痰；脾虚食少便溏者，可加泽泻、白术。

3.现代运用　慢性支气管炎、慢性胃炎、肺气肿、神经性呕吐、妊娠呕吐、耳源性眩晕等属湿痰为患者，可用本方化裁治疗。

4.使用注意　本方性偏温燥，如系燥痰或纯属阴虚燥咳，则非本方所宜。

【临床报道】

杨氏以加味二陈汤为基本方治疗慢性萎缩性胃炎120例，其中经病理诊断为慢性萎缩性胃炎轻度者70例，中度者46例，重度者4例；伴肠上皮化生者30例（其中大肠型4例）。基本方为二陈汤加乌药、百合、沉香。每日1剂，水煎分2次服，20剂为一个疗程。慢性萎缩性胃炎轻度者每例不少于两个疗程，中、重度者每例不少于三个疗程，结果：显效98例，好转14例，无效8例，总有效率为93.3%。伴肠上皮化生者30例中，经治疗后病变消失20例，好转8例，无效2例，总有效率为93.33%。[杨印坤.加味二陈汤治疗慢性萎缩性胃炎120例.四川中医，1995，13（8）：38]

温胆汤

《三因极一病证方论》

【组成】陈皮90），半夏（汤洗七次）、竹茹、枳实（麸炒，去瓤）各60克，茯苓45克，甘草（炙）30克。

【用法】上锉为散。每服四大钱（12克），水一盏半，加生姜五片，大枣一枚，煎七分，去滓，食前服。现代用法：加生姜五片，大枣一枚，水煎服，用量按原方比例酌减。

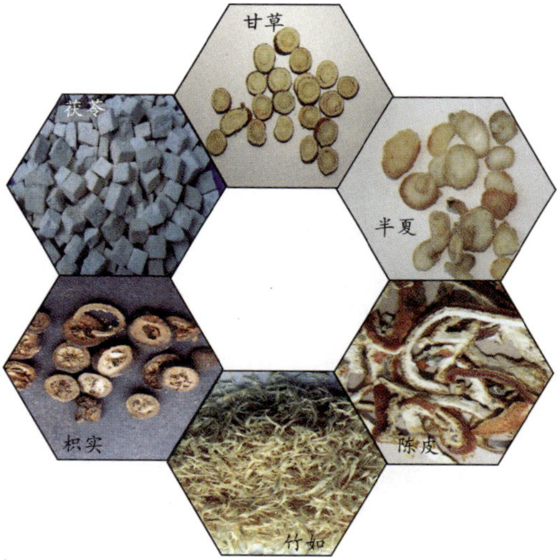

【功效】理气化痰，和胃利胆。

【主治】胆郁痰扰证。胆怯易惊，头眩心悸，心烦不眠，夜多异梦；或呕恶呃逆，眩晕，癫痫。舌苔白腻，脉弦滑。

【运用】

1.辨证要点　本方为治疗胆郁痰扰所致不眠、惊悸、呕吐以及眩晕、癫痫证的常用方。临床应用以心烦不寐、眩悸呕恶、舌苔白腻、脉弦滑为辨证要点。

2.加减变化　失眠者，加远志、琥珀粉以宁心安神；心热烦甚者，加山栀、黄连、豆豉以清热除烦；呕吐呃逆者，酌加紫苏叶或梗、旋覆花、枇杷叶以降逆止呕；眩晕，可加钩藤、天麻以平肝熄风；惊悸者，加生牡蛎、珍珠母、生龙齿以重镇定惊；癫痫抽搐，可加钩藤、胆星、全蝎以熄风止痉。

3.现代运用　本方常用于急慢性胃炎、神经官能症、慢性支气管炎、消化性溃疡、更年期综合征、梅尼埃病、癫痫等属胆郁痰扰者。

【临床报道】

许氏运用温胆汤加减治疗中风急性期35例（脑出血7例，脑梗死26例，脑出血合并有脑梗死2例；35例患者中半身不遂者14例，半身不遂兼有舌强语謇者7例，偏身麻木者14例）。就诊时间均在发病2周内，疗程为1～2个月。基本方：茯苓15克，法半夏、枳实各12克，竹茹、石菖蒲各10克，陈皮8克，甘草5克。水煎服，每日1剂。结果：痊愈（患侧肢体恢复正常，生活自理者）15例，好转（患侧肢体肌力达3级以上，生活基本自理者）17例；无效（遗留偏瘫后遗症，生活完全不能自理者）3例，总有效率91%。作者以为中风病的发生主要与风、火、痰、瘀、虚因素有关，急性期一般以风痰上扰，痰热腑实多见，其中尤以痰湿为主要因素。故急性期的治疗宜以除痰为主，首选方剂当推温胆汤。患者服用温胆汤后，普遍反映精神好转，肢体麻木症状改善。[许少素等.温胆汤加减治疗中风急性期35例.新中医，1994，26（8）：45]

茯苓丸
（治痰茯苓丸）

《是斋百一选方》，录自《全生指迷方》

【组成】茯苓30克，半夏60克，枳壳（麸炒，去瓤）15克，风化朴硝0.3克。

【用法】上四味为末，生姜自然汁煮糊为丸，如梧桐子大，每服6克，生姜汤下。现代用法：为末，姜汁糊丸，每服6克，生姜汤或温开水送下；作汤剂，加生姜水煎去滓，风化硝溶服，用量按原方比例酌定。

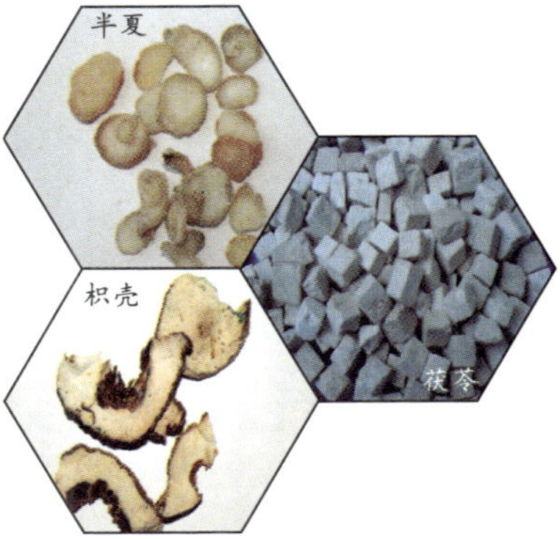

【功效】燥湿行气，软坚化痰。

【主治】痰伏中脘，流注经络证。两臂酸痛或抽掣，不得上举，或左右时复转移，或两手麻木，或四肢浮肿，舌苔白腻，脉沉细或弦滑。

【运用】

1.辨证要点　本方主治痰伏中脘、流注经络之证。临床应用以两臂酸痛、舌苔白腻、脉沉细或弦滑为辨证要点。

2.加减变化　手臂抽掣者，可酌加僵蚕、全蝎等以熄风止痉；两臂酸痛或肢体麻木较甚者，可加入姜黄、桂枝、鸡血藤等活血通络之品；咳痰稠粘者，可酌加瓜蒌、海浮石等以润燥化痰。

3.现代运用 本方常用于上肢血管性水肿、颈椎病、慢性支气管炎、前列腺增生症等属顽痰停伏者。

4.使用注意 凡属风湿臂痛者忌用。

第二节 清热化痰

清气化痰丸

《医方考》

【组成】胆南星、半夏各9克，瓜蒌仁、黄芩、陈皮、枳实、茯苓、杏仁各6克。

【用法】姜汁为小丸，每次服6克，温开水送服。

【功效】清热化痰，理气止咳。

【主治】痰热咳嗽。咳嗽痰黄，咳之不爽，胸膈痞满，甚则气急呕恶，舌质红、苔黄腻，脉滑数。

【运用】

1.辨证要点 本方为治疗热痰的常用方剂。临床以咳嗽咳痰、痰黄稠、咳之不爽、舌苔黄腻、脉滑数为辨证要点。

2.加减变化 热伤津液见大便干燥、秘结者，宜重用瓜蒌仁或加大黄泻热通便；津伤肺燥见咽喉干燥、痰黏难咳者，可加沙参、天花粉以养阴化痰；肺热炽盛见呼吸息粗者，可加知母、石膏、桑白皮以清泻肺热。

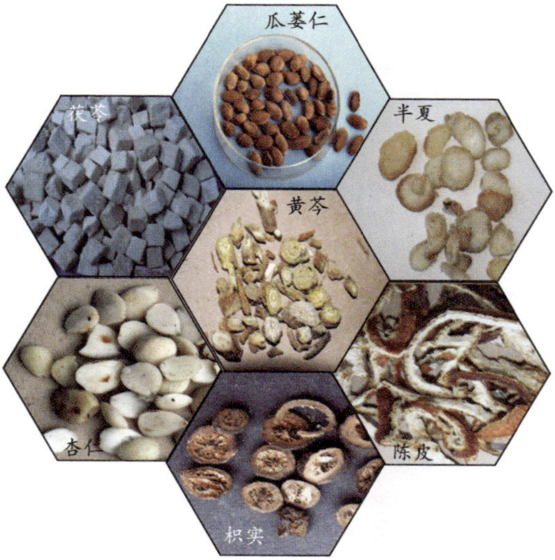

3.现代运用 肺炎、慢性支气管炎急性发作、急性支气管炎、肺脓肿、肺结核等属于

痰热内结者，可用本方加减治疗。

小陷胸汤

《伤寒论》

【组成】黄连6克，半夏（洗）12克，瓜蒌20克。

【用法】上三味，以水六升，先煮瓜蒌，取三升，去滓，内诸药，煮取二升，去滓，分温三服。现代用法：先煮瓜蒌，后纳他药，水煎温服。

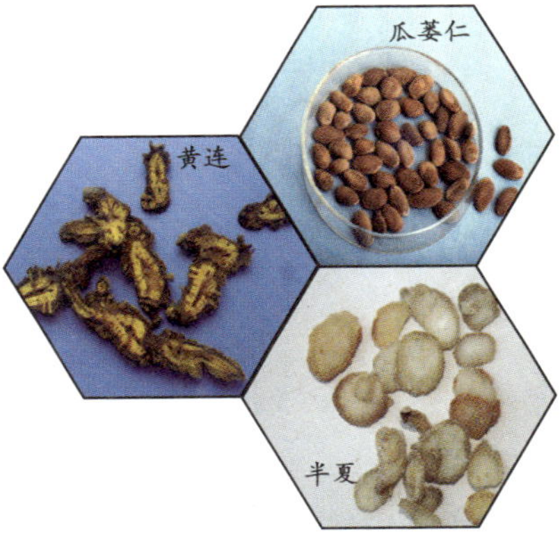

【功效】清热化痰，宽胸散结。

【主治】痰热互结之结胸证。心下痞闷，按之则痛，或心胸闷痛，或咳痰黄稠，舌红、苔黄腻，脉滑数。

【运用】

1.辨证要点 本方为治疗痰热结胸的常用方。临床应用以胸脘痞闷、按之则痛、舌红苔黄腻、脉滑数为辨证要点。

2.加减变化 方中加入破气除痞的枳实，可提高疗效。咳痰黄稠难咯者，可减半夏用量，加杏仁、胆南星、贝母等以清润化痰；心胸闷痛者，加桔梗、柴胡、赤芍药、郁金等以行气活血止痛。

3.现代运用 本方常用于急性胃炎、肝炎、胆囊炎、冠心病、急性支气管炎、肺心病、胸膜炎、胸膜粘连等属痰热互结心下或胸膈者。

4.使用注意 阳明附实之胃肠热结症与中气虚兼扶湿热症也可见痞病，舌苔黄，但非本方治症之胸腺有痰热实邪之象，故不宜用，另脾胃虚寒，大便溏者均不宜用。

【临床报道】

邹氏以小陷胸汤治疗急性糜烂性胃炎65例，并设西药对照组36例。治疗组中出血者14例，浅表性溃疡者9例，局部病变者12例，整个胃粘膜病变者53例；对照组中出血者6例，浅表性溃疡者5例，局部病变者8例，整个胃粘膜病变者28例。基础方：小陷胸汤加乌贼骨、仙鹤草。对照组按常规用药。结果：治疗组中痊愈48例，好转11例，无效6例，总有效率90.8%；对照组中痊愈9例，好转22例，无效5例，总有效率86.1%。治疗组疗效明显优于对照组。[邹永胜.小陷胸汤治疗急性糜烂性胃炎临床观察.江西中医药，1998，（6）：22]

滚痰丸

（礞石滚痰丸）

《泰定养生主论》，录自《玉机微义》

【组成】大黄、黄芩各240克，礞石30克，沉香15克。

【用法】以上诸药共为细末，水泛为丸，每次服6～9克，每日1～2次，饭后服，清茶或温开水送下。

【功效】泻火逐痰。

【主治】实热老痰证。发为癫狂，惊悸，或怔忡昏迷，或咳喘痰稠，胸脘痞闷，或眩晕，痰多耳鸣，或绕项结核，或口眼蠕动，或不寐，或梦寐奇怪之状，或骨节卒痛难以名状，或噎息烦闷，大便秘结，舌苔黄厚而腻，脉滑数有力。

【运用】

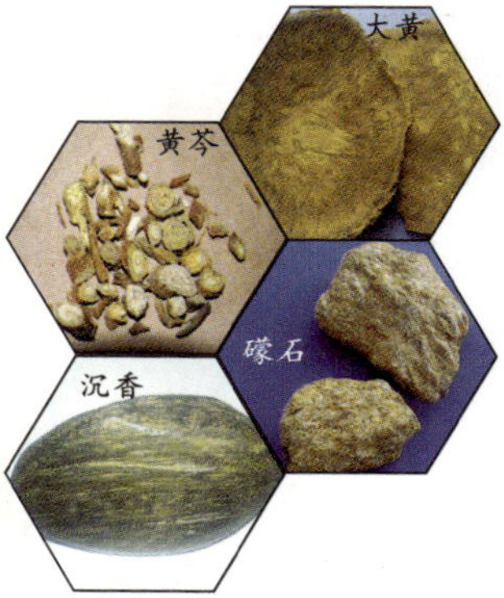

1.辨证要点　本方专治实热老痰。临床以癫狂惊悸、咳喘痰稠等见大便燥结、舌苔黄腻或老黄、脉滑数有力为辨证要点。

2.加减变化　痰浊扰心见烦热不寐者，可加胆南星、黄连、远志、石菖蒲；胃肠燥热见大便秘结较甚者，可加瓜蒌仁或芒硝；小儿急惊风而见面青抽搐属痰火引动肝风者，可加钩藤、羚羊角、僵蚕等。

3.现代运用　本方可用于治疗精神分裂症、癫痫、神经官能症、病毒性脑炎、小儿惊厥等属痰火内结者。

4.使用注意　本方性猛降泄，凡脾胃虚弱、久病正虚、阴虚痰火、孕妇、产后皆应慎用；小儿慢惊，或寒痰冷饮、陈积日久，亦不宜使用。

【临床报道】

仲氏以礞石滚痰丸合承气汤治疗中风24例，均经头颅CT检查确诊，其中脑出血者5例，脑梗死者7例，脑血栓形成者12例。中医辨证分为：风阳痰火型4例，风阳夹痰型8例，风阳上扰型12例。加减：风阳痰火型方用礞石滚痰丸合大承气汤；风阳夹痰型方用礞石滚痰丸合调胃承气汤；风阳上扰型方用礞石滚痰丸合增液承气汤。半月为一个疗程。结果：3型显效分别为1例、2例、6例，有效分别为2例、5例、6例，无效各为1例。总有效率87.5%[仲玉英.礞石滚痰丸合承气汤治疗中风24例.四川中医，1995，（2）：20]

第三节　润燥化痰

贝母瓜蒌散

《医学心悟》

【组成】贝母4.5克，瓜蒌3克，花粉、茯苓、橘红、桔梗各2.5克。

【用法】水煎服。

【功效】润肺清热，理气化痰。

【主治】燥痰咳嗽。咳嗽呛急，咯痰不爽，涩而难出，咽喉干燥哽痛，舌苔白而干。

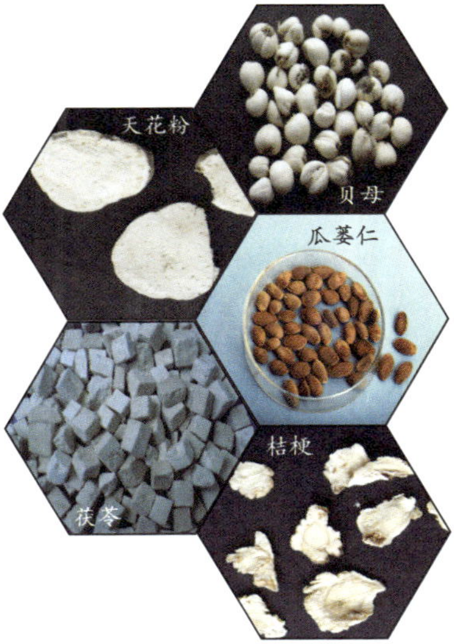

本方与清燥救肺汤、麦冬汤同治燥咳，但主治病机不尽相同，因而立法、用药亦随之而异。本方证为燥热伤肺，灼津为痰所致，故方中以贝母、瓜蒌为主，旨在润燥化痰，主治燥痰咳嗽、痰稠难咯；清燥救肺汤证为新感温燥，耗气伤阴，故方中以桑叶宣肺，配伍石膏清热、麦冬润燥、人参益气，旨在清宣燥热，主治温燥伤肺、身热头痛、干咳少痰、口渴等；麦冬汤证为肺胃阴虚，气火上逆，故方中以大量麦冬配伍半夏、人参，旨在滋阴润肺，降逆下气，主治虚热肺痿、咳唾涎沫等。

《医学心悟》卷三类中风篇另有一贝母瓜蒌散，较本方少花粉、茯苓、桔梗，多胆南星、黄芩、黄连、黑山栀、甘草，主治痰火壅肺的类中风证，其证虽亦卒然昏倒、喉中痰鸣，但无 斜偏废之候。

【运用】

1.辨证要点　本方为治疗燥痰证的常用方。临床应用以咳嗽呛急、咯痰难出、咽喉干燥、舌苔白而干为辨证要点。

2.加减变化　燥热较甚、咽喉干涩哽痛明显者，可加玄参、麦冬、生石膏等清燥润肺；兼感风邪、咽痒而咳、微恶风者，可加杏仁、桑叶、牛蒡子、蝉蜕等宣肺散邪；声音嘶哑、痰中带血者，可去橘红，加阿胶、南沙参、白及等养阴清肺，化痰止血。

3.现代运用 本方可用于肺结核、肺炎等属燥痰证者。

4.使用注意 对于肺肾阴虚、虚火上炎之咳嗽，则非所宜。

二母散

《准绳·类方》

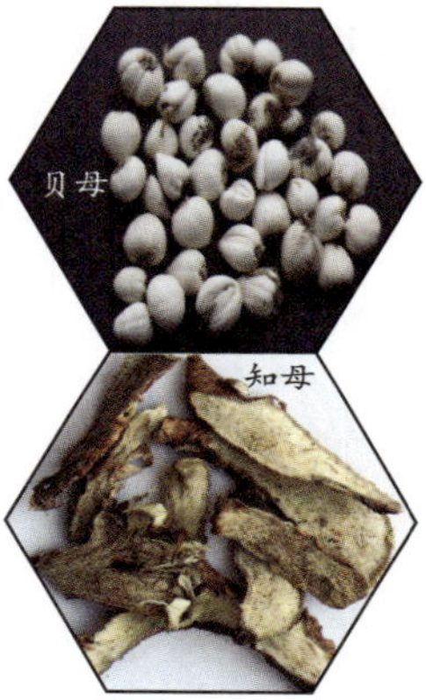

【组成】知母、贝母各9克。

【用法】上药为细末，每服3～6克。亦可作汤剂，水煎服。

【功效】清热化痰，润肺止咳。

【主治】肺热燥咳，痰稠难出，或咳嗽痰多黄稠者。

【运用】

1.辨证要点 本方以肺热燥咳、痰稠难出、或咳嗽痰多黄稠为辨证要点。

2.加减变化 痰多者，加桑白皮、杏仁；肺热盛者，加黄芩、生石膏；阴伤者，加天冬、麦冬。

3.现代运用 本方常用于治疗支气管炎、肺炎、肺结核等。

第四节　温化寒痰

苓甘五味姜辛汤

《金匮要略》

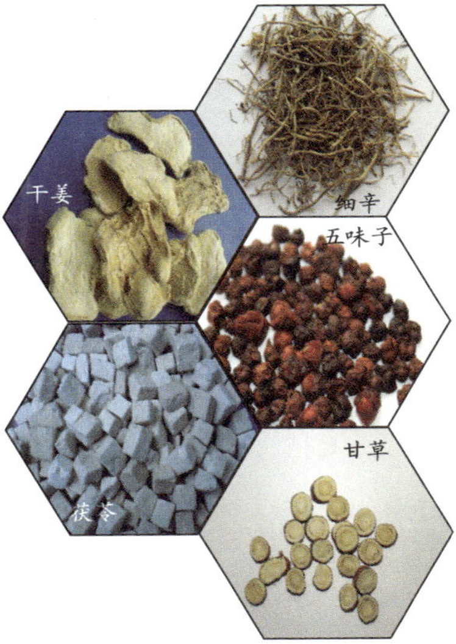

【组成】茯苓12克，干姜、细辛各9克，五味子、甘草各6克。

【用法】水煎服。

【功效】温肺化饮。

【主治】寒痰或寒饮证。咳嗽痰多，清稀色白，或喜唾清涎，胸膈不快，舌苔白滑，脉弦滑或沉迟。

【运用】

1.辨证要点　本方为治疗寒痰的常用方剂。临床以咳嗽咳痰、痰多色白清稀、舌苔白滑、脉象弦滑或沉迟为辨证要点。

2.加减变化　肺中痰阻见咳嗽较重者，可加紫苏子、紫菀、杏仁以止咳；脾虚食少者，可加白术、人参、陈皮以益气健脾；咳嗽痰多、胃气上逆而欲呕者，可加半夏、陈皮以降逆止呕；咳甚喘急者，可加厚朴、杏仁以降气止咳。

3.现代运用　慢性支气管炎、肺气肿证属寒痰水饮的患者，用本方加减治疗。

4.使用注意　痰热津伤者本方忌用。

三子养亲汤

《皆效方》，录自《杂病广要》

【组成】紫苏子、白芥子、莱菔子各9克（原书未著剂量）。

【用法】上药各洗净，微炒，击碎。看何证多，则以所主者为君，余次之。每剂不过9克，用生绢小袋盛之，煮作汤饮，代茶水啜用，不宜煎熬太过。现代用法：三药微炒，捣碎，布包微煮，频服。

【功效】降气快膈，化痰消食。

【主治】痰壅气滞，咳嗽喘逆，痰多胸痞，食少难消，舌苔白腻，脉滑。

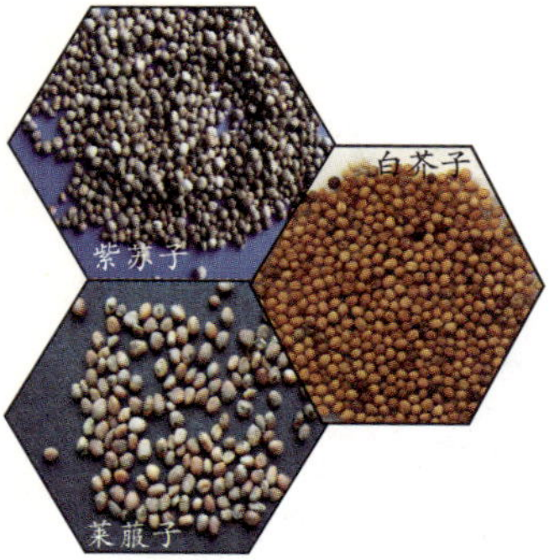

【运用】

1.辨证要点 本方善治痰壅夹食之证。临床以咳喘痰多、食少胸痞、舌苔白腻、脉滑为辨证要点。

2.加减变化 胸闷气促、痰多不利者，可加厚朴、杏仁；痰多而稀、胃气不降、恶心呕吐者，可加生姜、半夏、砂仁；外感风寒，兼有表邪者，可加紫苏叶、前胡。

3.现代运用 慢性支气管炎、支气管哮喘、肺气肿证属痰食壅阻者，可以本方加减治之。

4.使用注意 本方为降气化痰消食之剂，意在治标，服后待症状稍解，即当标本同治。

【临床报道】

郑氏用三子养亲汤治疗顽固性咳嗽40例，其中60岁以上老年人15例，14例病程达10年以上。7天为一个疗程，通过自身前后对比观察疗效。服药3～5天咳嗽停止，自觉症状消失者25例；服药3～5天咳嗽明显减轻，第二个疗程结束，咳嗽基本消失者计15例。[郑作文.三子养亲汤止咳祛痰疗效观察.中药通报，1986，（8）：56]

第五节　化痰熄风

半夏白术天麻汤

《医学心悟》

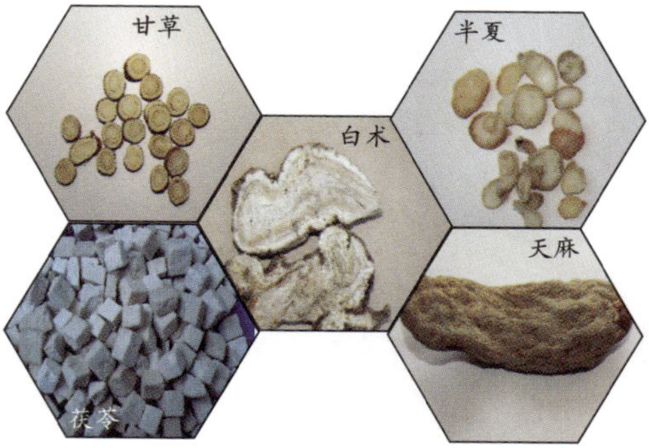

【组成】半夏9克，白术15克，天麻、茯苓、橘红各6克，甘草3克。

【用法】加生姜一片，大枣二枚，水煎服。

【功效】燥湿化痰，平肝熄风。

【主治】风痰上扰证。眩晕头痛，恶心呕吐，胸脘痞闷，舌苔白腻，脉弦滑。

【运用】

1.辨证要点 本方为治疗风痰眩晕、头痛的常用方。临床以眩晕头痛、呕恶、舌苔白腻、脉弦滑为辨证要点。

2.加减变化 头痛甚者，可加白蒺藜、蔓荆子以祛风止痛；眩晕较甚者，可加钩藤、僵蚕、胆南星以增强化痰熄风的功效；肝经有热见目赤口苦者，可加夏枯草、菊花；兼气虚者，可加黄芪、党参。

3.现代运用 耳源性眩晕、神经性眩晕、高血压病属风痰而见上述症状者，可用本方治疗。

4.使用注意 肝肾阴虚，气血不足所致的眩晕，忌用本方。

【临床报道】

孙氏以半夏白术天麻汤加菖蒲、郁金为基本方辨证加减治疗眩晕40例（高血压病9例，脑动脉硬化14例，椎一基底动脉供血不足11例，颈椎病3例，梅尼埃病3例）。结果：痊愈19例，显效14例，有效5例，无效2例。[孙立亭.加味半夏白术天麻汤治疗眩晕40例.黑龙江中医药，1998，（2）：19]

定痫丸

《医学心悟》

【组成】丹参（酒蒸）、麦冬（去心）各60克，明天麻、川贝母、半夏（姜汁炒）、茯苓（蒸）、茯神（去木，蒸）各30克，陈皮（洗，去白）、远志（去心，甘草水泡）各21克，胆南星（九制者）、石菖蒲（杵碎，取粉）、全蝎（去尾，甘草水洗）、僵蚕（甘草水洗，去咀，炒）、真琥珀（腐煮，灯草研）各15克，辰砂（细研，水飞）9克。

【用法】用竹沥一小碗，姜汁一杯，再用甘草四两煮膏，和药为丸，如弹子大，辰砂为衣，每服一丸。现代用法：共为细末，用甘草120克煮膏，加竹沥汁100毫升与生姜汁50毫升为丸，每次9克；亦可作汤剂，加甘草水煎，去渣，入竹沥、姜汁、琥珀、朱砂冲服，用量按原方比例酌定。

【功效】涤痰熄风，开窍安神。

【主治】风痰蕴热之痫病。忽然发作，眩仆倒地，目睛上视，口吐白沫，喉中痰鸣，叫喊作声，甚或手足抽搐，舌苔白腻微黄，脉弦滑略数。亦可用于癫狂。

【运用】

1.辨证要点 本方为治疗风痰蕴热痫病发作的常用方。临床应用以舌苔白腻微黄、脉弦滑略数为辨证要点。

2.加减变化 对久病频发者，须调补正气，于“方内加人参三钱尤佳”。原书在定痫丸之后，附有河车丸一方，并曰：“既愈之后，则用河车丸以断其根。”

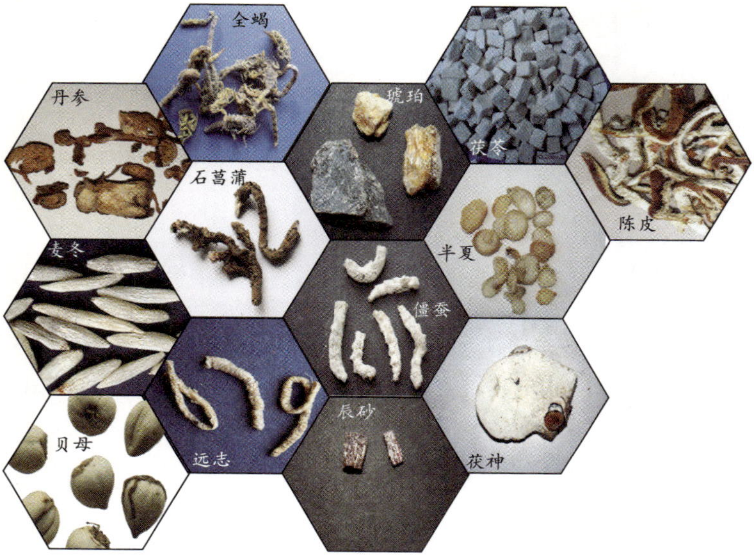

附：河车丸　紫河车一具，茯苓、茯神、远志各30克，丹参21克，人参15克。炼蜜为丸，每早开水下9克。

3.现代运用　本方常用于癫痫病发作期属风痰蕴热者。

4.使用注意　因本方着重涤痰熄风先治其标，一俟痫病缓解，则须化痰熄风与培本扶正兼顾，并应注意饮食，调摄精神，以收全功。

海藻玉壶汤

《外科正宗》

【组成】海藻、贝母、陈皮、昆布、青皮、川芎、当归、连翘、半夏、甘草节、独活各3克，海带1.5克。

【用法】水煎服。

【功效】化痰行气，消瘿散结。

【主治】瘿瘤初起，或肿或硬，或赤或不赤，但未破者。

【运用】

1.辨证要点　本方以瘿瘤初期未溃为辨证要点。

2.加减变化　胸闷不舒者，加香附、郁金；肿块坚硬者，加黄药子、莪术、三

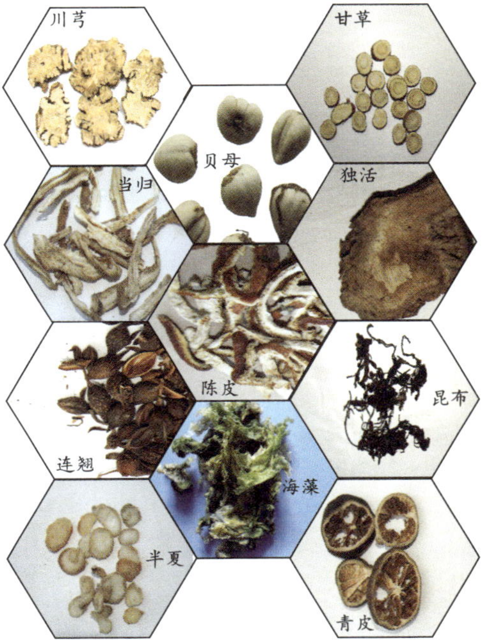

棱、露蜂房、山甲片；脉数心悸易汗者，加酸枣仁、茯神、熟地黄；烦热舌红苔黄脉数者，加丹皮、夏枯草、玄参；纳差便溏者，加茯苓、白术、怀山药。

3.现代运用 本方常用于治疗单纯性甲状腺肿、甲状腺腺瘤、甲状腺炎、甲状腺机能亢进症、乳腺增生病等。

4.使用注意 服药期间，先断厚味荤腥，次宜绝欲虚心。

【临床报道】

1.甲状腺机能亢进：用本方加减：海藻、昆布、浙贝、青皮、陈皮、生地黄、白芍药、天冬、元参、夏枯草、黄芩、牡蛎。结果：治愈（症状、体征消失，基础代谢，吸碘试验及血清T3、T4均恢复正常，随访3年无复发）11例；好转（服药期间，症状、体征及各项检查均有改善，1年后随访疗效基本稳定）9例，无效3例；总有效率为87%。

2.声带小结：用本方加减：牡蛎30克，蒲公英、金银花各20克，海藻、昆布各15克，当归、赤芍药、川芎、麦冬各12克，大贝母、陈皮各9克。水煎服。治疗声带小结37例，女34例，男3例；年龄14～44岁，其中16～35岁28例。结果：治愈（发育正常，声带红肿和小结消失，随访半年以上无复发者）26例，占70.3%；显效（发音恢复正常，声带小结明显缩小，但仍留痕迹者）9例，占24.3%；无效（服药2剂后声音嘶哑无缓解，声带红肿，小结无改变者）2例，占5.4%。

第十七章 消食剂

第一节 消食化滞

保和丸

《丹溪心法》

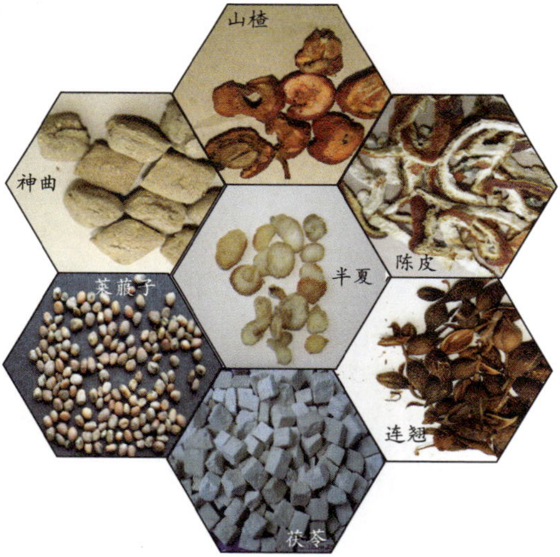

【组成】山楂18克，半夏、茯苓各9克，神曲、莱菔子、陈皮、连翘各6克。

【用法】以上诸药共为细末，水泛为丸，每次服6～9克，温开水或麦芽煎汤送服；亦可作汤剂，用量按原方比例酌定。

【功效】消食和胃。

【主治】食积。脘腹痞满，甚或胀痛，嗳腐吞酸，厌食，恶心呕吐，或大便泄泻，舌苔厚腻，脉滑。

【运用】

1.辨证要点 本方功可消食导滞，是治疗各种食积的通用方剂。临床以脘腹痞满、嗳腐厌食、舌苔厚腻、脉滑为辨证要点。

2.加减变化 食积化热者，可加黄连、黄芩以清热泻火；食积较甚者，可加槟榔、枳实等以增强行气消积的功效；兼脾虚者，则需加白术等以益气健脾，消中兼补；积滞成实、大便秘结者，可加槟榔、大黄以通便导滞。

3.现代运用 本方主要用于消化不良、肠炎、慢性胆囊炎、急慢性胃炎、婴幼儿消化不良腹泻等属食积内停者。

4.使用注意 本方虽由消导药为主组成，但药力较缓，宜于食积之伤胃轻证者；脾虚食滞者不宜单独应用。

【临床报道】

宋氏用保和丸加减治疗介入化疗后胃肠道反应患者110例。每日1剂，从介入前3天开始，连续10剂；同时配合静脉点滴胃复安40毫克，每日1次。设对照组89例，静脉点滴胃复安40毫克，每日1次，连续10天。结果：治疗组治愈105人（临床症状消失，饮食正常），好转5人（临床症状明显改善），有效率100%。治疗组的症状消失、正常饮食恢复时间较对照组明显缩短，P＜0.01。[宋爱英等.保和丸治疗介入化疗后胃肠道反应的临床观察.中医药信息，1995，12（6）：45]

枳实导滞丸

《内外伤辨惑论》

【组成】大黄30克，枳实（麸炒）、神曲（炒）各15克，茯苓（去皮）、黄芩（去腐）、黄连（拣净）、白术各9克，泽泻6克。

【用法】上为细末，汤浸蒸饼为丸，如梧桐子大，每服五十至七十丸，温开水送下，食远，量虚实加减服之。现代用法：共为细末，水泛小丸，每服6～9克，温开水送下，每日2次。

【功效】消导化积，清热利湿。

【主治】湿热食积证。脘腹胀痛，下痢泄泻，或大便秘结，小便短赤，舌苔黄腻，脉沉有力。

【运用】

1.辨证要点　本方为治疗湿热食积、内阻胃肠证的常用方。临床应用以脘腹胀满、大便失常、舌苔黄腻、脉沉有力为辨证要点。

2.加减变化　腹胀满较甚、里急后重者，可加槟榔、木香等以助理气导滞之功。

3.现代运用　本方常用于胃肠功能紊乱、慢性痢疾等属湿热积滞者。

4.使用注意　泄泻无

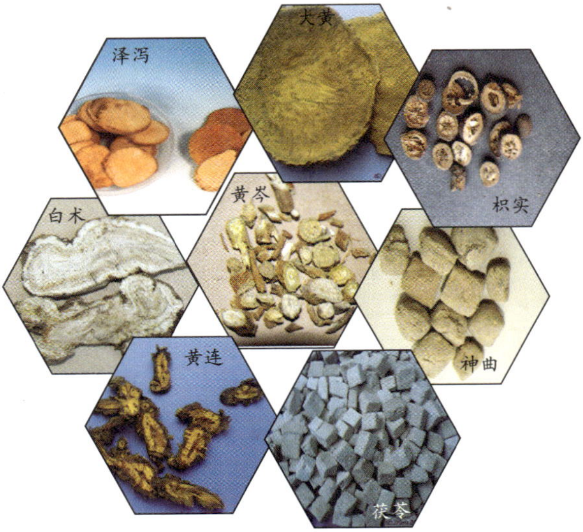

积滞及孕妇均不宜使用。

【临床报道】

周氏用枳实导滞丸治疗慢性便秘患者31例，并设对照组29例，对照组应用果导片。结果：两组服药时间平均为5天，治疗组显效25例，有效3例，无效3例，有效率90%；对照组显效12例，有效8例，无效9例，有效率约70%。两组疗效经统计学处理有显著意义（P＜0.05）。[周建扬.枳实导滞丸治疗慢性便秘临床观察.浙江中医学院学报，1996，20（2）：28]

第二节　健脾消食

健脾丸

《证治准绳》

【组成】白术75克，白茯苓60克，人参45克，神曲、麦芽、山楂、陈皮、砂仁、山药、肉豆蔻各30克，甘草、木香、黄连各22克。

【用法】上药共碾为末，做成糊丸或水泛为丸，每次服6～9克，温开水送下，每日2次。

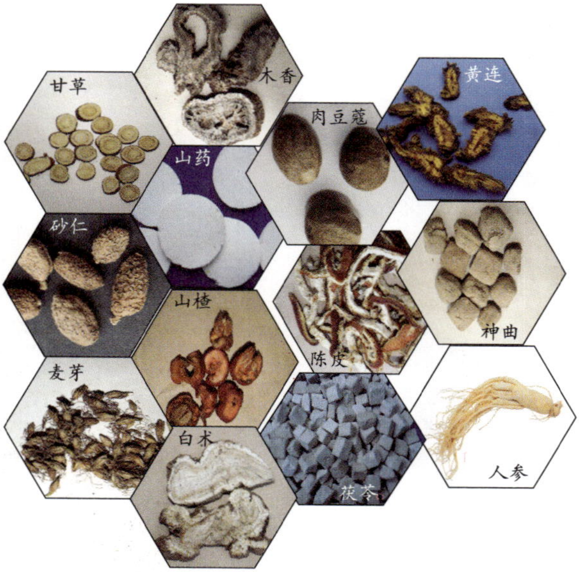

【功效】健脾和胃，消食止泻。

【主治】脾胃虚弱，食积内停证。饮食不思，食少难消，脘瞧痞满，大便溏薄，舌苔腻微黄，脉象虚弱。

【运用】

1.辨证要点　本方为消补兼施之剂，以食少难消、痞闷便溏、舌苔腻微黄、脉虚弱为辨证要点。

2.加减变化 脾胃虚寒明显者，可加吴茱萸、干姜；无热象者，可去黄连；湿盛者，可加泽泻、车前子。

3.现代运用 消化不良、慢性胃肠炎、胃溃疡、胃肠功能紊乱、十二指肠球部溃疡、慢性痢疾及胆囊炎等见有脾虚食积者，均可投以本方。

【临床报道】

熊氏用健脾丸加减治疗小儿泄泻300例。其中伤食型117例，以本方去人参、山药、肉豆蔻，黄连易黄芩，加枳实治疗；暑热型84例，以本方去山楂、神曲、陈皮、砂仁，加黄芩、葛根治疗；脾虚型99例，以本方去黄连加附子治疗。结果：痊愈258例，好转27例，无效15例。[熊治法.《证治准绳》健脾丸加减治疗小儿泄泻300例.成都中医学院学报，1986，（3）：29]

葛花解酲汤

《内外伤辨惑论》

【组成】 青皮1克，木香1.5克，人参（去芦）、猪苓（去皮）、白茯苓、橘皮（去白）各4.5克，白术、干生姜、神曲（炒黄）、泽泻各6克，缩砂仁、白豆蔻仁、葛花各15克。

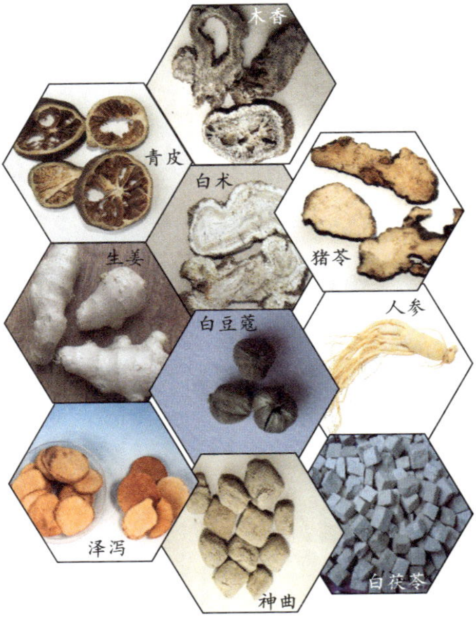

【用法】 上为极细末，和匀，每服三钱匕，白汤调下，但得微汗，酒病去矣。现代用法：共为极细末，和匀，每服9克，温开水调下。或作汤剂，水煎服。

【功效】 分消酒湿，理气健脾。

【主治】 酒积伤脾证。眩晕呕吐，胸膈痞闷，食少体倦，小便不利，大便泄泻，舌苔腻，脉滑。

本方的配伍特点：一是发汗

和利水并行，以分消酒湿；二是消食理气和补气健脾同用，以邪正兼顾。

【运用】

1.辨证要点 本方为治疗酒积伤脾证的常用方。临床应用以眩晕呕吐、胸膈痞闷、食少体倦、小便不利等为辨证要点。

2.加减变化 伤酒为病，随人体之阴阳而有寒化、热化之分。湿从热化，湿热内盛而见面赤烦热、口渴饮冷等证，又当减去辛燥之品，改用黄连、黄芩等清热燥湿之药；偏寒者，加吴茱萸以温中祛寒。此外，枳椇子善利湿热，解酒毒，酒湿热化者亦可选用。

3.现代运用 本方常用于饮酒过量致醉或嗜酒成性者。

【临床报道】

杨氏用葛花解酲汤治疗酒精性肝病31例。结果：临床治愈13例，显效7例，有效4例，无效7例，总有效率77.4%。[杨牧祥等.解酒护肝饮治疗酒精性肝病的临床疗效观察.中国中医药信息杂志，2001，8（1）：59]

第十八章 驱虫剂

乌梅丸

《伤寒论》

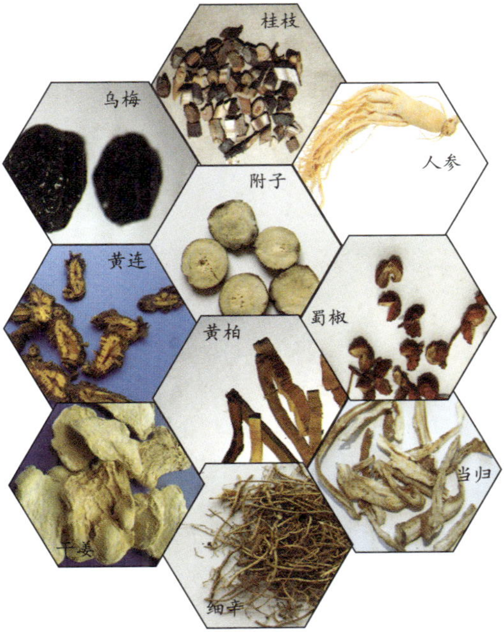

【组成】乌梅、黄连各480克，干姜300克，细辛、黄柏、附子、人参、桂枝各180克，蜀椒、当归各120克。

【用法】乌梅用50%醋浸一宿，去核打烂，余药为细末，一起混合，打匀，烘干或晒干，研末，加蜜制丸，每次服9克，每日1～3次，空腹温开水送下；亦可作汤剂水煎服，用量按原方比例酌减。

【功效】温脏安蛔。

【主治】蛔厥证。脐腹疼痛，或右上腹痛，时发时止，心烦呕吐，或食入吐蛔，手足厥冷；又治久泻、久痢。

【运用】

1.辨证要点 本方对寒热错杂、正虚邪实之蛔厥证，确有良效。临床以腹痛时作、烦闷呕吐、常自吐蛔、手足厥冷为辨证要点。

2.加减变化 体不虚者，可去当归、人参；寒重者，可去黄柏、黄连；热重者，可去附子、干姜；呕吐甚者，可加生姜、半夏；腹痛甚者，可加川楝子、木香；欲加强杀虫之力时，加用苦楝皮、使君子、榧子等，则驱蛔之力更强。

3.现代运用 本方常用于加减治疗胆道蛔虫症、蛔虫性肠梗阻、慢性痢疾等、慢性胃肠炎属寒热错杂证候者。

4.使用注意 本方以安蛔为主，杀蛔力量较弱，若加用杀虫药时，切记不可过量，以防中毒；若蛔虫腹痛证属湿热者，本方不宜。

【临床报道】

乌梅丸对胆道蛔虫症有良好的疗效。李氏以中药乌梅丸为主治疗40例胆道蛔虫症患者，用654-2、维生素K3肌肉注射对照治疗30例。治疗方法：乌梅丸加减组：乌梅30克，白参20克，黄柏18克，当归15克，黄连、桂枝、附片（先煎）、干姜、蜀椒各12克，大黄5克，细辛3克。每日1剂，急煎熬，半小时至1小时服药1次。服药2日无缓解，改用其他治疗方法。肌肉注射对照组：用654-2针10毫克、维生素K3针8毫克混合后臀部肌肉注射。治疗结果：乌梅丸加减组40例，治愈21例，有效12例，无效7例，总有效率82.5%；肌注对照组30例，治愈5例，有效11例，无效14例，总有效率53.3%。两组总有效率经统计学处理有显著差异（$P<0.05$）。[李中平.乌梅丸为主治疗胆道蛔虫症40例观察.实用中医药杂志，1997，13（2）：15]

化虫丸

《太平惠民和剂局方》

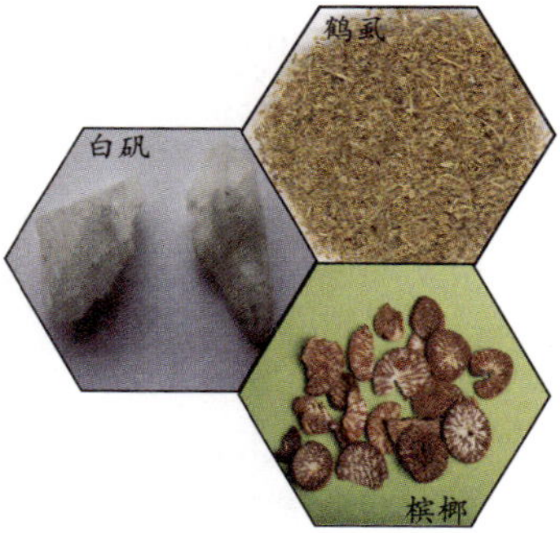

【组成】胡粉（即铅粉，炒）、鹤虱（去土）、槟榔、苦楝根（去浮皮）各15克，白矾（枯）3克。

【用法】为末，以面糊为丸，如麻子大。一岁儿服五丸，温浆水入生麻油一、二点，调匀，下之，温米汤饮下亦得，不拘时候。其虫细小者，皆化为水，大者自下。现代用法：碾细筛净，水泛为丸。每丸如麻子大，一岁儿服5丸，空腹时米汤送服。

【功效】驱杀肠中诸虫。

【主治】虫积。腹痛时作，往来上下，其痛甚剧，呕吐清水，甚或吐蛔等。

《医方集解》中载“化虫丸”方，又增使君子、芜荑二味，其力更强。

【运用】

1.辨证要点 本方为治疗肠中诸虫，尤以蛔虫为佳。以腹痛时作、呕吐清水或吐蛔为辨证要点。

2.加减变化 体强者，可再加大黄等泻下之品以促进虫体的排除；为增强驱虫作用，可再加使君子、雷丸等；体弱者可配伍白术、党参等补益之品。

3.现代运用 本方常用于蛔虫、绦虫、蛲虫、钩虫等多种肠道寄生虫病。

4.使用注意 方药毒性较大，不宜久服；年老体弱、小儿慎用；孕妇不宜使用。

第十九章 涌吐剂

瓜蒂散

《伤寒论》

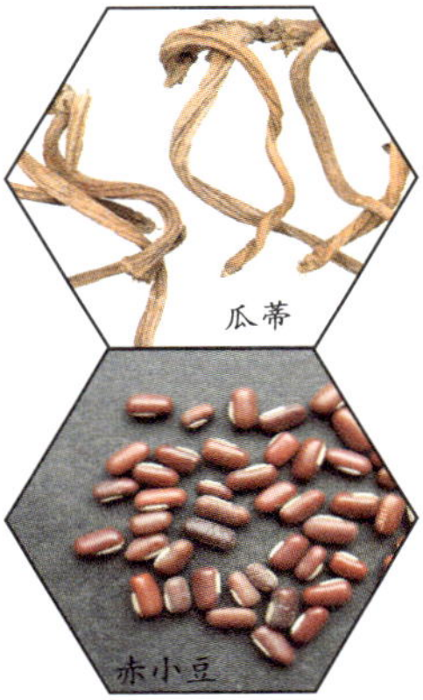

【组成】瓜蒂、赤小豆各1克。

【用法】将瓜蒂、赤小豆研细末和匀，每次服1～3克，以淡豆豉9克煎汤送服。不吐者，药后可用洁净羽毛探喉取吐。

【功效】涌吐痰食。

【主治】痰涎、宿食壅滞脘腹证。腹中痞硬，烦懊不安，气上冲咽喉不得息，寸脉微浮。

【运用】

1.辨证要点　本方临证以胸脘痞硬、烦懊不安、气逆欲吐为辨证要点。

2.现代运用　本方常用于暴饮暴食导致的急性胃炎、神经官能症、精神错乱、口服药物中毒早期等病证。

3.使用注意　本方瓜蒂苦寒有毒，易伤正气，应注意用量不宜过大，中病即止；年老、体虚、孕妇、产后，以及有吐血史者应慎用；若宿食或毒物已离胃入肠，痰涎不在胸膈者，均需禁用；恐吐后伤胃，可服稀粥少许以自养。

【临床报道】

口服毒（药）物中毒早期患者172例，随机分为口服瓜蒂散组、洗胃组和口服温开水引吐组。治疗结果：口服瓜蒂散组的催吐明显强于另外两组，其优点是快速简便，避免了插胃管给患者带来的痛苦，克服了温开水引吐的不彻底性。[吕端秀等.瓜蒂散快速催吐的研究及临床运用.中华护理杂志，1994，29（3）：133]

附录：古今计量单位换算

一、古今重量单位对照表

1厘：约等于0.03125克。
1分：约等于10厘（0.3125克）。
1钱：约等于10分（3.125克）。
1两：约等于10钱（31.25克）。
1斤：约等于16两（500克）。

二、古代医家用药剂量对照表

1方寸匕：约等于2.74ml，或金石类药末约2克，草木类药末约1克。
1钱匕：约等于5分6厘，或2克强。
1刀圭：约等于1方寸匕的1/10。
1撮：约等于4刀圭。
1勺：约等于10撮。
1合：约等于10勺。
1升：约等于10合。
1斗：约等于10升。
1斛：约等于5斗。
1石：约等于2斛或10斗。
1铢：一两等于24铢。
1枚：比体积较大者为标准计算。
1束：以拳头尽量握足，去掉多余部分为标准计算。
1片：以1钱的重量作为1片计算。
1茶匙：约等于4ml。
1汤匙：约等于15ml。
1茶杯：约等于120ml。
1饭碗：约等于240ml。

三、古今计量单位的换算

朝代	古一斤合今克
周	228.86
秦	258.24
西汉	258.24
新莽	222.73
东汉	222.73
魏	222.73
西晋	222.73
东晋	222.73
南齐	334.1
梁陈	222.73
北魏	222.73
北周	250.56
隋	668.19
唐	596.82
五代	596.82
宋	596.82
元	596.82
明	596.82
清	596.82